Heilbäder und Kurorte

ECON Ratgeber
Gesundheit

Gerhard Eckert

Heilbäder und Kurorte

270 Ziele für Kur und Erholung

ETB
ECON Taschenbuch Verlag

CIP-Kurztitelaufnahme der Deutschen Bibliothek

Eckert, Gerhard:
Heilbäder und Kurorte: 270 Ziele für Kur und Erholung / Gerhard Eckert.
Orig.-Ausg. – Düsseldorf: ECON Taschenbuch Verlag, 1986.
(ETB 20173: ECON Ratgeber: Gesundheit)
ISBN 3-612-20173-5

Originalausgabe

Umschlagentwurf: Ludwig Kaiser
Titelfoto: Photo-Design-Studio Gerhard Burock

Satz: Dörlemann-Satz, Lemförde
Druck und Bindearbeiten: Ebner Ulm
Printed in Germany
ISBN 3-612-20173-5

Inhalt

Heilbad oder Kurort richtig aussuchen!

Sie wollen (oder müssen) eine Kur machen, mit der Sie Ihrer Gesundheit nachhelfen. Dann liegt die Frage nahe: Für welches Heilbad, für welchen Kurort wollen Sie sich entscheiden?
In manchen Fällen läßt man Ihnen gar keine Wahl. Dann sagt nämlich schon Ihr Arzt: »Sie müssen nach . . .!« Oder auch Ihre Krankenkasse hält diesen oder jenen Ort für besonders geeignet und schreibt Ihnen mehr oder minder vor, wo Sie kuren sollen. Aber häufig können Sie sich auch selbst entscheiden und Ihre Wünsche äußern oder durch einen geeigneten Gegenvorschlag auch Arzt oder Krankenkasse überzeugen. Damit Sie wissen, wo speziell für Ihr Leiden und Ihren Notwendigkeiten entsprechend das richtige Heilbad oder der richtige Kurort liegt, wurde dieses Buch geschrieben.
Wie Sie bald sehen werden, ist die Zahl der Heilbäder und Kurorte außerordentlich groß. Sie verteilen sich über alle Regionen der Bundesrepublik Deutschland. Dabei gibt es große und namhafte Bäder, die jedem ein Begriff sind, aber auch viele andere, die weniger bekannt und dennoch oft nicht weniger reizvoll sind. Um es in Zahlen auszudrücken: Sie finden in diesem Buch 131 Mineral- oder Moorheilbäder, 58 Kneippheilbäder oder -kurorte, 52 Seebäder oder Seeheilbäder von Ost- und Nordsee sowie weit über 60 heilklimatische oder sonstige Kurorte verschiedensten Charakters beschrieben. Daß es beim Addieren etwas mehr als 270 sind, liegt daran, daß manche Bäder eine doppelte Funktion haben, also z.B. Heilbad und Luftkurort.

Kur – warum und wie?

Daß eine Kur – wo auch immer – wichtig und nützlich ist, darüber besteht heute nirgends mehr ein Zweifel. Ihr Körper wird in vielfacher Hinsicht »trainiert« und regeneriert. Sie erfahren von kompetenter Seite und auf Ihre individuelle Persönlichkeit bezogen vieles, was auch künftig für Ihr Gesundbleiben wissenswert und nützlich ist. Besonders bedeutsam ist eine Kur zur Rehabilitation, zur Wiederherstellung Ihrer Leistungskraft nach Krankheit, Unfall, Operation. Nicht minder wichtig ist die günstige Beeinflussung eines chronischen Leidens (wie etwa Rheuma). Außerdem besteht die Möglichkeit, eine Kur zur Prävention und zur Stärkung zu nutzen, um möglicherweise voraussehbare oder zu befürchtende Erkrankungen zu vermeiden.
Von Ihnen als Patient wird freilich dabei erwartet, daß Sie selbst aktiv an Ihrer Gesundheit mitwirken wollen, wobei Ihr Körper für die damit verbundenen Leistungen aufgeschlossen und belastbar sein muß. Kur heißt also nicht eine andere Form von Urlaub, wie es irrigerweise hier und da noch angenommen und in dem zweideutigen Begriff »Kurlaub« ausgedrückt wird, sondern eine mit Tätigkeit und Leistung verbundene systematische Behandlung und Verbesserung Ihrer körperlichen Funktionen und oft genug darüber hinaus auch Ihrer seelischen Verfassung.
Daher bedeutet die Wahl des richtigen Ortes für Ihre Kur nicht eine Art Urlaubsplanung, sondern eine systematische und wohlüberlegte Entscheidung für den am besten geeigneten und Ihnen am ansprechendsten erscheinenden Behandlungsort.

Heilbad oder Kurort?

Wenn Heilbäder und Kurorte häufig – so auch im Titel dieses Buches – zusammen genannt werden, dann sollten Sie doch über die Unterschiede zwischen den verschiedenen »Typen« von kurgeeigneten Plätzen Bescheid wissen.
Das *Heilbad* wirkt dabei – wie der Name verrät – vorzugsweise mit Bademitteln aus natürlichen Quellen, aus dem Meer und dem Moor und mit Hilfe der Wasseranwendungen Kneipps. Für die Bezeich-

nung »Heilbad« müssen ganz bestimmte Voraussetzungen gegeben sein, sie stellt sozusagen einen hohen Qualitätsbegriff dar. Für heilklimatische Kurorte, für Seebäder, für Kneippkurorte spricht die Verbindung des Klimas mit speziell erprobten Heilanwendungen, die örtlich sehr unterschiedlich sind.

Die Heilquellen, die in den Heilbädern aus dem Boden kommen (und dem Baden oder Trinken dienen), haben unterschiedliche chemische Zusammensetzungen, aus denen sich die voneinander abweichenden gesundheitlichen Einflüsse und Wirkungen ergeben. Vorherrschend sind sogenannte Chloridwässer, zu denen auch die Solequellen gehören. Weniger verbreitet sind die Hydrogenkarbonatwässer und Sulfatwässer, zu denen noch einige andere Quellarten, so u. a. die Thermen und Säuerlinge, kommen. Eine eigene Kategorie bilden die Moorbäder, von denen es in der Bundesrepublik rund 50 gibt. Als Besonderheit gelten die Schlickbäder der Nordseeküsten.

Damit sich ein Ort als »Heilbad«, »heilklimatischer Kurort« oder ähnlich bezeichnen darf, ist eine staatliche Überprüfung und Anerkennung notwendig. Es wird geprüft, ob die Voraussetzungen dazu gegeben sind, den jeweiligen Ort mit der schmückenden und für Patienten und Urlauber maßgeblichen Bezeichnung zu versehen. Im einzelnen unterscheidet man 10 verschiedene Bezeichnungen.

Welche der Heilanwendungen für die jeweilige Krankheit am geeignetsten sind, muß der Arzt entscheiden. Aber auch dann bleibt die Frage noch offen, welches Bad oder welcher Kurort am ehesten Ihren persönlichen Wünschen entspricht. Dabei spielt für jedes Heilbad und insbesondere für die heilklimatischen Kurorte auch das jeweilige Klima eine maßgebliche Rolle; es ergibt sich nicht zuletzt aus der Höhenlage. Die Skala reicht dabei von der Nullhöhe der Nord- und Ostseebäder bis zu den 1015 m von Höchenschwand, dem höchsten deutschen Kurort, während das höchste Heilbad (Moor), nämlich Bad Kohlgrub, 900 m ü.d.M. liegt. Diese und viele andere Eigenschaften von beinahe 300 der Heilung dienenden Orten können Sie diesem Buch entnehmen.

Urlaub und Kur

Es soll jedoch nicht übersehen werden, daß es neben den Patienten, denen Heilbad und Kurort eigentlich zugedacht sind, auch zahlreiche Urlauber gibt, die den Aufenthalt dort für ihre Erholung schätzen. Das wird am deutlichsten in den Seebädern oder den Kurorten von Schwarzwald, Harz und Oberbayern. Dabei ist es den Urlaubsgästen überlassen, ob sie vielleicht – nebenbei und für alle Fälle – auch das eine oder andere heilende, gesundheitsfördernde Angebot wahrnehmen oder lediglich die angenehme Atmosphäre von Ort und Umgebung genießen wollen. Insofern gibt der Überblick über Heilbäder und Kurorte auch dem, der »nur« Erholung sucht, wichtige und nützliche Hinweise. Daß der Urlaub in einem der hier verzeichneten Orte besonders »gesund« ist, versteht sich dabei eigentlich von selbst. Dies ergibt sich schon daraus, daß von ärztlicher Seite für Schwächezustände allgemeiner Art, Rekonvaleszenz im weiteren Sinne, Behebung von Abnutzungs- oder verfrühten Alterserscheinungen alle Heilbäder und Kurorte als geeignet bezeichnet werden. Wenn Sie sich also mit oder ohne Kur etwas Gutes tun wollen, dann können Sie aus der Vielzahl der Orte, die Ihnen dieses Buch schildert, nach Belieben auswählen.

Lernen Sie also das weitgespannte, vielseitige und über die ganze Bundesrepublik Deutschland ausgedehnte Netz von Heilbädern und Kurorten genauer kennen, und treffen Sie Ihre Entscheidung!

Welches Bad für welche Erkrankung?

Herz- und Gefäßerkrankungen

- Bad Alexandersbad
- Bad Bevensen
- Bad Bocklet
- Bad Boll
- Bad Breisig
- Bad Brückenau
- Bad Ditzenbach
- Bad Driburg
- Bad Dürrheim
- Bad Eilsen
- Bad Ems
- Baden-Baden
- Badenweiler
- Bad Gögging
- Bad Harzburg
- Bad Heilbrunn
- Bad Hönningen
- Bad Homburg v.d.H.
- Bad Kissingen
- Bad Kreuznach
- Bad Krozingen
- Bad Laer
- Bad Liebenzell
- Bad Münster am Stein
- Bad Nauheim
- Bad Neuenahr
- Bad Neustadt a. d. Saale
- Bad Oeynhausen
- Bad Orb
- Bad Peterstal-Griesbach
- Bad Pyrmont
- Bad Rippoldsau-Schapbach
- Bad Rothenfelde
- Bad Säckingen
- Bad Salzhausen
- Bad Salzuflen
- Bad Sassendorf
- Bad Schönborn
- Bad Schwalbach
- Bad Schwartau
- Bad Soden am Taunus
- Bad Soden bei Salmünster
- Bad Steben
- Bad Teinach
- Bad Tölz
- Bad Vilbel
- Bad Waldliesborn
- Bad Wiessee
- Bad Wildungen
- Bodenwerder
- Endorf
- Haigerloch-Bad Imnau
- Horn Bad Meinberg
- Lahnstein
- Lüneburg
- Schönberg (Holstein)
- Sinzig-Bad Bodendorf
- Stuttgart-Bad Cannstatt
- Varel-Dangast
- Westernkotten

Erkrankungen des Stütz- und Bewegungsapparates

Aachen
Bad Abbach
Bad Aibling
Bad Alexandersbad
Bad Bellingen
Bad Bertrich
Bad Bevensen
Bad Blenhorst
Bad Bocklet
Bad Boll
Bad Bramstedt
Bad Breisig
Bad Brückenau
Bad Buchau
Bad Ditzenbach
Bad Driburg
Bad Dürkheim
Bad Dürrheim
Bad Eilsen
Bad Ems
Baden-Baden
Badenweiler
Bad Essen
Bad Feilnbach
Bad Füssing
Bad Gandersheim
Bad Gögging
Bad Grund
Bad Harzburg
Bad Heilbrunn
Bad Herrenalb
Bad Hönningen
Bad Homburg v.d.H.
Bad Karlshafen
Bad Kissingen
Bad König
Bad Kohlgrub
Bad Kreuznach
Bad Krozingen
Bad Laer
Bad Liebenzell
Bad Münder am Deister
Bad Münster am Stein
Bad Nauheim
Bad Nenndorf
Bad Neuenahr
Bad Neustadt a.d. Saale
Bad Oeynhausen
Bad Orb
Bad Peterstal-Griesbach
Bad Pyrmont
Bad Rappenau
Bad Reichenhall
Bad Rippoldsau
Bad Rothenfelde
Bad Säckingen
Bad Salzdetfurth
Bad Salzschlirf
Bad Salzuflen
Bad Sassendorf
Bad Schönborn
Bad Schussenried
Bad Schwalbach
Bad Schwartau
Bad Soden am Taunus
Bad Soden bei Salmünster
Bad Sooden-Allendorf
Bad Steben
Bad Teinach-Zavelstein
Bad Tölz
Bad Überkingen
Bad Urach
Bad Vilbel
Bad Waldsee
Bad Westernkotten
Bad Wiessee
Bad Wimpfen
Bad Windsheim
Bad Wurzach
Bad Zwischenahn
Bayersoien
Bentheim
Beuren
Birnbach
Bodenwerder
Bünde-Randringhausen
Eberbach
Emstal
Endorf
Gaggenau-Bad Rothenfels
Griesbach im Rottal
Hamm-Bad Hamm
Hille-Rothenuffeln
Horn-Bad Meinberg
Krumbach-Krumbad
Lippstadt-Bad Waldliesborn
Ludwigsburg-Hoheneck

Lüneburg
Melle
Mössingen-Bad Sebastiansweiler
Murnau
Nidda-Bad Salzhausen
Preußisch Oldendorf Holzhausen
Rodach
Salzgitter-Bad
Sankt Peter-Ording
Schlangenbad
Schönberg/Ostsee
Stuttgart-Bad Cannstatt
Traben-Trabach-Bad Wildstein
Varel-Dangast
Vlotho-Bad Seebruch
Wiesbaden
Wildbad

Erkrankungen der Atmungsorgane

Bad Bellingen
Bad Bevensen
Bad Dürkheim
Bad Dürrheim
Bad Eilsen
Bad Ems
Baden-Baden
Badenweiler
Bad Essen
Bad Gandersheim
Bad Harzburg
Bad Karlshafen
Bad Kreuznach
Bad Laer
Bad Lippspringe
Bad Münder am Deister
Bad Münster am Stein
Bad Nauheim
Bad Nenndorf
Bad Orb
Bad Pyrmont
Bad Rappenau
Bad Reichenhall
Bad Rippoldsau
Bad Rothenfelde
Bad Salzdetfurth
Bad Salzuflen
Bad Sassendorf
Bad Schwartau
Bad Soden am Taunus
Bad Soden bei Salmünster
Bad Sooden-Allendorf
Bad Tölz
Bad Westernkotten
Bad Wiessee
Bad Wimpfen
Bad Windsheim
Baltrum
Bodenwerder
Borkum
Burg auf Fehmarn
Büsum
Cuxhaven
Dahme
Damp 2000
Eberbach
Gaggenau-Bad Rothenfels
Grömitz
Großenbrode
Helgoland
Juist
Kellenhusen
Langeoog
Ludwigsburg-Hoheneck
Lüneburg
Nidda-Bad Salzhausen
Norddorf auf Amrum
Norderney
Salzgitter-Bad
Sankt Peter-Ording
Scharbeutz-Haffkrug
Schönberg/Holstein
Spiekeroog
Stuttgart-Bad Cannstatt
Timmendorfer Strand/Niendorf
Travemünde
Varel-Dangast
Wangels-Weißenhäuser Strand

Wangerooge
Wenningstedt auf Sylt
Westerland auf Sylt
Wiesbaden
Wittdün auf Amrum
Wyk auf Föhr

Erkrankungen von Magen, Darm, Leber, Gallenwegen und allgemeine Stoffwechselerkrankungen

Arolsen
Bad Bergzabern
Bad Berleburg
Bad Berneck
Bad Bertrich
Bad Breisig
Bad Brückenau
Bad Camberg
Bad Ditzenbach
Bad Driburg
Bad Dürkheim
Bad Endbach
Bad Grund
Bad Harzburg
Bad Herrenalb
Bad Hersfeld
Bad Homburg v.d.H.
Bad Iburg
Bad Kissingen
Bad König
Bad Königshofen
Bad Kreuznach
Bad Laasphe
Bad Lauterberg
Bad Liebenzell
Bad Lippspringe
Bad Marienberg
Bad Mergentheim
Bad Münder am Deister
Bad Münstereifel
Bad Neuenahr
Bad Neustadt a. d. Saale
Bad Pyrmont
Bad Rippoldsau
Bad Rothenfelde
Bad Salzig
Bad Überkingen
Bad Wildungen
Bad Windsheim
Bad Wörishofen
Daun
Eberbach
Fallingbostel
Gladenbach
Gras-Ellenbach
Haigerloch-Bad Imnau
Höxter-Bruchhausen
Lahnstein
Malente-Gremsmühlen
Melle
Preußisch Oldendorf-Holzhausen
Sinzig-Bad Bodendorf
Stuttgart-Bad Cannstatt
Überlingen
Willingen

Erkrankungen der ableitenden Harnwege

Bad Aibling
Bad Brückenau
Bad Ditzenbach
Bad Driburg
Bad Kohlgrub
Bad Nenndorf
Bad Neuenahr
Bad Teinach-Zavelstein
Bad Überkingen
Bad Waldsee
Bad Wildungen
Bayersoien
Daun
Höxter-Bruchhausen
Lahnstein
Murnau
Traben-Trabach-Bad Wildstein.

Hautkrankheiten

Aachen
Bad Bentheim
Bad Boll
Bad Gögging
Bad Kreuznach
Bad Münder am Deister
Bad Nauheim
Bad Nenndorf
Bad Neuenahr
Bad Oeynhausen
Bad Rappenau
Bad Reichenhall
Bad Rothenfelde
Bad Salzdetfurth
Bad Salzuflen
Bad Soden am Taunus
Bad Wiessee
Bad Wimpfen
Bünde-Randringhausen
Emstal
Lüneburg
Mössingen-Bad Sebastiansweiler
Salzgitter-Bad
Sankt Peter-Ording

Erkrankungen des peripheren Nervensystems

Bad Abbach
Bad Aibling
Bad Bellingen
Bad Bergzabern
Bad Berleburg
Bad Berneck
Bad Bocklet
Bad Bramstedt
Bad Camberg
Bad Eilsen
Baden-Baden
Bad Endbach
Bad Essen
Bad Füssing
Bad Heilbrunn
Bad Iburg
Bad Laasphe
Bad Laer
Bad Lauterberg
Bad Marienberg
Bad Münder am Deister
Bad Münstereifel
Bad Oeynhausen
Bad Peterstal-Griesbach
Bad Salzhausen
Bad Salzuflen
Bad Wörishofen
Beuren
Emstal
Fallingbostel
Gladenbach
Gras-Ellenbach
Horn-Bad Meinberg
Lahnstein
Malente-Gremsmühlen
Schlangenbad
Stuttgart-Bad Cannstatt
Überlingen
Wildbad
Willingen.

In Betracht kommen gegebenenfalls auch Kneippkurorte:

Aulendorf
Bad Peterstal-Griesbach
Bad Waldsee
Bevensen
Blieskastel
Daun
Detmold-Hiddesen
Friedenweiler
Füssen
Gersfeld
Grönenbach/Allgäu
Hindelang
Jordansbad
Königsfeld
Kyllburg
Mölln
Neukirchen
Oberstaufen
Oberstdorf
Olsberg
Ottobeuren
Oy-Mittelberg
Porta Westfalica-Hausberge

Prien
Radolfzell-Mettnau
Sankt Blasien
Sasbachwalden
Scheidegg
Schieder
Schleiden-Gemünd
Schmallenberg-Fredeburg
Schönmünzach-Schwarzenberg
Titisee/Neustadt
Vallendar
Villingen-Schwenningen
Waldkirch
Wildemann
Witzenhausen-Ziegenhagen
Wünnenberg

Augenleiden

Bad Dürrheim
Bad Heilbrunn
Bad Rothenfelde
Bad Wiessee
Endorf

Frauenleiden

Aachen
Bad Aibling
Bad Bentheim
Bad Blenhorst
Bad Bocklet
Bad Brückenau
Bad Buchau
Bad Driburg
Bad Eilsen
Baden-Baden
Bad Essen
Bad Feilnbach
Bad Füssing
Bad Gandersheim
Bad Gögging
Bad Grund
Bad Harzburg
Bad Heilbrunn
Bad Kissingen
Bad Kohlgrub
Bad Kreuznach
Bad Laer
Bad Liebenzell
Bad Münder am Deister
Bad Nenndorf
Bad Neustadt a. d. Saale
Bad Oeynhausen
Bad Orb
Bad Peterstal-Griesbach
Bad Pyrmont
Bad Reichenhall
Bad Rothenfelde
Bad Salzdetfurth
Bad Salzschlirf
Bad Salzuflen
Bad Sassendorf
Bad Schussenried
Bad Schwalbach
Bad Schwartau
Bad Soden am Taunus
Bad Steben
Bad Tölz
Bad Waldsee
Bad Westernkotten
Bad Windsheim
Bad Wurzach
Baltrum
Borkum
Bünde-Randringhausen
Burg auf Fehmarn
Büsum
Cuxhaven
Dahme
Damp 2000
Glücksburg
Grömitz
Heiligenhafen
Helgoland
Hille-Rothenuffeln
Horn-Bad Meinberg
Juist
Kellenhusen
Langeoog
Lippstadt-Bad Waldliesborn

Ludwigsburg-Hoheneck
Lüneburg
Murnau
Norderney
Norddorf auf Amrum
Preußisch Oldendorf-Holzhausen
Salzgitter-Bad
Sankt Peter-Ording
Scharbeutz-Haffkrug
Spiekeroog
Timmendorfer Strand/Niendorf
Travemünde
Varel-Dangast
Vlotho-Bad Seebruch
Wangerooge
Wenningstedt auf Sylt
Westerland auf Sylt

Kinderkrankheiten

Bad Dürrheim
Bad Essen
Bad Gandersheim
Bad Harzburg
Bad Karlshafen
Bad Kreuznach
Bad Laer
Bad Münder am Deister
Bad Orb
Bad Pyrmont
Bad Reichenhall
Bad Rothenfelde
Bad Salzdetfurth
Bad Sassendorf
Bad Soden bei Salmünster
Bad Sooden-Allendorf
Bodenwerder
Lüneburg
Melle
Salzgitter-Bad

An der Nordsee bieten sich folgende Seeheilbäder und Seebäder an:

Baltrum
Borkum
Büsum
Cuxhaven
Esens-Bensersiel
Friedrichskoog
Helgoland
Hörnum auf Sylt
Juist
Kampen (Sylt)
Langeoog
List auf Sylt
Nebel/Amrum
Neuharlingersiel
Nieblum auf Föhr
Norddorf auf Amrum
Norden-Norddeich
Norderney
Pellworm
Rantum auf Sylt
Sankt Peter-Ording
Spiekeroog
Utersum auf Föhr
Varel-Dangast
Wangerland-Horumersiel-Schillig
Wangerooge
Wenningstedt auf Sylt
Westerland auf Sylt
Wilhelmshaven
Wittdün/Amrum
Wittmund-Carolinensiel-Harlesiel
Wyk auf Föhr

An der Ostsee handelt es sich um folgende Seeheilbäder und Seebäder:

Burg auf Fehmarn
Dahme
Damp 2000
Eckernförde
Glücksburg
Grömitz
Großenbrode
Heikendorf
Heiligenhafen
Hohwacht
Kellenhusen
Laboe

Neustadt-Pelzerhaken-Rettin
Scharbeutz-Haffkrug
Schönberg/Ostsee
Sierksdorf
Timmendorfer Strand-Niendorf
Travemünde
Wangels-Weißenhäuser Strand

Kurorte

Es gibt Kurorte von verschiedener Art und Bedeutung. An der Spitze stehen die *heilklimatischen Kurorte*, die ihre gesundheitliche Bedeutung vor allem ihrem Klima verdanken, aber darüber hinaus oft auch andere Kurmittel einsetzen. Ihre günstige Wirkung erstreckt sich insbesondere auf chronische Erkrankungen der Atemwege, Herz- und Gefäßerkrankungen, Hautkrankheiten und allgemeine Schwächezustände.
Darüber hinaus finden Sie aber auch *Luftkurorte*, bei denen das gesunde Klima eben die Luft ist, und schließlich auch *Kurorte* allgemeiner Art. In all diesen Kurorten sind Sie jedenfalls gesundheitlich gut aufgehoben.

Heilung bei und mit Kneipp

Sicher hätte es sich Pfarrer Kneipp nicht träumen lassen, daß seine Wasserheilkunde, auch Hydrotherapie benannt, einmal so weit verbreitet sein würde. Tatsächlich sind es nicht nur die ausgesprochenen Kneippheilbäder und Kneippkurorte, die sich der Kneippschen Anwendung bedienen, sondern es gibt heute nur wenige Bäder, die nicht in der Reihe ihrer Kurmittel unter anderem auch die Kneippschen Methoden benutzen.
Sie müssen also nicht unbedingt in ein Kneippheilbad oder einen Kneippkurort fahren, um kneippgemäß behandelt zu werden. Aber selbstverständlich bieten Ihnen diese Spezialbäder, deren Namen Sie im folgenden lesen, sozusagen die authentische Form der Kneippkur an, wobei einige Bäder sich noch auf Sebastian Kneipp persönlich berufen, an 1. Stelle selbstverständlich Bad Wörishofen, die Geburtsstätte der weltberühmten Kneippkuren.

Aulendorf
Bad Bergzabern
Bad Berleburg
Bad Berneck
Bad Bevensen
Bad Camberg
Bad Endbach
Bad Laasphe
Bad Lauterberg
Bad Marienberg
Bad Münstereifel
Bad Peterstal-Griesbach
Bad Waldsee
Bad Wörishofen
Blieskastel
Boppard
Daun
Fallingbostel
Fredeburg
Friedenweiler
Füssen
Füssen-Hopfen am See
Gemünd
Gersfeld
Gladenbach
Gras-Ellenbach
Grönenbach
Hausberge
Hiddesen
Hindelang
Bad Iburg
Jordanbad
Königsfeld
Kyllburg
Malente-Gremsmühlen
Mölln
Neukirchen
Oberstaufen
Olsberg
Ottobeuren
Oy-Mittelberg
Prien
Radolfzell-Mettnau
St. Blasien
Sasbachwalden
Scheidegg
Schieder
Schönmünzach-Schwarzenberg
Titisee-Neustadt
Überlingen
Vallendar
Villingen-Schwenningen
Waldkirch
Wildemann
Willingen
Wünnenberg
Ziegenhagen

Wo Heilbäder und Kurorte am häufigsten sind

Das kurfreundlichste Land der Bundesrepublik Deutschland ist Baden-Württemberg mit 57 heil- und erholsamsten Plätzen, gefolgt von Niedersachsen, Bayern und Schleswig-Holstein. Im einzelnen verteilen sich die Heilbäder und Kurorte auf die Bundesländer, wie es folgende Aufstellung zeigt:

Baden-Württemberg 57
Niedersachsen 48
Bayern 43
Schleswig-Holstein 38
Hessen 29
Nordrhein-Westfalen 29
Rheinland-Pfalz 21
Saarland 3

Wie groß soll Ihr Heilbad/Kurort sein?

Zwischen dem größten der hier behandelten Kurorte und dem kleinsten liegen Welten. Es gibt immerhin 42 Heilbäder bzw. Kurorte, die mehr als 5000 Gästebetten anzubieten haben. Von ihnen ist das Berchtesgadener Land mit 25 250 Betten, die sich allerdings auf zahlreiche Orte verteilen, der eindeutige Spitzenreiter. Auf den weiteren Plätzen – mit mindestens 15 000 Betten – folgen:

Borkum 19 500
Westerland 18 000
Cuxhaven 17 000
Oberstaufen 16 500
Norderney und Grömitz, je 16 000

Von den ausgesprochenen Heilbädern mit begrenztem Urlauberstrom liegt Bad Füssing mit 12 000 Betten vor Bad Reichenhall (10 000). Gegenüber diesen »Bettenriesen« steht die erstaunlich große Zahl von nicht weniger als 65 Heilbädern und Kurorten, die unter 1000 Gästebetten anbieten. Liebhaber eines stillen, beschaulichen Kuraufenthalts ohne viel Betrieb und mit individueller Note haben also eine reiche Auswahl.
Die Zahlenübersicht ergibt aber auch, daß 60 % aller Heilbäder und Kurorte in der Mittelgruppe mit 1000–5000 Gästebetten liegen.

Abkürzungen

E	Einwohner
Jh.	Jahrhundert
nö.	nordöstlich
nw.	nordwestlich
sö.	südöstlich
sw.	südwestlich
ü.d.M.	über dem Meeresspiegel

Heilbäder und Kurorte von A bis Z

Aachen

Heilbad

Großstadt, in Nordrhein-Westfalen im Dreiländereck, 254000 E, 125–410 m ü.d.M.; 6000 Kurgäste (1984).
Heilanzeigen: rheumatische Erkrankungen, degenerative Erkrankungen der Gelenke und der Wirbelsäule, Folgezustände von Unfällen, Nachbehandlung von Lähmungen und Operationen am Bewegungsapparat, Gelenkveränderungen durch Gicht, Dermatosen, Frauenleiden.
Kurmittel: schwefelhaltige Natrium-Chlorid-Hydrokarbonat-Thermen mit heißesten Quellen (bis 74° C) Mitteleuropas zum Baden und Trinken.
Kureinrichtungen: Kurgebiete Monheimsallee und Burtscheid mit Elisenbrunnen, Thermaltrinkbrunnen, Trink- und Wandelhalle, Kurpark, Hallen-Thermal-Schwimmbäder, Thermal-Bewegungsbäder.
Unterhaltung: Theater, Konzerte, Puppenbühne, Spielcasino, Tierpark.
Sport: alle Sportarten, über 100 Tennisplätze, Golfplatz, 9 Reithallen mit 39 km Reitwegen.
So sieht es aus: Traditionsreiche Stadt mit 2000jähriger Geschichte, malerischer Altstadt mit Kaiserdom und Resten der Befestigung, technische Hochschule. Ausflüge in Eifel und Ardennen.
54 Hotels aller Kategorien. 2500 Betten.
Auskunft: Kur- und Badegesellschaft, Burtscheider Markt, 5100 Aachen; Telefon 0241/601927.

Altenau

Heilklimatischer Kurort

Oberharzer Bergstädtchen, östlich von Clausthal-Zellerfeld, Niedersachsen, 2900 E, 420–560 m ü.d.M. (Umgebung bis 928 m = Bruchberg); 130 000 Kurgäste (1984).
Heilanzeigen: Herz- und Kreislauferkrankungen, Erschöpfungszustände, chronisch-bronchitisches Syndrom, vegetative Störungen, Rekonvaleszenz.
Kurmittel: Hydrotherapie, verschiedene Bäder, Inhalationen, Fango.
Kureinrichtungen: Kurmittelhaus mit Sauna, Wassertretbecken, Kurübungswege.
Unterhaltung: vielseitiges Veranstaltungsprogramm.
Sport: Schwimmen im Hallenwellenbad und in beheizten Freibädern, Tennis, Kegeln, Wandern; im Winter Skiabfahrts- und Langlauf, Eislauf, Eisschießen, Rodeln.
So sieht es aus: Vom Tal der Oker zum Glockenberg ansteigendes, typisches Harzstädtchen mit einem auf dem Glockenberg ortsbeherrschend angelegten »Ferienpark« mit 1200 Appartements. Wald reicht überall an den Ortsrand, viele Wege sind mit Steigungen verbunden, 5 Täler gehen von hier aus. An den Ort schließt nördlich der Okerstausee an, während das 9 km östlich liegende Torfhaus mit Brockenblick zu Altenau gehört.
Auskunft: Kurgeschäftsstelle, Schultal 5, 3396 Altenau;
Telefon 05328/411.

Arolsen

Heilbad

Hessische Stadt, westlich von Kassel, 6800 E, 286 m ü.d.M.; 30 000 Kurgäste (1984).
Heilanzeigen: Magen-, Darm-, Leber- und Gallenerkrankungen.
Kurmittel: Calcium-Magnesium-Sulfat-Quelle des Schloßbrunnens, für Trink- und Badekuren.
Kureinrichtungen: Kurmittelhaus mit Mineralwasser-Bewegungsbad, Trinkhalle, Kurpark.
Unterhaltung: Konzerte, Vorträge, Freizeit-Akademie mit musischen Kursen.

Sport: Wassersport in der Twistetalsperre, Reiten, Kegeln, Wandern, Tennis.
So sieht es aus: Barockes Städtchen mit Residenzschloß und anmutiger Schloßstraße, von Alleen und Parks durchzogen, in reizvollem Wald- und Hügelland. Am Twistesee zahlreiche Ferienhäuser und -wohnungen. 600 Betten.
Auskunft: Kur- und Verkehrsverwaltung, Postfach 1408, 3548 Arolsen; Telefon 05691/2030.

Aulendorf

Kneippkurort

Stadt in Baden-Württemberg (Oberschwaben), nördlich von Ravensburg, 7000 E, 540 m ü.d.M.; 11000 Kurgäste (1984).
Heilanzeigen: Rehabilitations- und Krebsnachsorge, psychosomatische Erkrankungen, Herz-, Kreislauf-, Atemwegs- und Lungenerkrankungen, außerdem Erkrankungen der Blutgefäße, des Verdauungstraktes, der Leber und der Bauchspeicheldrüse sowie Stoffwechselerkrankungen.
Kurmittel: Kneippanwendungen und Spezialbäder.
Kureinrichtungen: Parksanatorium mit Bädertrakt, Hallenschwimmbad, Schussental-Klinik, Kurpark.
Unterhaltung: Konzerte, Tanzabende.
Sport: Schwimmen, Reiten, Tennis, Wandern, Rudern, Kegeln.
So sieht es aus: Ehemaliges Residenzstädtchen mit sehenswerter Kirche und Schloß; ohne Hotel, aber mit 2 Kurhäusern und 21 Gasthäusern. 700 Betten. Aussichtspunkt »Hohkreuz« (667,7 m) inmitten bäuerlicher Landschaft mit Ried und Moor.
Auskunft: Verkehrsamt, Rathaus, 7960 Aulendorf; Telefon 07525/415.

Bad Abbach

Heilbad

Bayerische Gemeinde südlich von Regensburg, 6500 E, 336–425 m ü.d.M.
Heilanzeigen: chronisch-entzündliche rheumatische Erkrankungen, degenerative Erkrankungen der Gelenke und der Wirbelsäule.
Kurmittel: schwefelhaltige Kurfürstenquelle zum Baden in Verbindung mit Moorbehandlung.
Kureinrichtungen: Rheumazentrum mit Kliniken, Bewegungsbädern, Hallenschwimmbad mit Schwefelwasser, Kurpark.
Unterhaltung: Veranstaltungen im Kurhaus.
Sport: Tennis im Freien und in der Halle, Reitstall, Kegelbahn.
So sieht es aus: Im Donautal gelegene ruhige Gemeinde mit ländlicher Umgebung und Ausflugsmöglichkeiten nach Regensburg, zur Walhalla und ins Altmühltal, Dampferfahrten auf der Donau.
1100 Betten (Kliniken, privat).
Auskunft: Kurverwaltung, Kurhaus, 8403 Bad Abbach;
Telefon 09405/1555 und 4420.

Bad Aibling

Moorheilbad

Bayrische Stadt, Voralpenland, westlich von Rosenheim, 12500 E, 500 m ü.d.M.; 15440 Kurgäste (1984).
Heilanzeigen: Rheuma, Ischias, Gicht, Bandscheibenschäden, Arthrose, Frauenleiden, nichtoperative Behandlung von Prostata- und Blasenleiden, Nervenentzündungen.
Kurmittel: Moorbäder und Moorpackungen (Hochmoor).
Kureinrichtungen: Kurhotels und Kurkliniken, Kurpark.
Unterhaltung: Veranstaltungen im Kurhaus.
Sport: Tennis, Schwimmbäder, Eislaufhalle, Kegeln.
So sieht es aus: Von Flüssen (Mangfall, Glonn) umgebenes Marktstädtchen, das von der Kirche Mariae Himmelfahrt auf dem Hofberg überragt wird. Hier lebte viele Jahre gegen Ende des vorigen Jahrhunderts der Maler Wilhelm Leibl, über den das Heimatmuseum berichtet. Schöne Ausblicke auf Tölzer Berge und Salzburger Alpen, zu denen reizvolle Ausflüge führen.

2250 Gästebetten in Hotels, Gasthäusern, Kurhäusern, Pensionen und privat.
Auskunft: Städtische Kurverwaltung, Wilhelm-Leibl-Platz 1, 8202 Bad Aibling; Telefon 08061/2166.

Bad Alexandersbad Heilbad

Bayerische Gemeinde im Fichtelgebirge, nordöstlich von Bayreuth, 1400 E, 590 m ü.d.M.; 32700 Kurgäste (1984).
Heilanzeigen: Herz- und Gefäßerkrankungen, funktionelle Kreislauferkrankungen, Stoffwechsel, rheumatische Erkrankungen, degenerative Erkrankungen der Wirbelsäule und der Gelenke.
Kurmittel: eisenhaltige Kohlensäurequelle (Luisenquelle), Naturhochmoor, Wasser für Hydrotherapie nach Schroth und Kneipp.
Kureinrichtungen: Kurmittelhaus, Trinkhalle, Kurpark.
Unterhaltung: Heimatabende, Vorträge, Luisenburg-Sommer-Festspiele von Wunsiedel (1 km entfernt), Sommer- und Lichterfest.
Sport: Tennis, Reiten, geführte Wanderungen, Segelfliegen. Im Winter: Langlauf und Schlittenfahrten.
So sieht es aus: Ruhiger Ort am Fuß der Luisenburg mit einigen modernen Hotelbauten (insgesamt 1000 Gästebetten, u.a. in 5 Hotels) mit 250jähriger Tradition als Heilbad, Markgräfliches Schloß. Naturschöne, waldreiche Umgebung, die ein vielfältiges Wanderprogramm ermöglicht, mit dem sehenswerten Felsenlabyrinth der Luisenburg.
Auskunft: Kurverwaltung, Markgräfliches Schloß, Am Kurpark 1, 8591 Bad Alexandersbad; Telefon 09232/2634 und 2275.

Bad Bellingen Heilbad

Heilbad am Rande des südlichen Schwarzwaldes im Markgräfler Land (Baden-Württemberg), 3200 E, 250–310 m ü.d.M., 19700 Kurgäste (1984).
Heilanzeigen: entzündliche rheumatische Erkrankungen, Aufbraucherkrankungen der Gelenke, Wirbelsäulen- und Bandscheibenschä-

den, degenerative Knochen- und Muskelerkrankungen, Nervenerkrankungen, Erkrankungen des vegetativen Nervensystems und der Atmungsorgane.
Kurmittel: 3 Thermalquellen (Markusquelle, Leodegarquelle und III) zum Baden und Trinken, sonstige Bäder und Massagen.
Kureinrichtungen: Thermalbad, Kurmittelhaus, Kurhaus, Kurpark, Kliniken.
Unterhaltung: Veranstaltungen im Kurhaus.
Sport: Tennis, Reiten, Kegeln, Wandern.
So sieht es aus: Ortschaft am Oberrhein vor den Ausläufern des Schwarzwaldes, von Rebhängen umgeben; kleiner Höhenunterschied zwischen Ortskern und Kurgebiet (durch Aufzug ausgeglichen).
Die über 2300 Gästebetten befinden sich in 16 Hotels, 53 Pensionen, einigen Gasthäusern und 4 Sanatorien, dazu Ferienappartements.
Auskunft: Bade- und Kurverwaltung, 7841 Bad Bellingen;
Telefon 07635/1025, Zimmernachweis 07635/1027.

Bad Bentheim

Heilbad

Niedersächsisches Heilbad nahe der niederländischen Grenze (9 km), 14500 E, mit Ortsteil *Gildehaus,* 50 m ü.d.M.; knapp 18000 Kurgäste (1984).
Heilanzeigen: Erkrankungen des rheumatischen Formenkreises und degenerative Erkrankungen des Bewegungsapparats, Nachbehandlung nach Operationen und Verletzungen, Orthopädie, Psoriasis (Schuppenflechte), Neurodermitis (Juckflechte), Erkrankungen der Atemwege.
Kurmittel: Schwefelmineralwasser, Schwefeltorf und Thermalsole, zusätzliche Bäder und Massagen. Stärkste Sole des europäischen Kontinents (37%).
Kureinrichtungen: Kurzentrum mit Thermalsole-Hallen- und Freibad (700 m^2) mit Nebenräumen, Kurpark des 1000 ha großen Bentheimer Waldes, Sonnenhaus (für Psoriasis).
Unterhaltung: Freilichtbühne, Spielbank, Veranstaltungen im Kursaal, Waldlehrpfad, Schloßkonzerte.

Sport: 160 km langes Wanderwegenetz, Reiten, Schießen, Tennis, Kegeln.
So sieht es aus: Stadt des »Herrgott von Bentheim«, des ältesten Steindenkmals (11./12. Jh.) im deutschen Nordwesten, und einer stattlichen Burganlage; idyllische Altstadt von Bentheim und Gildehaus mit naher Moor-Heide-Landschaft des Gildehauser Venn. Moderne Gastbetriebe mit 1025 Betten.
Auskunft: Thermalsole- und Schwefelbad, Am Bade, 4444 Bad Bentheim; Telefon 05922/740.

Bad Bergzabern

Kneippheilbad
Heilklimatischer Kurort

Kneippheilbad an der Südlichen Weinstraße, 8 km von der französischen Grenze (Rheinland-Pfalz), 6000 E, 200–300 m ü.d.M.; 30000 Kurgäste (1984).
Heilanzeigen: Herz- und Kreislauferkrankungen, organische und funktionelle Nervenleiden, rheumatische Leiden, Bandscheibenleiden, Erkrankungen der Atmungsorgane, Stoffwechselstörungen, Erkrankungen der Verdauungsorgane, Frauenkrankheiten, Erschöpfungszustände, vegetative Störungen, Aufbraucherscheinungen.
Kurmittel: Natriumchloridtherme, (Petronellaquelle) Kneippanwendungen, Reiskur.
Kureinrichtungen: Thermalbad, davon 1 Hallenbecken und 2 Außenbecken, Kneippbade- und Wassertretanlage, Inhalatorium, Kurpark, Kurübungswege.
Unterhaltung: Kurmusik, Tanzabende, Bastelabende, weinkundliche Spaziergänge.
Sport: Tennis (mit Halle), Schwimmen, Wandern, Kegeln, Squash.
So sieht es aus: Romantisches Städtchen zwischen Weinbergen und Wäldern mit Renaissancehäusern und Schloß (16. Jh.), am Naturpark Pfälzerwald. Ausflugsmöglichkeiten u. a. ins Elsaß.
2300 Betten in 480 Hotels und Gasthäusern, 250 Pensionen sowie Kurhäuser, Appartements.
Auskunft: Kurverwaltung, Kurtalstr. 25, 6748 Bad Bergzabern; Telefon 06343/8811.

Bad Berleburg

Kneippheilbad

Alte Residenzstadt am Südhang des Rothaargebirges, nö. von Siegen (Nordrhein-Westfalen), 21 000 E, 370 m ü.d.M. (Umgebung bis 789 m); 8500 Kurgäste (1984).

Heilanzeigen: Herz-, Kreislauf- und Gefäßkrankheiten, Stoffwechselstörungen, rheumatische Erkrankungen, Leiden der Verdauungsorgane, Erschöpfungszustände, Regeneration nach Operation oder Unfall, psychosomatische Erkrankungen, Allergien von Haut und Schleimhäuten.

Kurmittel: Kneippsche Anwendungen, Bewegungstherapie, medizinische Bäder, Fango, Inhalationen.

Kureinrichtungen: 4 Spezialkliniken, »Haus der Gesundheit«, Diagnostik- und Therapiezentrum der Klinik für Herz- und Kreislauferkrankungen, Institut für Physiotherapie und Rehabilitation.

Unterhaltung: Kurkonzerte, zahlreiche öffentliche Veranstaltungen im Kurhaus, Schloßkonzerte, Theatergastspiele, Hobbykurse im Kommunikationszentrum des Kurhauses, Heimatfeste.

Sport: Schwimmen, Tennis, Reiten, Angeln; im Winter Sauerländer Ski-Langlauf- und Wanderschule.

So sieht es aus: Die ehemalige Residenzstadt der Fürsten zu Wittgenstein, deren Schloß den Ort überragt, umfaßt 22 umliegende Ortschaften mit Urlaubsmöglichkeiten. Fachwerk herrscht in allen Ortsteilen vor, wobei Bad Berleburgs Altstadt durch ihre schieferbesetzten Häuser ein eigenes Gesicht hat. Das nahe Rothaargebirge ermöglicht viele Wanderungen (800 km Wegenetz) und Ausflüge ins waldreichste Gebiet der Bundesrepublik.

739 Betten im Kur- und 1477 Betten im Urlaubsbereich, die sich auf 8 Kurbetriebe, 11 Hotels, 27 Gasthäuser, 28 Pensionen und 134 Privatvermieter verteilen.

Auskunft: für Kuren: Wittgensteiner Kuranstalten,
Im Herrengarten 1, 5920 Bad Berleburg, Telefon 02751/821
für Urlaub: Verkehrsbüro, Im Herrengarten, 5920 Bad Berleburg, Telefon 02751/7077 + 7078.

Bad Berneck i. Fichtelgebirge

Heilklimatischer Kurort
Luftkurort

Bayerische Stadt im Ölschnitztal des Fichtelgebirges, nö. von Bayreuth, 5000 E, 370–600 m ü.d.M.; 13800 Kurgäste (1984).
Heilanzeigen: Herz- und Gefäßerkrankungen, Nervenleiden, Kreislaufstörungen, rheumatische Leiden, Erkrankungen der Verdauungsorgane, Stoffwechselstörungen, Frauenleiden, Erschöpfungszustände, Rekonvaleszenz.
Kurmittel: Kneippsche Anwendungen, Bäder, Inhalationen.
Kureinrichtungen: Kurmittelhaus, Kurpark, Hallenbad, Wassertretbecken.
Unterhaltung: Kurkonzerte, Veranstaltungen im Kurhaus.
Sport: Schwimmen, Tennis, Angeln, Reiten, Kegeln, Drachenfliegen, Schießen.
So sieht es aus: Von 7 Bergen umrahmter, geschützt liegender Ort inmitten der Wälder des Fichtelgebirges mit altem Schloßturm und hübschen Altstadtgassen. Ausgangspunkt für Ausflüge ins Fichtelgebirge.
1400 Betten, u.a. in 7 Hotels, 5 Kurhäusern, 11 Gasthöfen, auch Ferienwohnungen.
Auskunft: Städtische Kurverwaltung, Bahnhofstr. 77,
8582 Bad Berneck i. Fichtelgebirge; Telefon 09273/612526.

Bad Bertrich

Heilbad

Zwischen Mosel und Eifelmaaren gelegener Ort nö. von Trier (Rheinland-Pfalz) 1400 E, 165 m ü.d.M., 11750 Kurgäste (1984).
Heilanzeigen: Magen-, Darm-, Gallen-, Leber- und Stoffwechselerkrankungen, Erkrankungen am Bewegungsapparat und Beinleiden.
Kurmittel: einzige Glaubersalztherme Deutschlands (32° C) zum Trinken und Baden.
Kureinrichtungen: Thermalhallen- und -freibad, Kurmittelabteilung, Kurgärten, Brunnenhalle.
Unterhaltung: Veranstaltungsprogramm, Kurkonzert.
Sport: Angeln, Schwimmen, Schießen, Tennis, Wandern.

So sieht es aus: Unterhalb von bis 413 m ansteigenden Höhen mit Laub- und Nadelwald liegender kleiner Ort mit klassizistischen Anlagen des 18. Jahrhunderts. Ausflüge zu den nahen Weinorten der Mosel und in die Vulkaneifel.
2300 Gästebetten in 20 Hotels und 9 Kurhäusern.
Auskunft: Kurverwaltung, Postfach 1220, 5582 Bad Bertrich; Telefon 02674/313 + 314.

Bad Bevensen

Heilbad
Kneippkurort

Kleinstadt in der Lüneburger Heide, nördlich von Uelzen (Niedersachsen), 9900 E, 28–70 m ü.d.M.; 44000 Kurgäste (1984).
Heilanzeigen: Erkrankungen des rheumatischen Formenkreises, der Wirbelsäule und der Gelenke, der Atmungsorgane und der Augen, Kreislauf- und Gefäßerkrankungen.
Kurmittel: Thermal-Jod-Solequelle zum Baden und Inhalieren, Kneippsche Anwendungen.
Kureinrichtungen: Kurmittelhaus mit Inhalatorium, Thermal-Jod-Sole-Hallenbewegungsbad sowie Therapiebecken. 4 Spezialkliniken, Kurpark.
Unterhaltung: Veranstaltungsprogramm, Hobbykurse, Vorträge, Autorenlesungen (insbesondere auch niederdeutsch), Kurkonzert.
Sport: Tennis, Reiten, Kegeln, Squash, Schwimmen, Wandern.
So sieht es aus: Gewachsenes Heidestädtchen mit modernem Kurzentrum im Tal der Ilmenau, unweit des Elbeseitenkanals. Guter Ausgangspunkt für Ausflüge und Wanderungen in die Lüneburger Heide und Schiffsfahrten auf dem Kanal. Im nahen Medingen Zisterzienserkloster und Waldlehrpfad.
3600 Betten, u.a. in 22 Hotels und 40 Gasthäusern sowie 8 Kurkliniken bzw. Sanatorien, auch Privatzimmer.
Auskunft: Kurverwaltung, 3118 Bad Bevensen; Tel. 05821/3077.

Bad Blenhorst

Heilbad

Dorf mit Moorkurbetrieb in der Norddeutschen Tiefebene, zwischen Hannover und Bremen (Niedersachsen), 400 E, 60 m ü.d.M.; 2000 Kurgäste (1984).
Heilanzeigen: Rheuma, Gicht, Ischias, Bandscheiben- und Frauenleiden, Wirbelsäulen-, Gelenk- und Muskelschmerzen.
Kurmittel: Moorbäder, Schwefel-Sole-Quellwasser für Bäder, Massage.
Kuranlagen: Badehaus mit 250 fahrbaren Moorbadewannen, Kurhaus.
Unterhaltung: individuell.
Sport: Wandern, Tennis, Reiten.
So sieht es aus: Ruhiger, ländlicher Ort mit 28 Betten im ortseigenen Kurhaus.
Auskunft: Kurverwaltung, 3071 Balge, Ortsteil Blenhorst;
Telefon 05022/1055/56.

Bad Bocklet

Heilbad

Bayerisches Staatsbad am Ostfuß der südlichen Rhön, 3900 E, 230 m ü.d.M.; 10500 Kurgäste (1984).
Heilanzeigen: Herz- und Gefäßerkrankungen, rheumatische Erkrankungen, Frauenleiden, Erkrankungen des Nervensystems.
Kurmittel: eisenhaltige Natrium-Calcium-Magnesium-Hydrogenkarbonat-Chlorid-Sulfat-Kohlensäurequelle zum Baden und Trinken, Mooranwendungen.
Kureinrichtungen: Badehaus mit Bewegungsbad, Trink- und Wandelhalle, Kurpark, Sanatorien, Kneipptretbecken.
Unterhaltung: Kurkonzerte, folkloristische Darbietungen mit Bauerntheater.
Sport: Wandern, Reiten, Tennis, Angeln.
So sieht es aus: In ländlicher Umgebung gelegenes ruhiges Bad in der Nachbarschaft von Bad Kissingen im Wiesental der Fränkischen Saale.

1360 Betten (davon 160 in Hotels, über 500 in Sanatorien und Erholungsheimen und 380 in Pensionen).
Auskunft: Staatliche Kurverwaltung, 8733 Bad Bocklet;
Telefon 0 97 08/2 17 und (Kurverein) 2 24.

Bad Bodendorf

→ Sinzig-Bad Bodendorf.

Bad Boll

Heilquellenkurbetrieb

Ort südlich von Göppingen, am Fuß der Schwäbischen Alb (Baden-Württemberg), 4000 E, 425 m ü.d.M. (Umgebung bis 800 m); 24 600 Kurgäste (1984).
Heilanzeigen: rheumatische Erkrankungen, Morbus Bechterew, Arthrosen, Rehabilitation nach Unfällen und Operationen, Hauterkrankungen, funktionelle Herz-Kreislauf-Erkrankungen, Erschöpfungszustände.
Kurmittel: Schwefelquelle, Jura-Fango, Thermalmineralwasser.
Kureinrichtungen: Kurklinik mit 180 Betten, Liegehalle, Thermal-Mineral-Bewegungsbad.
Unterhaltung: Konzerte, Vorträge, Heimatabende, Veranstaltungen der Evangelischen Akademie Bad Boll (erste dieser Art).
Sport: Tennis, Reiten, Kegeln.
So sieht es aus: Von der Herrnhuter Brüdergemeine betreutes Kurhaus in ruhiger Lage am Rande eines schlichten Dorfes und am Steilabfall der Berge der Schwäbischen Alb.
Insgesamt 600 Betten.
Auskunft: Kurhaus Bad Boll, 7325 Bad Boll; Telefon 0 71 64/20 41.
Für Gäste, die nicht in die Kurklinik wollen, Verkehrsamt,
7325 Bad Boll, Telefon 0 71 64/74 57.

Bad Bramstedt

Heilbad

Schleswig-holsteinische Stadt im Binnenland, etwa gleich weit von Kiel, Lübeck und Hamburg entfernt, 10000 E, 10–30 m ü.d.M.; 34500 Kurgäste (1984).
Heilanzeigen: Krankheiten der Gelenke, der Muskeln und der Wirbelsäule, außerdem auch leichte Nervenkrankheiten.
Kurmittel: Moorbäder und -packungen, Sole.
Kureinrichtungen: Rheumaklinik (eine der größten dieser Art in der Bundesrepublik), Kurpark.
Unterhaltung: Theatersaal für Gastspiele, Kultur- und Musikveranstaltungen aller Art. Tiergehege, Ausflüge.
Sport: Wandern, Schwimmen, Tennis, Reiten, Schießen, Angeln, Golf.
So sieht es aus: Mittelpunkt der Stadt ist der »Bleeck« genannte Marktplatz mit einem steinernen Roland und dem Torhaus-Schloß des 17. Jahrhunderts. In ruhiger Lage südlich der Stadt, waldumgeben, befindet sich die Rheumaklinik.
Insgesamt über 1500 Betten, davon 605 in der Rheumaklinik, dazu 7 Hotels, 10 Pensionen und Privatzimmer.
Auskunft: Bürger- und Verkehrsverein, Bleeck 17–19,
2357 Bad Bramstedt; Telefon 04192/9746 und 4025.
Rheumaklinik, Oskar-Alexander-Straße, 2357 Bad Bramstedt;
Telefon 04192/501–1.

Bad Breisig

Heilbad

Linksrheinisch zwischen Bonn und Koblenz gelegener Ort (Rheinland-Pfalz), 6800 E, 61 m ü.d.M. (Umland bis 207 m); 20200 Urlaubs- und Kurgäste (1985).
Heilanzeigen: rheumatischer Formenkreis und Bewegungsschäden, Herz- und Kreislauferkrankungen.
Kurmittel: Thermalquellen zum Baden und Trinken, Wannen- und Bewegungsbäder, Trinkkuren, Massagen, Inhalationen, Fango.
Kureinrichtungen: städtisches Kurzentrum mit Kurmittelhaus und Thermalhallenbad, außerdem Thermal-Hallen-Wellenbad.

Unterhaltung: Kurkonzerte, Tanzveranstaltungen, Musikveranstaltungen, Rheinschiffahrt.
Sport: Schwimmen, Tennis, Reiten, Kegeln, Angeln, Wandern, Segelfliegen.
So sieht es aus: Durch die Lage am Rhein bestimmter Ort, der jedoch in seinem Hinterland auch beachtliche Waldgebiete aufweist. Historische Zeugnisse, wie Burg Rheineck (11. Jh.) und Oberbreisigs romanische Kirche, bereichern das moderne Kurangebot. Mosel und Eifel sind nicht weit.
Mehr als 1000 Gästebetten, davon 615 in Hotels, 280 in Pensionen und 180 bei Privatvermietern.
Auskunft: Verkehrsamt-Kurverwaltung, Postfach 1461, 5484 Bad Breisig; Telefon 02633/9255.

Bad Brückenau

Heilbad

Bayerische Stadt am Südrand der Rhön, südlich von Fulda, 6600 E, 300 m ü.d.M. (Umgebung bis 600 m); 12400 Kurgäste im Staatsbad, 3500 im städtischen Heilbad (1984).
Heilanzeigen: unterschiedlich zwischen Staatsbad und städtischem Heilbad.
Staatsbad: Erkrankungen der Harnwege, Prostata, Steinleiden, Herz- und Kreislaufstörungen, Bluthochdruck, rheumatische Erkrankungen, Gicht, degenerative Erkrankungen des Bewegungsapparats, Frauenleiden, Rehabilitation;
städtisches Heilbad: Erkrankungen des Magen-Darm-Kanals, der Gallenblase, der Leber, Stoffwechselerkrankungen (Diabetes, Gicht), rheumatische Erkrankungen und Abnutzungserscheinungen von Gelenken und Wirbelsäule, Kreislauferkrankungen, Frauenleiden.
Kurmittel: Staatsbad: Wernarzer Quelle und Sinnberger Quelle für Trinkkuren, König-Ludwig-Quelle für Trink- und Badekuren, Moorbäder, Kneipp; städtisches Heilbad: Georgi-Sprudel und Siebener Sprudel für Trinkkuren.
Kureinrichtungen: Staatsbad: Kurmittelhaus mit Bewegungsbad, Trink- und Wandelhalle, Kurgarten; städtisches Heilbad: Hallenbad, Trink- und Wandelhalle, Kneippanlage, Kuranlagen.

Unterhaltung: Kurkonzerte, regelmäßige Veranstaltungen, Freizeitzentrum.
Sport: Tennis, Schwimmen, Wandern.
So sieht es aus: Das an den südwestlichen Hängen der Rhön im Sinntal gelegene Bad Brückenau ist in die eigentliche Stadt mit ihrem Heilbad und das 2 km entfernte Bayerische Staatsbad gegliedert. Ringsum liegen Berghöhen und Wälder.
Trotz eines Stadtbrands im Jahre 1876 ist eine kleine malerische Altstadt erhalten. Das Staatsbad erhielt in den letzten Jahren moderne Kureinrichtungen. Ein Kurbus verbindet stündlich Stadt und Staatsbad unentgeltlich auf Kurkarte.
2160 Gästebetten, 12 Hotels, 6 Sanatorien und 17 Pensionen.
Auskunft: Staatsbad: Staatliche Kurverwaltung, Elisabethenhof, 8788 Bad Brückenau, Telefon 09741/802-0;
städtisches Heilbad: Städtische Kurverwaltung, Rathaus, 8788 Bad Brückenau; Telefon 09741/721 + 3332.

Bad Buchau

Heilbad

Stadt westlich von Biberach an der Riß, am Federsee in Oberschwaben (Baden-Württemberg), 4000 E, 590 m ü.d.M.; 10700 Kurgäste (1984).
Heilanzeigen: entzündliche und degenerative Erkrankungen des rheumatischen Formenkreises, Rehabilitation des Stütz- und Bewegungssystems, allgemeine Erschöpfungszustände, Durchblutungsstörungen, Frauenleiden.
Kurmittel: Moorbäder, medizinische Bäder, Kneippanwendungen, Massagen.
Kureinrichtungen: Thermalbad mit 2 Außenbecken, Federseeklinik für Rheumatologie und Rehabilitation, Sanatorium, Kurhaus, Kurpark.
Unterhaltung: Kurkonzerte, Kurzentrum mit Theatersaal, Hobby-Abende, Busfahrten entlang der Oberschwäbischen Barockstraße.
Sport: Schwimmen, Tennis, Kegeln, Angeln, Wandern.
So sieht es aus: Buchau grenzt an das 1400 ha große Naturschutzgebiet Federsee mit 250 Vogelarten und dem über einen 1500 m langen

Holzsteg erreichbaren Federsee. In einer ebenen Landschaft reiht sich Bad Buchau mit seinem anheimelnden Ortsbild und oberschwäbischer Folklore in die Oberschwäbische Barockstraße mit ihren Kunstwerken ein.
Insgesamt 900 Betten, 6 Hotels, 18 Gasthäuser und 2 Kurhäuser.
Auskunft: Städtische Kurdirektion, Postfach 25, 7952 Bad Buchau; Telefon 07582/521.

Bad Camberg

Kneippheilbad

Hessische Stadt im Taunus, sö. von Limburg, 12000 E, 218 m ü.d.M. (Umgebung bis 526 m); 3650 Kurgäste (1984).
Heilanzeigen: funktionelle Herz- und Gefäßerkrankungen, vegetativnervale Funktionsstörungen, Rehabilitation und Prävention.
Kurmittel: Physiotherapie nach Kneipp, Camberger Lehm, Fango.
Kureinrichtungen: Kurmittelhaus, Klinik, Sanatorium, Wassertret- und Armbadeanlagen, Luft- und Sonnenbad, Hallenbad.
Unterhaltung: Kurhaus für Veranstaltungen, Kurkonzerte, Vorträge, Ausflüge in den Taunus und in den Westerwald, Theaterfahrten.
Sport: Angeln, Schwimmen, Kegeln, Reiten, Schießen, Tennis.
So sieht es aus: Koloritreiche Stadt mit Mauern, Türmen, Brunnen, Fachwerkbauten, erkergeschmückten Höfen, die seit 1928 als drittältestes deutsches Kneippbad Kurgäste behandelt. Die Nähe der Taunusberge und die waldreiche Umgebung ermöglichen reizvolle Wanderungen und Ausflüge. 800 Betten.
Auskunft: Städtische Kurverwaltung, Am Amthof 6, 6277 Bad Camberg; Telefon 06434/6005 und 6001.

Bad Cannstatt

→ Stuttgart-Bad Cannstatt.

Unterhaltung: Kurkonzerte und Brunnenkonzerte, Tanzabende, Serenaden und Freilichtaufführungen in Klosterruine Limburg, Spielbank, Wein- und Sektkellereiführungen.
Sport: Tennis, Reiten, Wandern, Angeln, Schwimmen, Fechten, Kegeln, Schießen.
So sieht es aus: In ausgesprochen mildem Klima (blühende Mandelbäume im März) liegt Bad Dürkheim an der Deutschen Weinstraße und feiert alljährlich mit dem Wurstmarkt das bedeutendste Weinfest der Welt. Das rheinland-pfälzische Staatsbad besitzt den mit 333 m längsten Gradierbau Deutschlands mit herabrieselnder Sole. Die Nähe der Großstädte Mannheim und Ludwigshafen, die historischen Bauten im Umland, die anheimelnden Weinorte und die bewaldeten Höhen des Naturparks Pfälzerwald machen Bad Dürkheim zum vielseitigen Mittelpunkt.
1860 Betten in 7 Hotels, 32 Gasthäusern, 2 Kliniken bzw. Sanatorien und privat.
Auskunft: Städtisches Verkehrsamt, Postfach, 6702 Bad Dürkheim; Telefon 06322/793-276, oder Staatsbad, Kurbrunnenstr. 14, 6702 Bad Dürkheim; Telefon 06322/8735.

Bad Dürrheim

Heilbad
Heilklimatischer Kurort

Stadt im Schwarzwald, südlich von Villingen-Schwenningen (Baden-Württemberg), 10000 E, 704 m ü.d.M. (Umgebung bis 940 m).
Heilanzeigen: chronische Erkrankungen der Atemwege, Bronchial-Asthma und Emphysem, Erkrankungen des Herzens und der Gefäße, Störungen der Herz-Kreislauf-Regulation, Erkrankungen des rheumatischen Formenkreises.
Kurmittel: Sole zum Baden, Bertoldsquelle für Trinkkuren.
Kureinrichtungen: Sole-Mineral-Bewegungsbad, Kurmittelhaus, Trinkpavillon, Kurhaus, Kurpark, Inhalationsräume.
Unterhaltung: Kurkonzerte, kulturelle Veranstaltungen, Tanz, Theateraufführungen, Hobbybastelkurse, Waldlehrpfad und Landwirtschaftlicher Lehrpfad.
Sport: Schwimmen im Mineral-Hallen-Freibad, Sportzentrum, Rei-

ten, Tennis, Golfplatz (18 Loch, in 7 km Entfernung), Angeln, Schießen, Rudern, im Winter Skilanglauf, Kunsteisbahn.
So sieht es aus: Bad Dürrheim liegt auf der Baar-Hochebene und weist neben dem Ortskern 6 dörfliche Ortsteile auf. Die Umgebung ist bestimmt durch die Wälder des südöstlichen Hochschwarzwalds, die Hügel der Baar-Hochebene, auf der Neckar und Donau entspringen, und die gebirgigen Ausläufer des Schwäbischen Jura.
Verfügbar sind 3340 Gästebetten in 16 Hotels oder Gasthöfen, 35 Pensionen, 6 Sanatorien/Kurkliniken und bei Privatvermietern.
Auskunft: Kur- und Bäder GmbH, Luisenstr. 4, 7737 Bad Dürrheim; Telefon 07726/64295.

Bad Eilsen

Heilbad

Gemeinde im Weserbergland, sw. von Minden (Niedersachsen), 2400 E, 80–100 m ü.d.M.; 11300 Kurgäste (1984).
Heilanzeigen: Rheuma, Gicht, Herz-, Kreislauf-, Wirbelsäulenerkrankungen, Unfallfolgen, Bronchien, Frauenleiden, Allergien.
Kurmittel: Adolfbrunnen = stärkste Schwefelquellen Mitteleuropas, Schwefel- und Schlammpackungen, Bäder, Kneippanwendungen, Massagen.
Kureinrichtungen: Kurmittelhaus, Kurpark mit Therapiebad, Wandelhalle, Hallenbad.
Unterhaltung: Kurkonzerte, Musik- und Theaterveranstaltungen, Vorträge, Hobbykurse, Ausflüge.
Sport: Schwimmen, Tennis, Kegeln, Reiten, Wandern.
So sieht es aus: Im Grünen gelegener, ruhiger und preiswerter Ort mit stilvollen Bauten in fast ebener Lage vor den sanft ansteigenden bewaldeten Höhen des Weserberglands. In der Umgebung mit Bükkeburg, Rinteln und Hameln kulturhistorisch reizvolle Orte sowie Wanderwege zum Harrl und zu den Heeßer Berger (bis 250 m ü.d.M.).
1500 Gästebetten, Sanatorien und Kliniken.
Auskunft: Gemeindeverwaltung, Bückeburger Str. 2, 3064 Bad Eilsen; Telefon 05722/8236, App. 25 sowie 05722/85372 (Kurverwaltung).

Bad Ems

Heilbad
Heilklimatischer Kurort

Stadt an der unteren Lahn, östlich von Koblenz (Rheinland-Pfalz), 10500 E, 80 m ü.d.M. (Umland bis 460 m); 7800 Kurgäste (1984) und 33000 Erholungsgäste.
Heilanzeigen: Katarrhe (dagegen Emser Pastillen), Asthma, Herz- und Kreislauferkrankungen, Rheuma, Allergien, Gelenk- und Wirbelsäulenerkrankungen.
Kurmittel: Emser Thermalquellen (Natrium-Hydrogenkarbonat-Chlorid-Säuerlinge) mit natürlicher Kohlensäure zum Trinken, Baden und Inhalieren.
Kureinrichtungen: Thermalbad mit einem Hallen- und 2 Außenbekken, Kurmittelhaus, Kurpark, Trink- und Brunnenhalle, Kliniken und Sanatorien, insbesondere Hufeland-Klinik und Dryander-Klinik.
Unterhaltung: Kurkonzerte, Theater, Künstlergastspiele, Diavorträge, Hobbykurse, Heimatfeste.
Sport: Tennis, Golf (18 Löcher), Reiten, Angeln, Schwimmen.
So sieht es aus: Das traditionsreiche Heilbad (Ursprung im Mittelalter) liegt an beiden Ufern der Lahn zwischen den Bergen von Westerwald und Taunus. Zahlreiche Prominente waren hier Gäste (historisch: »Emser Depesche« von 1870), wobei auch ein Teil der Bebauung an die Glanzzeiten erinnert. Ein neues Kurgebiet um den Bismarckturm auf der Höhe wird durch die Kurwaldbahn erschlossen.
2000 Gästebetten.
Auskunft: Staatsbad Bad Ems, 5427 Bad Ems; Telefon 02603/73213, außerdem Kur- und Verkehrsverein, 5427 Bad Ems;
Telefon 02603/4488.

Baden-Baden

Heilbad

Kurstadt am Rande des Schwarzwalds (Baden-Württemberg), 52000 E, 112 m ü.d.M.; 237000 angekommene Gäste (1984).
Heilanzeigen: Leistungsschwäche und Erschöpfung, Schäden am Bewegungsapparat, Herz- und Kreislaufschäden, Stoffwechselstörun-

gen, chronische Affektionen der Atemwege, chronische Frauenleiden.
Kurmittel: Natriumchloridthermen von 69 Grad in Murr-, Fett- und Friedrichsquelle zum Baden, Trinken, Inhalieren.
Kureinrichtungen: Friedrichsbad (römisch-irisch), Caracallatherme (früher: Augustabad) mit Therapiebecken, Trinkhalle, Kurhaus, großer Kurpark.
Unterhaltung: eigenes Theater, Spielcasino im Kurhaus, zahlreiche öffentliche Veranstaltungen, Kunsthalle.
Sport: Schwimmen, Tennis, Golfplatz, Reiten, Wandern.
So sieht es aus: Lebendig-anmutige Stadt am Ausgangspunkt der Schwarzwald-Hochstraße (nach Freudenstadt) mit anspruchsvollen Einkaufsmöglichkeiten; vom Ortszentrum nach mehreren Richtungen ansteigend. In der nahen Umgebung malerische Dörfer mit Gastronomie. Idealer Ausgangspunkt für Ausflüge in den Schwarzwald und ins Rheintal.
104 gewerbliche Gastbetriebe mit über 3800 Betten.
Auskunft: Gäste-Information, Haus des Kurgastes, Augustaplatz 8, 7570 Baden-Baden; Tel. 07221/275200 oder 275201.

Bad Endbach

Kneippheilbad

Hessische Gemeinde sw. von Marburg a. d. Lahn, 1700 E, 300 m ü.d.M. (Umgebung bis 600 m); 21750 Kurgäste (1984).
Heilanzeigen: Erkrankungen der Wirbelsäule, Gelenke, Arterien und Venen, vegetative Dystonien mit Herz-Kreislauf-Beschwerden.
Kurmittel: Kneippsche Anwendungen, Massagen.
Kureinrichtungen: Kurkliniken und Sanatorien, Kurpark, Bewegungsbad mit Innen- und Außenbecken, Kurmittelhaus, Kneippanlagen.
Unterhaltung: Kurkonzerte, Vorträge, Heimatabende, Theateraufführungen und sonstiges Veranstaltungsprogramm.
Sport: Tennis; im Winter Skilanglauf.
So sieht es aus: Der Ort mit modernen Kureinrichtungen liegt mit 3 weiteren Ortsteilen im Kranz mittelhoher Berge mit ortsnahen Wäldern. Ruhe und die Einbeziehung der Natur unterstützen die Kur.

Etwa 1200 Betten, u.a. in Klinik und Kurheimen, in 3 Hotels und zahlreichen Privatquartieren.
Auskunft: Kurverwaltung, 3551 Bad Endbach; Telefon 02776/7007.

Badenweiler

Heilbad

Thermalheilbad im südlichen Schwarzwald (Baden-Württemberg), 4000 E, 450 m ü.d.M.; 47000 Kurgäste (1984).
Heilanzeigen: Erkrankungen der Wirbelsäule, Gelenke, Muskeln, Bindegewebe und Nerven, Herz- und Kreislauferkrankungen, Erschöpfungszustände körperlicher und neuro-vegetativer Art, Vorsorge.
Kurmittel: Thermalquelle (Römerquelle) für Thermalbäder, insbesondere Bewegungsbäder, außerdem Fango, römisch-irische Bäder, Hydrotherapie, Inhalationen.
Kureinrichtungen: Markgrafenbad mit 2 Kurmittelhäusern, Kurpark, Inhalatorium, Kurhaus.
Unterhaltung: täglich 3 Kurkonzerte, zahlreiche Veranstaltungen aller Art, Tanzabende, geführte Wanderungen.
Sport: Schwimmen im Sportbad, Tennis mit Schule und Hallenplätzen, Reiten, Golf (im nahen Elsaß), Wandern, Angeln. Wintersport auf den nahen Schwarzwaldhöhen (900–1145 m).
So sieht es aus: Nahe der Schweiz und Frankreich (je etwa 30 km) im Markgräfler Land gelegener, wald- und rebenreicher Schwarzwaldort. Besonders strenge Mittags- und Nachtruhezeiten und Autoverbot für Tagesgäste. Zum 16 ha großen Kurpark mit subtropischen Gewächsen treten die Reize der Umgebung mit den Schwarzwaldhöhen und dem Rheintal.
28 Hotels und 10 Sanatorien, insgesamt 4500 Betten.
Auskunft: Kurverwaltung, Postfach 28, 7847 Badenweiler; Telefon 07632/72110.

Bad Essen

Heilbad

Gemeinde am Wiehengebirge (Niedersachsen), östlich von Osnabrück, 12300 E, 60–230 m ü.d.M.; 8200 Kurgäste (1984).
Heilanzeigen: Rheuma, Arthrosen, chronischer Gelenkrheumatismus, Verletzungsfolgen, Erschöpfungszustände, chronische Erkrankungen und Entwicklungsstörungen von Kindern, chronische Erkrankungen der oberen Luftwege, Frauenleiden.
Kurmittel: Solequelle Bergstraße zum Baden und Trinken, Kneippanwendungen, Fango, Massagen, Inhalationen.
Kureinrichtungen: Kurmittelhaus, Solefreibad, Solehallenbad.
Unterhaltung: Musikveranstaltungen, Tanz.
Sport: Angeln, Schwimmen, Schießen, Segeln, Kegeln, Reiten, Tennis, Segelfliegen, Wandern.
So sieht es aus: Unmittelbar bis Bad Essen reicht der Mischwald des Naturparks Wiehengebirge. Der bodenständige, historische Kern von Bad Essen umfaßt Fachwerkhäuser, Meierhof, Alte Wassermühle und andere typische Bauten. Zum Hauptort gehören seit der Eingemeindung von 1972 17 Ortschaften.
880 Gästebetten, davon 380 in Hotels und 320 in Ferienwohnungen.
Auskunft: Kur- und Verkehrsverein, Ludwigsweg 6,
4515 Bad Essen 1; Telefon 05472/833.

Bad Feilnbach

Moorheilbad

Oberbayerische Gemeinde vor dem Wendelstein sw. von Rosenheim, 6200 E, 518 m ü.d.M. (Umgebung bis 700 m); 30000 Gäste (1984).
Heilanzeigen: Rheuma, Arthrosen, Ischias, Gicht, Frauenleiden, Gelenkleiden, Durchblutungsstörungen, Bandscheibenschäden, Stoffwechselerkrankungen, chronische Prostataleiden.
Kurmittel: Moorbäder und -packungen, Kneippbäder und -anwendungen, Massagen.
Kureinrichtungen: Kurmittelhaus, Kurkliniken, beheiztes Freibad.
Unterhaltung: Heimatabende, Bauerntheater, Kurkonzerte, Tanzveranstaltungen.

Sport: Wandern, Schwimmen, Reiten, Schießen, Skilaufen, Rodeln.
So sieht es aus: Typisches Dorf des Voralpenlandes; nahebei (von Brannenburg aus) führt die Zahnradbahn auf den Wendelstein. Vom Dorfrand steigen die Berghänge allmählich an, im Gemeindegebiet wird das Moor aus stattlichen Lagern gewonnen, so daß jedes Bad mit frischem Moor erfolgen kann.
2400 Betten in u.a. 8 Kurhäusern, 15 Gasthäusern, 1 Hotel und bei 280 Privatvermietern.
Auskunft: Kurverwaltung, Bahnhofstr. 5, 8201 Bad Feilnbach 1; Telefon 08066/1444.

Bad Füssing

Heilbad

Planmäßige Badgründung aus den 1960er Jahren, südlich von Passau in der Gemeinde *Safferstetten* (Bayern), 6400 E, 324 m ü.d.M.; 123220 Urlaubs- und Kurgäste (1984).
Heilanzeigen: rheumatische Krankheiten, Wirbelsäulenleiden, Stoffwechselkrankheiten, chirurgische Nachbehandlung, Herz-, Kreislauf- und Durchblutungsstörungen, Lähmungen, Frauenkrankheiten.
Kurmittel: 3 schwefelhaltige Natrium-Hydrogenkarbonat-Chlorid-Thermen, verschiedene Bäder, Massagen, Fango.
Kureinrichtungen: 3 Kurmittelzentren, 2 Kurhäuser mit Kursälen, mehrere Sanatorien mit eigenen Kurabteilungen, Kurpark und Freizeitpark, Thermalhallen- und -freibäder.
Unterhaltung: Kurkonzerte, kulturelle Veranstaltungen, folkloristische Darbietungen, ärztliche Vorträge, Hobbykurse.
Sport: Kegeln, Reiten, Schwimmen, Schießen, Tennis, Angeln, Sommerstockschießen.
So sieht es aus: Bad Füssing ist ein modernes Bad, dessen Bauten überwiegend in den letzten 2 Jahrzehnten entstanden (1. Kurmittelhaus 1961). Die umrahmende Kulturlandschaft (mit der gotischen Wallfahrtskirche St. Leonhard in Aigen) ist von später Gotik und spätem Barock bestimmt.
Es stehen annähernd 12000 Gästebetten zur Verfügung, u.a. in 25 Hotels (davon 7 Sanatorien), 108 Pensionen und bei mehr als 200 Privatvermietern oder in Appartementhäusern.

Auskunft: Kurverwaltung, Kurallee 15, 8397 Bad Füssing; Telefon 08531/226243.

Bad Gandersheim

Heilbad

Niedersächsische Stadt im Harzvorland, 12300 E, 125 m ü.d.M. (Umgebung bis 320 m); 5800 Kurgäste (1984).
Heilanzeigen: Rheuma, Kreislaufstörungen, Frauen- und Kinderkrankheiten, Erkrankungen der Atemwege, Wirbelsäulenschäden, nervöse Organstörungen, Erschöpfungszustände.
Kurmittel: Sole aus 3 Quellen: Herzog-Ludolf-Quelle, Roswithaquelle und Wilhelmsquelle zum Baden und Inhalieren, Moorextrakt- und Moorlaugenbäder, Kohlensäuretrockengasbäder, Fangopackungen, Thermalsolebewegungsbäder.
Kureinrichtungen: Kurmittelhaus, Kurpark mit Wandelhalle, Seekurpark, Kurklinik und Sanatorien, Kurhaus.
Unterhaltung: Kurkonzerte, Gastspielveranstaltungen, Theateraufführungen, Folklore- und Heimatabende, Tanz, Konzerte; Höhepunkt: Gandersheimer Domfestspiele im Juni/Juli.
Sport: Schwimmen, Tennis, Reiten, Kegeln, Schießen.
So sieht es aus: Bad Gandersheim ist eine Stadt mit bedeutender kulturhistorischer Tradition und großartigen historischen Bauten. Hier lebte die erste deutsche Dichterin Roswitha von Gandersheim. An Sehenswürdigkeiten gibt es die ehemalige Stiftskirche und sehr schöne Fachwerk-Bürgerhäuser des 16. und 17. Jahrhunderts. Von den Kuranlagen am Stadtrand ziehen sich sanfte, begrünte Höhen ins anmutige Umland.
1330 Gästebetten, davon 350 in Hotels, 450 in Kuranstalten und rund 150 in Privatzimmern.
Auskunft: Kurverwaltung, Stiftsfreiheit 12, 3353 Bad Gandersheim; Telefon 05382/73440.

Bad Gögging

Heilbad

Bayerische Gemeinde mit Kurbetrieben in der niederbayerischen Hochebene, etwa 1000 E, 350 m ü.d.M.; über 1000 Kurgäste (1984).
Heilanzeigen: Arthrosen, Bandscheiben, Rheuma, Frauenleiden.
Kurmittel: Schwefelquellen zum Baden und Trinken, Moorbäder und -packungen, Limes-Therme (= Mineral-Thermalwasser).
Kureinrichtungen: Kurmittelhaus bzw. Kurmitteltrakt, Kurzentrum mit Kurpark, Trinkhalle bzw. -brunnen.
Unterhaltung: gesellige Veranstaltungen, Tanz.
Sport: Kegeln, Reiten.
So sieht es aus: Donaunah gelegenes, ländliches Heilbad mit römischer Badetradition im Grenzbereich zwischen dem Hopfenanbaugebiet der Hallertau und dem Donaumoos; Kirche mit hervorragendem romanischem Portal.
250 Betten in 2 Kurhäusern (Römerbad, Trajansbad), dazu annähernd 600 Betten in weiteren Gastbetrieben.
Auskunft: Verkehrsamt, 8425 Bad Gögging; Telefon 09445/561 sowie Trajansbad, Telefon 09445/328 + 7025, und Römerbad, Telefon 09445/2817.

Bad Grund (Harz)

Moorheilbad

Älteste Oberharzer Bergstadt (Niedersachsen), 3100 E, 350 m ü.d.M. (Umgebung bis 580 m).
Heilanzeigen: rheumatische Erkrankungen, Nachbehandlung nach Unfallverletzungen, Gelenkveränderungen durch Gicht, Frauenleiden, Magen-, Darm- und Gallenwegserkrankungen, Stoffwechselkrankheiten, Bandscheibenschäden.
Kurmittel: Moorbäder und -packungen, Massagen, Bäder und Inhalationen, Kneippsche Anwendungen. Soletrinkkuren, Förster-Heilquelle.
Kureinrichtungen: Kurzentrum mit Solehallenbad und Solebewegungsbad, Behandlungszentrum mit 25 Therapieräumen, Sonnenterrasse, historisches Badehaus, Kurgarten, Kurhaus.
Unterhaltung: Heimatabende, Arztvorträge, Tanz, Kurkonzerte,

Theatergastspiele, Walpurgisfestspiel, Folklore-Festival, sommerliches Schneeballwerfen am Iberger Albertturm.
Sport: Tennis, Angeln, Reiten, Kegeln, Schießen, Schwimmen, Wandern; im Winter Skilaufen (Abfahrt und Langlauf), Rodeln.
So sieht es aus: Behaglicher kleiner Harzort in einem nach Süden offenen Tal, in das weitere 5 Täler münden. Die ringsum ansteigenden bewaldeten Berge schirmen den Ort gegen rauhe Winde ab. Oberhalb des Ortes bedeutende Sehenswürdigkeiten, wie Hübichenstein, Iberger Tropfsteinhöhle, Iberger Albertturm.
1450 Betten in 13 Hotels, 6 Gasthäusern, 28 Pensionen und privat, 1 Kurhaus.
Auskunft: Kurbetriebsgesellschaft, Clausthaler Str. 38, Postfach 67, 3362 Bad Grund (Harz); Telefon 05327/2021–23.

Bad Hamm

→ Hamm-Bad Hamm.

Bad Harzburg

Heilbad

Niedersächsische Stadt am nördlichen Harzrand, unterhalb der Ruine der Harzburg, 27000 E, 300 m ü.d.M. (Umgebung bis 600 m); 70000 Kurgäste (1984).
Heilanzeigen: rheumatische Leiden, degenerative und entzündliche Gelenkerkrankungen, Wirbelsäulenschäden, Erkrankungen der Atem- und Verdauungsorgane, Stoffwechselstörungen, Alters- und Zivilisationsfolgen, Herz- und Kreislauferkrankungen, Frauenkrankheiten, kindliche Entwicklungsstörungen, Nachbehandlung nach Unfällen und Operationen.
Kurmittel: 6 verschiedene Quellen: Krodobrunnen, Barbarossabrunnen, Schwefelbrunnen, Julius-, Johann-Albrecht- und Dr.-Harras-Schneider-Quelle, und zwar Sole für Baden und Inhalieren, Natriumchlorid und Schwefel für Trinkkuren und Thermalschwefelsole zum Baden.
Kureinrichtungen: Thermalsolehallenbad mit Außenbecken, Kurmittelhaus, Wandelhalle, Kurpark, Sanatorium am Stadtpark.

Unterhaltung: umfangreiches Veranstaltungsprogramm mit Musik, Theater, Vorträgen, Ausstellungen, Unterhaltungsabenden, Heimatabenden; Ende August berühmtes Lichter- und Salzfest, Ende Juni Harzburger Musiktage, Spielbank, Tanzabende.
Sport: Tennis, Reiten, Schwimmen, Golf (9-Loch-Platz), Kegeln, Pferderennbahn, Bogenschießen; im Winter Skilanglauf.
So sieht es aus: Bedeutendster Kurort des Harzes in Tallage vor den Bergen des Oberharzes. Auf den Burgberg (483 m, Reste der einstigen Burg) führt die nördlichste Seilschwebebahn der Bundesrepublik zum Ausgangspunkt vieler Wanderungen. Die im Nebeneinander älterer und moderner Häuser gewachsene Stadt hat in ihrer Umgebung beliebte Ziele, wie Molkenhaus (mit Wildfütterung), Radau-Wasserfall und die Eckertalsperre. 4700 Betten verteilen sich auf 2 Kurhäuser, 29 Hotels, 37 Gasthäuser, 19 Pensionen sowie mehr als 200 Ferienwohnungen und Privatvermieter.
Auskunft: Kurbetriebsgesellschaft Bad Harzburg GmbH, Herzog-Wilhelm-Str. 86, 3388 Bad Harzburg 1; Telefon 0 53 22/30 44; automatischer Informationsdienst: 0 53 22/5 05 55.

Bad Heilbrunn

Heilbad

Oberbayerische Gemeinde im Voralpenland, westlich von Bad Tölz, 2700 E, 682 m ü.d.M. (Umland bis 1300 m); 4564 Kurgäste (1984).
Heilanzeigen: Herz- und Kreislaufleiden, Rekonvaleszenz, Frauenleiden, Nervenleiden, rheumatische Erkrankungen, Augenkrankheiten, chronische Erkrankungen der Atemwege.
Kurmittel: jodhaltiges Natriumchloridwasser (Kurfürstin-Adelheid-Jodquelle) zum Baden und Trinken, medizinische Bäder, Moorpakkungen, Inhalationen, Kneippsche Anwendungen, Wiedemannkur.
Kureinrichtungen: Badehaus der Jodquellen AG, Trink- und Wandelhalle mit Kurpark.
Unterhaltung: Heimatabende, Konzerte, Filmabende, Vorträge, See- und Trachtenfeste, Ausflüge.
Sport: Schwimmen, Tennis, Angeln, Kegeln, Kanufahren, Schießen; im Winter Langlauf mit gespurter Loipe (12 km), Skilifte in der nahen Umgebung, Rodelbahn am Blomberg, Eisstockschießen.

So sieht es aus: Behagliches Dorf in lockerer Bauweise mit waldreichem Umland und dem nahen Schönauer Weiher. Hier befindet sich auch die Kanuschule Oberbayern.
800 Betten (ohne Ferienwohnungen), u.a. in 2 Kurhäusern, 2 Hotels, 19 Pensionen.
Auskunft: Kur- und Verkehrsamt der Gemeinde Bad Heilbrunn, 8173 Bad Heilbrunn; Telefon 08046/323.

Bad Herrenalb

Heilquellenkurbetrieb

Stadt im nördlichen Schwarzwald, südl. von Karlsruhe (Baden-Württemberg), 5500 E, 400 m ü.d.M. (Umgebung bis 700 m); 65300 Kur- und Urlaubsgäste (1984).
Heilanzeigen: Herz-, Kreislauf-Erkrankungen, Erkrankungen des rheumatischen Formenkreises, Durchblutungsstörungen, Erkrankungen der Verdauungsorgane und des Stoffwechsels, Rekonvaleszenz, Fehlregulationen im vegetativen Nervensystem, Erkrankungen der Luftwege und Atmungsorgane.
Kurmittel: Mineralthermalquelle zum Baden und Trinken, Massagen, Terrainkuren, Fango, Bewegungstherapie, Kneippsche Anwendungen.
Kureinrichtungen: Mineral-Thermalbadezentrum, Kurmittelhaus, Kneippeinrichtungen, Kurpark, Heilwassertrinkpavillon mit Wandelgang zum Kurhaus.
Unterhaltung: Kurkonzerte, Heimatabende, bunte Abende, Tanztees und Tanzpartys, Konzertveranstaltungen, geführte Ausflüge und Wanderungen, Theaterabende, Hobbykurse.
Sport: Schwimmen, Kegeln, Tennis, Golf (9-Loch-Platz), Drachenfliegen, Angeln, Reiten; im Winter Skilaufen mit kleiner Abfahrt und Langlaufloipe (2 km).
So sieht es aus: Im Tal der Alb unterhalb bewaldet ansteigender Höhen gelegenes Kurstädtchen, zu dem die Höhendörfer Gaistal, Bernbach, Rotensol und Neusatz (alle Erholungsorte) gehören. Herrenalb allein ist nicht nur ruhig (Nachtfahrverbot), sondern liegt auch in bequemer Reichweite (30–50 Minuten) von Karlsruhe und Baden-Baden. Wälder und Höhen ringsum stecken voller Naturschätze:

Falkenstein-Felsen, Schweizerwiese, Wildpark, Bergbäche oder großes Loch bei der Teufelsmühle. Geschindelte Hausfronten, Fachwerk und moderne Gastbetriebe fügen sich zu einem wohltuenden Ortsbild zusammen.
4300 Gästebetten, davon 1530 in Hotels, 1800 bei Privatvermietern und 1000 in Pensionen, dazu 140 Kurhausbetten.
Auskunft: Kurverwaltung, 7506 Bad Herrenalb;
Telefon 07083/7933.

Bad Hersfeld

Heilbad

Hessisches Staatsbad und Stadt an der Fulda, 30000 E, 220 m ü.d.M. (umliegendes Bergland bis 600 bzw. 950 m); 4700 Kurgäste (1984).
Heilanzeigen: Leber-, Galle-, Magen-, Darm- und Stoffwechselerkrankungen, Rheuma.
Kurmittel: 2 Heilquellen: Lullus- und Vitalisbrunnen zum Baden und Trinken, Moorbäder und -packungen, Fango, Massagen, Bewegungstherapie, medizinische Bäder.
Kureinrichtungen: Kurmittelhaus mit Moor- und Kneippabteilung, Trinkwandelhalle, Solebewegungsbad, Kurpark.
Unterhaltung: Juli/August Festspiele bei der romanischen Stiftsruine, Kurkonzerte, kulturelle Veranstaltungen, Tanzabende, Theatergastspiele, Vorträge.
Sport: Tennis, Schwimmen, Angeln, Reiten, Rudern, Kegeln.
So sieht es aus: Bad Hersfeld ist geprägt durch ein vielfach von Fachwerk bestimmtes Bild seiner Altstadt (Rathaus, Stadtkirche), zu der auch die romanische Stiftsruine gehört. Das Umland hat mit dem bis 600 m hohen Knüllgebirge und der auf 950 m ansteigenden Rhön Mittelgebirgscharakter.
1570 Gästebetten in 3 Kliniken, 17 Hotels und Gasthäusern sowie 17 Pensionen, nur wenige Privatunterkünfte.
Auskunft: Kurverwaltung, Am Kurpark 10, Postfach 562,
6430 Bad Hersfeld; Telefon 06621/76030 und 76039.

Bad Homburg v.d.H. Heilbad

Hessische Stadt am sö. Taunushang, 52 000 E, 200 m ü.d.M.; 12 000 Kurgäste (1984).
Heilanzeigen: Magen-, Darm-, Galle-, Stoffwechsel-, rheumatische Erkrankungen, Herz- und Kreislauferkrankungen.
Kurmittel: 14 Brunnen, von denen 7 für Trinkkuren, die anderen zum Baden genutzt werden; für Trinkkuren: Elisabethenbrunnen, Auguste-Viktoria-Brunnen, Landgrafenbrunnen, Louisenbrunnen, für Inhalationen: Ludwigsbrunnen; Kohlensäure-Mineralbäder, Tonschlammpackungen, Thermalbäder, Kneippsche Anwendungen.
Kureinrichtungen: Kaiser-Wilhelm-Bad, Taunus-Therme, Kurpark, Trink- und Wandelhalle am Elisabethenbrunnen, Seedamm-Hallenbad.
Unterhaltung: umfangreiches Veranstaltungsprogramm im Kurhaus, Theater mit Gastspielen bedeutender Künstler, Konzerte, Vorträge, Tanzabende, Laternenfest Ende August, Spielbank.
Sport: Tennis, Squash, Golf (2 Plätze), Schwimmen, Kegeln, Reiten.
So sieht es aus: Bad Homburg v.d.H. gehört zu den traditionsreichsten deutschen Heilbädern, dessen Schloß von 1888 bis 1918 Sommersitz des deutschen Kaisers Wilhelm II. war. Neben der lebhaften Stadt mit ihren großzügigen Einkaufsmöglichkeiten ist im Kurgebiet mit dem 50 ha großen, über 100 Jahre alten Kurpark, der in den Hardtwald (165 ha) übergeht, ein ruhiges Leben möglich.
2000 Gästebetten, davon mehr als 1/3 in Hotels, dazu 7 Kliniken mit zusammen 1200 Betten.
Auskunft: Kurverwaltung, Kaiser-Wilhelm-Bad im Kurpark, Postfach 1845, 6380 Bad Homburg v.d.H.; Telefon 06172/1213-0 + 121310–12.

Bad Honnef am Rhein Heilquellenkurbetrieb

Stadt am rechten Ufer des Mittelrheins (Nordrhein-Westfalen), 23 000 E, 54 m ü.d.M. (Umgebung bis 450 m); 2400 Kurgäste, davon 1670 stationär (1984).

Heilanzeigen: Magen-, Darm-, Leber-, Galle-, Stoffwechsel-, Herz- und Kreislauferkrankungen, Wirbelsäulenschäden.
Kurmittel: 3 Mineralquellen, medizinische Bäder, Massagen, Fango, Inhalationen.
Kureinrichtungen: Badeabteilung mit Mineraltherapiebecken, Kurgarten, Hallenbad.
Unterhaltung: zahlreiche Veranstaltungen, Konzerte, Theater, Kunstausstellungen, Tanzabende, Modenschauen.
Sport: Schwimmen, Yachthafen, Tennis, Reiten (Ponygestüt), Angeln, Schießen, Kegeln, Segelfliegen.
So sieht es aus: Die lebhafte Stadt mit ihren hübschen Bauten und dem ruhigen Kurviertel liegt zwischen Rhein und den Hügeln des Siebengebirges. Im zugehörigen *Rhöndorf* das Adenauer-Museum und im Hinterland Rebenhänge.
Insgesamt 640 Gästebetten in 21 Hoteln und Gasthäusern, 2 Kurbetrieben und bei 40 Privatvermietern sowie in Appartementhäusern.
Auskunft: Kurverwaltung, Hauptstr. 28a, 5340 Bad Honnef 1; Telefon 02224/17148.

Bad Hönningen

Heilbad

Rechtsrheinisch gelegene Kleinstadt, nw. von Neuwied (Rheinland-Pfalz), 6000 E, 63 m ü.d.M., 30000 Urlaubsgäste, davon 1000 Kurgäste (1984).
Heilanzeigen: Rheuma-, Herz- und Kreislauferkrankungen.
Kurmittel: 2 Thermalquellen zum Baden und Trinken, medizinische Bäder, Massagen, Bewegungstherapie.
Kureinrichtungen: Städtisches Kurmittelhaus, Thermalbadeanlage mit Hallenbecken, Massagebecken und 2 Freibecken sowie Kinderplanschbecken, 3 Thermaltrinkbrunnen, Kurpark.
Unterhaltung: Konzerte, Vorträge, Theater, Weinproben, Schiffsausflüge, Modenschauen.
Sport: Tennis, Reiten, Angeln.
So sieht es aus: Weinberge und das Schloß Arenfels aus dem 13. Jahrhundert grenzen unmittelbar an den Ort. Fährverbindungen führen zum jenseitigen Rheinufer, zur Ahr oder nach Bonn und Koblenz.

1200 Gästebetten in 14 Hotels, 10 Gasthäusern, 23 Pensionen sowie 69 Privathäusern bzw. Appartements.
Auskunft: Verkehrsamt-Kurverwaltung, Hauptstr. 84, 5462 Bad Hönningen, Telefon 02635/2273.

Bad Hopfenberg

→ Petershagen-Bad Hopfenberg.

Bad Iburg

Kurheilbad

Mittelstadt im südlichen Teutoburger Wald (Niedersachsen), etwa 10000 E, 110 m ü.d.M. (Umgebung bis 330 m).
Heilanzeigen: Herz- und Gefäßerkrankungen, Kreislaufstörungen, Funktionsstörungen des vegetativen Nervensystems, Störungen von Magen und Darm, Erkrankungen des Bewegungsapparats, Erschöpfungszustände, Rekonvaleszenz nach Operationen, Stoffwechselerkrankungen und Frauenleiden.
Kurmittel: Kneippsche Anwendungen aller Art, Massagen, Fango, verschiedene Bäder.
Kureinrichtungen: Hallenbäder, Therapiezentrum mit Warmschwimm- und Bewegungsbad (Hallen- und Freibecken), 11 Sanatorien und Kurheime, Wassertretstellen, Waldkurpark.
Unterhaltung: Konzerte, bunte Abende, Tanzabende, Gastspiele verschiedener Art, Führungen, Vorträge.
Sport: Tennis, Schwimmen, Rudern, Reiten, Wandern.
So sieht es aus: Unterhalb des 330 m hohen Dörenbergs gelegene, behagliche Stadt mit Schloß Iburg (Residenz und Benediktinerkloster) als historisches Zeugnis vieler Jahrhunderte sowie den modernen Kurbauten. Von mehreren Seiten reicht der Wald bis dicht an die Stadt und erschließt Wanderwege in den Teutoburger Wald mit seinen Höhen.
1250 Gästebetten, davon 1/3 in Hotels und Gasthäusern, beinahe ebenso viele in Kurhäusern bzw. Sanatorien und der Rest privat oder in Pensionen.

Auskunft: Städtische Kurverwaltung, Postfach 1260, 4505 Bad Iburg; Telefon 05403/868 (Rathaus) oder 05403/401612 (Information im Kurpark).

Bad Imnau

→ Haigerloch-Bad Imnau.

Bad Karlshafen

Heilbad

Hessische Stadt an der Weser nördlich von Kassel, 4700 E, 110 m ü.d.M. (Umgebung bis 185 m); 40000 Urlaubs- und Kurgäste (1984).
Heilanzeigen: Asthma, Rheuma, Ischias, Bronchitis, Kinderkrankheiten.
Kurmittel: 2 Solequellen zum Baden im Solehallenbad, Moorpakkungen, Inhalationen, Massagen, Kneippanwendungen.
Kureinrichtungen: modernes Kurzentrum mit Kurmittelhaus, darin Bäderabteilung und Inhalatorium, Gradierwerk, Solehallenbad.
Unterhaltung: Kurkonzerte, Tanzveranstaltungen, Lieder- und Konzertabende, Hafen- und Weserbeleuchtungen, Dampferfahrten.
Sport: Tennis, Reiten, Bowling, Schwimmen, Paddelbootfahren, Kegeln, Bootshafen für Motorboote.
So sieht es aus: Die vom hessischen Landgrafen Carl 1699 gegründete barocke Stadt besitzt reizvolle Bauten: Rathaus, ursprünglich Jagdschloß, Gasthof »Zum Landgrafen Carl«. Der angeschlossene Ort *Helmarshausen*, eine über 1000 Jahre alte Stadt, weist Reste eines Klosters sowie der romanischen Kirchenburgruine auf. In der Umgebung schließen sich zu beiden Seiten der Weser als Teile des Weserberglands Solling und Reinhardswald an.
1000 Betten verteilen sich auf 18 Hotels und Gasthäuser, 15 Pensionen und 87 Privatvermieter, außerdem 1 Kurhausbetrieb.
Auskunft: Städtische Kurverwaltung, Rathaus, 3522 Bad Karlshafen; Telefon 05672/1091 oder 1022.

Bad Kissingen

Heilbad

Bayerisches Staatsbad im Tal der Fränkischen Saale, 23600 E, 201 m ü.d.M.; 61400 Kurgäste (1984).
Heilanzeigen: Magenerkrankungen, Darmkrankheiten, Leber- und Gallenleiden, Herz- und Gefäßkrankheiten, Stoffwechselkrankheiten, Frauenkrankheiten, Erkrankungen des Nervensystems und Rheuma.
Kurmittel: 4 Brunnen (Rakocy, Pandur, Maxbrunnen und Luitpoldsprudel) zum Trinken, Sole- und Sprudelbäder mit rundem Brunnen, Schönbornsprudel und Luitpoldsprudel, Massagen, Moorbäder und -packungen, Inhalationen, Gradierwerk, Bewegungstherapie.
Kureinrichtungen: Mineralbewegungsbad mit Gymnastikräumen, Brunnenhalle, große Wandelhalle, Kurmittelhaus, Kliniken und Sanatorien, Inhalatorium, Kurgarten, Luitpoldpark.
Unterhaltung: zahlreiche Veranstaltungen, Konzerte und Feste, Theater, Kunstausstellungen, Vorträge, Spielbank, Führungen.
Sport: Angeln, Segelfliegen, Golf (18-Loch-Platz), Reiten, Schießen, Schwimmen, Tennis, Wandern.
So sieht es aus: Bad Kissingen gehört zu den schon im 19. Jahrhundert beliebten und vielbesuchten Heilbädern (Bismarck war 15 mal hier) und verbindet diese Tradition mit modernen Kureinrichtungen. Die Stadt besitzt einen mittelalterlichen Kern und reizvolle Bauten aus dem Barock oder in Fachwerk. Das Umland gehört zur Vorrhön und führt in den Naturpark Rhön.
Etwa 9000 Gästebetten, u.a. in zahlreichen Sanatorien und Hotels verschiedener Kategorien sowie in Kurheimen, Häusern der Sozialversicherung, Ferienwohnungen und bei Privatvermietern.
Auskunft: Staatliche Kurverwaltung, Am Kurgarten 1,
8730 Bad Kissingen; Telefon 0971/3043.

Bad Kohlgrub

Moorheilbad

Oberbayerische Gemeinde im Voralpenland, westlich von Murnau, mit höchstem deutschen Moorheilbad, 2000 E, 900 m ü.d.M.; 40500 Urlaubs- und Kurgäste (1984).

Heilanzeigen: chronischer Gelenkrheumatismus, Gicht, Gelenkerkrankungen, Wirbelsäulenschäden, Osteochondrosen, Nachbehandlung nach Unfällen, Frauenleiden, Nachbehandlung nach Operationen, Prostatitis, Störungen des vegetativen Nervensystems.
Kurmittel: Moorbäder, medizinische Bäder, Massagen, Trinkkur.
Kureinrichtungen: rund 25 Kur- und Badebetriebe, Hallenschwimm- und Bewegungsbäder, Kurpark mit Wandelhalle.
Unterhaltung: oberbayerische Heimatabende, Konzerte und Vorträge, Kurkonzerte, gesellige Veranstaltungen, Tanzabende, Ausflüge.
Sport: Tennis, Schießen, Stockschießen sowie alle Wintersportarten.
So sieht es aus: Bad Kohlgrub ist terrassenartig an die Ausläufer des 1550 m hohen Hörnle angelehnt und bietet so freien Blick ins Voralpenland. Der Ort und die Umgebung zeichnen sich durch eine typisch oberbayerische Bauweise aus. In der Umgebung locken bekannte Sehenswürdigkeiten: Wieskirche, Kloster Ettal, Oberammergau, Linderhof. Die Kurmittel werden nicht in einem speziellen Bau, sondern in Sanatorien oder Kurhotels verabreicht.
Insgesamt 2765 Gästebetten, davon 1180 in Sanatorien und Kurhotels, 600 in Pensionen, 150 in Gasthäusern und 830 privat.
Auskunft: Kurverwaltung, Hauptstr. 27, 8112 Bad Kohlgrub; Telefon 08845/9021.

Bad König

Heilbad

Hessische Stadt im Odenwald westlich von Miltenberg, 8100 E, 180 m ü.d.M. (Umgebung bis 440 m); 13200 Kurgäste (1984).
Heilanzeigen: rheumatische Erkrankungen, Blutarmut, Stoffwechselkrankheiten, funktionelle Herz- und Kreislaufstörungen, Störungen des vegetativen Nervensystems.
Kurmittel: Thermalheilquelle und eisenhaltige Quellen zum Baden und Trinken, Massagen, Kneippsche Anwendungen.
Kureinrichtungen: Thermalbewegungsbad, Brunnenhalle, Wandelhalle, neues Kurzentrum mit allen medizinisch-therapeutischen Einrichtungen, Kurpark mit Seen, Odenwald-Kurklinik.
Unterhaltung: Kurkonzerte, Veranstaltungen, Vorträge, Heimatabende.

Sport: Schwimmen, Tennis, Reiten, Wandern, Angeln, Kegeln, Schießen.
So sieht es aus: Badestädtchen mit 7 Stadtteilen mitten im Odenwald im Mümlingtal gelegen, dank einer Umgehungsstraße frei von Durchgangsverkehr. Weite Mischwälder, die zum Naturpark Odenwald-Bergstraße gehören, umschließen Bad König und ermöglichen ebene und ansteigende Spaziergänge und Wanderungen.
1600 Gästebetten in 8 Hotels, 5 Gasthäusern, 7 Pensionen und 6 Kurbetrieben sowie 38 Privatvermieter.
Auskunft: Kurverwaltung, Postfach 1165,
6123 Bad König im Odenwald; Telefon 06063/1565 + 777.

Bad Königshofen

Heilbad

Bayerische Stadt am Nordhang der Haßberge, 5400 E, 277 m ü.d.M.; keine Angabe über Kurgäste.
Heilanzeigen: Krankheiten der Gallenblase und Gallenwege, Erkrankungen der Leber, der Bauchspeicheldrüse, Magenkrankheiten, Darmerkrankungen, Stoffwechselkrankheiten, Erkrankungen der Nieren- und Harnwege, rheumatische Erkrankungen.
Kurmittel: 2 Heilquellen zum Baden und Trinken, alle Mooranwendungen, Fango, Lehm, Kneippsche Anwendungen, Massagen, Bewegungstherapie.
Kureinrichtungen: Kurzentrum am Ortsrand mit Kurmittelabteilung, Ozonhallenbad, Rheumaklinik, Kurpark.
Unterhaltung: Musikveranstaltungen, Theatergastspiele, Vorträge, Gästeabende.
Sport: Tennis, Segelfliegen, Reiten, Schießen, Kegeln, Angeln, Wandern mit 120 km markierten Wanderwegen.
So sieht es aus: Ruhig gelegenes Städtchen ohne Industrie mit historischem Kolorit und modernem Kurzentrum zu Füßen des Naturparks Rhön-Haßberge mit vielen Ausflugsmöglichkeiten.
770 Gästebetten.
Auskunft: Kurverwaltung, Kurzentrum, 8742 Bad Königshofen; Telefon 09761/827 + 828.

Bad Kreuznach

Heilbad

Stadt an der Nahe (Rheinland-Pfalz), 42000 E, 104 m ü.d.M.; 67000 Urlaubs- und Kurgäste aller Art (1984).
Heilanzeigen: rheumatische Erkrankungen, Gelenkveränderungen durch Gicht, degenerative Erkrankungen der Wirbelsäule und der Gelenke, Frauenleiden, Hautkrankheiten, Erkrankungen der Atmungsorgane, Erkrankungen im Kindesalter, Gefäßerkrankungen, Störungen der inneren Sekretion.
Kurmittel: 20 radioaktive Solequellen (Radon) zum Baden und für Umschläge, Bewegungstherapie, Massagen, Kneippsche Anwendungen, Soletrinkkur (Elisabethquelle), Inhalationen mit Gradierbauten.
Kureinrichtungen: Radoninhalatorium im Rudolfstollen, Thermalsole-Bewegungsbad, Zentralbäderhaus, Freiluft-Inhalatorium, Trinkquelle, Wassertretanlage, Salinental mit Gradierwerken.
Unterhaltung: Kurkonzerte, Kammermusikabende, Theaterveranstaltungen, Brunnenfest, Ausflüge, Wanderführungen.
Sport: Angeln, Rudern, Bogenschießen, Schwimmen, Golf, Tennis, Reiten, Schießen.
So sieht es aus: Bad Kreuznach ist von Rebhängen und Bergwäldern umrahmt. Die Nahe durchfließt die Stadt, wobei sich die Kuranlagen auf dem rechten, der Schloßberg mit dem Schloßpark auf dem gegenüberliegenden Ufer befinden. In der Altstadt mit dem biedermeierlichen Marktplatz neben der St.-Nikolaus-Kirche steht das Dr.-Faust-Haus.
2770 Gästebetten, darunter das restaurierte Hotel Kurhaus im Kurzentrum.
Auskunft: Kur- und Salinenbetriebe, Kurhausstr. 28, Postfach 649, 6550 Bad Kreuznach; Telefon 0671/92-336.

Bad Krozingen

Heilbad

Im südlichen Oberrheintal nahe der französischen und der schweizerischen Grenze gelegene Stadt (Baden-Württemberg), 11800 E, 233 m ü.d.M.; 25000 Kurgäste (1984) und weitere 21000 Gäste.
Heilanzeigen: Erkrankungen des Herz-Kreislauf-Systems und der

Blutgefäße, Erkrankungen des Bewegungsapparats und des Nervensystems, Rehabilitation.
Kurmittel: Thermalquellen (Säuerlinge) zum Baden und Trinken, Bewegungsbäder, Trinkkuren, Massagen.
Kureinrichtungen: Kurmittelhaus, Kurhaus, Kurpark, Terrainkurwege, Kliniken und Sanatorien, darunter das Benedikt-Kreutz-Rehabilitationszentrum (Nach-Infarkt-Behandlung).
Unterhaltung: Veranstaltungsprogramme des Kurhauses, Schloßkonzerte, Brauchtumsfeste, Kurkonzerte, Theater, Heimatabende, Tanzveranstaltungen.
Sport: Tennis, Schwimmen, Kegeln, Wandern.
So sieht es aus: Bad Krozingen im sonnigen Südbaden mit den dörflichen Ortsteilen *Biengen, Hausen, Schlatt* und *Tunsel* hat seinen Mittelpunkt im Schloß aus dem 15. Jahrhundert. Um den Ort steigen die Rebhänge empor und in östlicher Richtung die Schwarzwaldhöhen; zu der vielseitigen Landschaft, die zu Ausflügen einlädt, tritt jenseits des Rheins das Elsaß.
4000 Gästebetten, davon 1350 in Kliniken und Sanatorien, 900 in Hotels und Gasthäusern, 360 in Ferienwohnungen bzw. Appartements, der Rest privat oder in Pensionen.
Auskunft: Kur- und Bäderverwaltung, Postfach 120,
7812 Bad Krozingen; Telefon 07633/2002.

Bad Laasphe

Kneippheilbad

Stadt an der Lahn, westlich von Biedenkopf (Nordrhein-Westfalen), 14600 E, 330 m ü.d.M. (Umgebung bis 698 m); 30000 Urlaubs- und Kurgäste (1984).
Heilanzeigen: Herz- und Kreislaufstörungen, Bluthochdruck, Durchblutungsstörungen, Regeneration und Rehabilitation, Stoffwechselkrankheiten, Leber-, Darm-, Magen- und Gallenerkrankungen, Erkrankungen des rheumatischen Formenkreises, Wirbelsäulen- und Bandscheibenerkrankungen, Gelenk- und Sehnenleiden.
Kurmittel: alle Kneippschen Anwendungen, Massagen, Moorbäder, Fango, Elektrotherapie, Chirogymnastik, Inhalationen.

Kureinrichtungen: Kneipp-Kurklinik mit 100 Betten, sonstige Kurbetriebe, Kurpark, Kurterrainwege, Hallenbad.
Unterhaltung: Konzerte, bunte Abende, Theateraufführungen, Vorträge, Gemeinschaftswanderungen, Pilzseminare mit Pilzmuseum.
Sport: Tennis; im Winter Skilanglauf.
So sieht es aus: Bad Laasphe liegt vor den Hängen des bis auf 700 m ansteigenden Rothaargebirges und besitzt sehenswerte Kirchen und Fachwerkhäuser; Schloß Wittgenstein oberhalb des Ortes im Hochwald (heute Internatsschule) ist Stammschloß der Fürsten zu Sayn-Wittgenstein.
Insgesamt 1800 Gästebetten, wovon je 1/3 auf Hotels und Kurhäuser entfallen, das letzte Drittel verteilt sich auf Gasthäuser, Pensionen und Privatvermieter.
Auskunft: Kurverwaltung, Haus des Gastes, 5928 Bad Laasphe; Telefon 02752/898.

Bad Laer

Heilbad

Ort am Teutoburger Wald, südlich von Osnabrück (Niedersachsen), 6300 E, 78 m ü.d.M. (Umgebung bis 208 m); 15 800 Kurgäste (1984).
Heilanzeigen: rheumatische Erkrankungen, insbesondere degenerative Wirbelsäulen- und Gelenkerkrankungen, Herz- und Kreislaufstörungen, Erkrankungen der Atemwege, Unfallfolgen, Kinderkrankheiten, Nerven- und Frauenkrankheiten.
Kurmittel: eisen- und kohlensäurehaltige Sole zum Baden, Trinken und Inhalieren (Neue Martinsquelle 1973), med. Bäder, Kneippsche Anwendungen, Parapack-Kur, Massagen, Kaltlufttherapie.
Kureinrichtungen: Kurmittelhaus, Solehallenbad, Soletherapiebad, Solefreibad, Kurpark mit Glockensee.
Unterhaltung: Veranstaltungsprogramme, Hobbykurse (Kreativ-Stube), Kurkonzerte, Tanzveranstaltungen, Vorträge, Ausflüge.
Sport: Schwimmen, Tennis, Reiten, Schießen, Wandern.
So sieht es aus: Ort mit Fachwerkhäusern und frühromanischem Kirchturm. Der bewaldete Südwesthang des Blombergs bildet den Übergang zum Teutoburger Wald, zu dem Wanderungen und Ausflüge hinführen.

Etwa 1000 Gästebetten, 213 davon in Pensionen, der Rest in Hotels und Gasthäusern, bei Privatvermietern und in Ferienwohnungen.
Auskunft: Kurverwaltung, Remseder Str. 1, Postfach 1240, 4501 Bad Laer; Telefon 05424/9297.

Bad Lauterberg im Harz

Kneippheilbad

Niedersächsische Stadt östlich von Göttingen, im Harz, unweit der Odertalsperre, 15000 E, 300–400 m ü.d.M.; 91500 Urlaubs- und Kurgäste (1984).
Heilanzeigen: Herz-, Gefäßerkrankungen, Kreislaufstörungen, Erschöpfungszustände, Magen- und Darmerkrankungen, Stoffwechselstörungen, rheumatische Gelenkerkrankungen, wirbelsäulebedingte Erkrankungen, Frauenleiden, Rekonvaleszenz.
Kurmittel: Kneippsche Anwendungen, Schrothkur, beides als Ganzheitskur, Massagen, Inhalationen, Fangopackungen.
Kureinrichtungen: Haus des Kurgastes mit Kurmittelabteilung, Gymnastikhalle, Bewegungszentrum, Brunnenausschank, Kurpark mit Wassertretstellen, Hallenwellenbad, Kneippsanatorien und Kurheime.
Unterhaltung: Harzer Heimatveranstaltungen, Heilkräuterwanderungen, Konzerte, Tanz im Kurhaus, kulturelle Veranstaltungen, Lagerfeuerabende, Theatergastspiele, bunte Abende.
Sport: Tennis, Reiten, Schießen, Wandern, Angeln, Wassersport auf dem Oderstausee (keine Motorboote!); im Winter Rodeln, Abfahrtslauf, Eislaufen, Skilanglauf auf gespurten Loipen.
So sieht es aus: Stadt mit 10 Kneippsanatorien, 19 Kneipp-Kurhotels und Kneippkurheimen sowie 13 Schroth-Kurheimen. In der Umgebung liegt der Wiesenbeker Teich, der schönste Bergsee im Südharz. Insgesamt 3800 Gästebetten, wobei 6 Hotels und 23 Pensionen sowie 113 Privatvermieter und Ferienwohnungen ohne Kurbindung bestehen.
Auskunft: Städtische Kurverwaltung, Ritscherstr. 4, 3422 Bad Lauterberg im Harz; Telefon 05524/4021.

Bad Liebenzell

Heilbad

Stadt im östlichen Schwarzwald, südlich von Pforzheim, im Nagoldtal mit 6500 E, 400 m ü.d.M. (Umgebung bis 600 m). 53880 Urlaubs- und Kurgäste (1984).
Heilanzeigen: rheumatische Erkrankungen, Gefäßerkrankungen, Bandscheibenschäden, Aufbraucherscheinungen, Erschöpfungszustände, Störungen des vegetativen Formenkreises, Frauenleiden, Kreislaufstörungen.
Kurmittel: Mineralthermen zum Baden und Trinken, Fangopackungen, Massagen, Inhalationen.
Kureinrichtungen: modernes Paracelsusbad mit allen Kurmitteln, 3 Mineral-Thermalbewegungsbäder mit Innen- und Außenbecken, Brunnentempel der Reuchlinquelle, Kurpark.
Unterhaltung: Tanztee im Kurhaus, Theatergastspiele, Konzerte, Kabarett, Modenschauen, Blumenbälle, Lichterfeste im Kurpark, Volksliederabende.
Sport: Schwimmen, Tennis, Angeln, Kunsteisstadion, Wandern.
So sieht es aus: Von der Burg des Grafengeschlechts von Calw aus dem 12.–13. Jahrhundert sind ein viereckiger Bergfried und mächtige Mauern erhalten. Die Burg wurde von Jugendlichen vieler Länder wiederaufgebaut und ist seitdem internationaler Tagungsort. Zu Bad Liebenzell gehören 6 weitere Gemeinden im Umkreis.
3100 Gästebetten befinden sich zu einem Drittel in Hotels und Gasthäusern, 380 in Pensionen, 170 in Kurbetrieben und rund 1000 bei privaten Vermietern oder in Appartements. Der Ferienpark Sonnenhöhe im Stadtteil *Monakam* bietet in Ferienwohnungen und -häusern 440 Betten.
Auskunft: Kurverwaltung, Postfach 1260, 7263 Bad Liebenzell; Telefon 07052/2015.

Bad Lippspringe

Heilbad
Heilklimatischer Kurort

Stadt nö. von Paderborn am Teutoburger Wald (Nordrhein-Westfalen), 13000 E, 150 m ü.d.M. (Umgebung bis 307 m); 25300 Urlaubs- und Kurgäste (1984).

Heilanzeigen: Asthma, Allergien, Erkrankungen der Atemwege, Anschlußheilbehandlung bei Diabetes, Herz-Kreislauf-Erkrankungen.
Kurmittel: Thermalheilquellen zum Baden, Trinken und Inhalieren: Arminiusquelle und Martinusquelle, medizinische Bäder, Packungen, Kneippsche Anwendungen, Massagen, Bewegungstherapie.
Kureinrichtungen: 2 Trinkhallen, Therapiezentrum, Kurmittelhaus, mehrere Kliniken, Kaiser-Karls-Park mit Kurwald, Arminius- und Jordenpark, Wandelhalle, Terrainkurwege, Thermalfrei- und Hallenschwimmbad.
Unterhaltung: zahlreiche Veranstaltungen, Theateraufführungen, Tanz und Tanzturnier, Kurkonzerte, Hobbykurse, Vorträge.
Sport: Schwimmen, Tennis, Angeln.
So sieht es aus: Der Name des Bades macht deutlich, daß hier die Lippe entspringt.
3700 Gästebetten in 10 Hotels, 22 Pensionen, 9 Kurhäusern, bei 50 Privatvermietern und in 35 Appartements bzw. Ferienwohnungen.
Auskunft: Kurverwaltung, Birkenallee 1, 4792 Bad Lippspringe; Telefon 05252/291.

Bad Marienberg

Kneippheilbad

Kleinstadt im Hohen Westerwald, östlich von Hachenburg (Rheinland-Pfalz), 5300 E, 550 m ü.d.M.; 13000 Kurgäste (1984).
Heilanzeigen: Erkrankungen des Herzens, Durchblutungs- und Kreislaufstörungen, Stoffwechselerkrankungen, rheumatische Erkrankungen, Erschöpfungszustände, Störungen des vegetativen Nervensystems, Frauenkrankheiten, Rekonvaleszenz.
Kurmittel: Kneippsche Anwendungen, medizinische Bäder und Bewegungstherapie, Inhalationen, Massagen, Moor und Fango, Elektrotherapie, Schrothkur, Revisan-Therapie.
Kureinrichtungen: 6 Kurhotels und Kneippkurheime, Wassertretbecken, Kurpark, Terrainwegenetz, Hallenbad mit Außenbecken.
Unterhaltung: Konzerte, Theateraufführungen, Vorträge, Wildpark, Basaltpark, Wanderführungen und Ausflüge.
Sport: Schwimmen, Schießen, Tennis, Reiten, Wandern; im Winter Langlauf, Skiabfahrt, Rodelbahn.

So sieht es aus: Überwiegend moderne Wohnbauten mit Schieferdächern bestimmen das Gesicht von Bad Marienberg, das in stattlicher Mittelgebirgslage von viel Wald umgeben ist.
Etwa 900 Gästebetten, davon 170 in Hotels und über 200 bei Privatvermietern oder in Ferienwohnungen, 70 in Kurbetrieben.
Auskunft: Kurverwaltung, Wilhelmstr. 10, 5439 Bad Marienberg; Telefon 02661/7031 + 7032.

Bad Meinberg

→ Horn-Bad Meinberg.

Bad Mergentheim

Heilbad

Stadt im Tal der Tauber, südlich von Würzburg (Baden-Württemberg), 20000 E, 204 m ü.d.M. (Umgebung bis 410 m); über 22000 Kurgäste (1984).
Heilanzeigen: Krankheiten der Gallenblase und der Gallenwege, der Leber und der Bauchspeicheldrüse, Zuckerkrankheit, chronische Magenkrankheiten, Beschwerden nach Gallen- und Magenoperationen, Dünn- und Dickdarmkrankheiten, Stoffwechselstörungen.
Kurmittel: 4 Mineralquellen zum Baden bzw. Trinken: Karlsquelle, Wilhelmsquelle, Paulsquelle (starke Sole nur zum Baden), Albertquelle (besonders starke Trinkquelle); medizinische Bäder und Packungen.
Kureinrichtungen: medizinische Badeabteilungen der Sanatorien, Kuranstalten, Kurhotels und Kurheime, 2 Brunnenhallen an der Wandelhalle für Trinkkuren, private Badeanstalten, Institut für Gesundheitsbildung.
Unterhaltung: Tanzveranstaltungen, Theatergastspiele, Kurkonzerte, sonstige Musikveranstaltungen, Kulturprogramme.
Sport: Schwimmen, Golf (9-Loch-Platz), Tennis, Reiten, Sportfischen, Schießen.
So sieht es aus: Bad Mergentheim besitzt einen mittelalterlichen Stadtkern, durch den eine Fußgängerzone führt. Rund um die Stadt liegen 13 ländliche Stadtteile mit Landwirtschaft, Obst- und Weinbau.

Das Taubertal, das nördlich Tauberbischofsheim und südöstlich Rothenburg ob der Tauber erschließt, ist von Bad Mergentheim gut zu erreichen. Das Schloß erinnert an die Zeit, als die Stadt Residenz des Deutschordens-Hochmeisters war. Die Kuranlagen befinden sich östlich der Stadtmitte im Bereich der Tauber.
4650 Gästebetten, von denen die Hälfte auf Sanatorien und Kurkliniken entfällt, der Rest auf Kurhäuser und -anstalten sowie Hotels, Gasthäuser, Pensionen und Privatvermieter.
Auskunft: Kurverwaltung, Postfach 1445, 6990 Bad Mergentheim; Telefon 07931/56623.

Bad Münder am Deister Heilquellenkurbetrieb

Niedersächsische Stadt zwischen Hannover und Hameln, an den Waldhöhen des Deister, 20000 E, 110 m ü.d.M. (Umland bis 440 m); 8000 Kurgäste (1984).
Heilanzeigen: Leber-, Gallenwegs- und Darmerkrankungen, rheumatische Erkrankungen, Nachbehandlung nach Unfallverletzungen am Bewegungsapparat, Erkrankungen des Nervensystems und im Kindesalter sowie der Atmungsorgane, Hautkrankheiten, Frauenleiden.
Kurmittel: Sole- und Schwefelquellen (St.-Annen-Quelle, Bitterquelle, Mühlenworthquelle, Schwefelborn, Stahlquelle), Trinkkuren, Inhalationen, Massagen.
Kureinrichtungen: Kurmittelhaus, Rohmelbad (kombiniertes Hallen-Freibad), Park am Haus des Kurgastes.
Unterhaltung: Konzerte im Park sowie im Haus des Kurgastes, Tanzabende, Lichtbilder- und Arztvorträge, geführte Wanderungen, offenes Singen, Lichterfeste.
Sport: Kegeln, Tennis.
So sieht es aus: Stadt mit Fachwerk- und Giebelhäusern, zu der die umliegenden Orte *Klein Süntel, Hamelspringe am Süntel* und *Nienstedt im Deister* gehören, inmitten von Wäldern und Landwirtschaft. Das kleine Bad hat im letzten Jahrzehnt eine erhebliche Modernisierung erfahren.
Etwa 500 Gästebetten, davon rund 300 in Hotels und 140 privat.

Auskunft: Städtische Kurverwaltung, 3252 Bad Münder am Deister; Telefon 05042/3062 + 60454.

Bad Münster am Stein-Ebernburg

Heilbad

Stadt an der Nahe, südlich von Bingen (Rheinland-Pfalz), 4500 E, 117 m ü.d.M. (Umland bis 322 m); 41700 Kurgäste (1984).
Heilanzeigen: Rheuma, Gicht, Ischias, Bandscheibenschäden, Herz- und Kreislauferkrankungen, Katarrhe der Atmungsorgane (keine Tbc), Restzustände nach Lungen- und Rippenfellentzündung, vegetative Dystonien, Regenerationskuren.
Kurmittel: Radonbad, Sauerstoffbad, Kohlensäurebad, Solbad, Radoninhalation, Packungen, Massagen, Bewegungstherapie.
Kureinrichtungen: 2 Kurmittelhäuser, Thermaltherapiebecken, Solebewegungsbad, 2 Salinen, Kurpark.
Unterhaltung: Kurkonzerte, Tanzveranstaltungen, gesellige Veranstaltungen, Bauerntheater, Konzerte, Sommernachtsfeste, Weinfeste, Gastspiele bekannter Künstler.
Sport: Angeln, Rudern, Schwimmen, Kegeln, Tennis, Golf (14-Loch-Anlage), Wandern.
So sieht es aus: Zwischen dem Rotenfels-Massiv, der Ebernburg und dem Rheingrafenstein im Nahetal gelegener Badeort im Kranz von Wald und Weinbergen, begünstigt durch die regenärmste Landschaft der Bundesrepublik.
Etwa 2400 Gästebetten, davon 460 in Hotels, 710 in Pensionen, 470 in Kurbetrieben und 650 bei Privatvermietern.
Auskunft: Kurbetriebe, Postfach 1261,
6552 Bad Münster am Stein-Ebernburg; Telefon 06708/1046,
und Verkehrsverein Rheingrafenstein, Postfach 1152,
6552 Bad Münster am Stein-Ebernburg; Telefon 06708/1500.

Bad Münstereifel

Kneippheilbad

Stadt im Erfttal der nördlichen Eifel (Nordrhein-Westfalen), 16 000 E, 290 m ü.d.M. (Umgebung bis 588 m); 11 000 Kurgäste (1984).
Heilanzeigen: Herz- und Gefäßerkrankungen, Kreislaufstörungen, funktionelle Nervenkrankheiten, Gelenk- und Muskelrheumatismus, Arthrosen und Wirbelsyndrome, Störungen der Verdauungsorgane und Stoffwechselerkrankungen, postoperative Zustände.
Kurmittel: Kneippsche Anwendungen, Bewegungstherapie, Massagen, Inhalationen, Elektrotherapie.
Kureinrichtungen: Zentrum der Bewegungstherapie, Kurmittelabteilung, Hallenbewegungsbad, Kurgarten und Erholungspark mit Wassertretbecken, 5 Sanatorien, 5 Kurhotels.
Unterhaltung: Nachmittagskonzerte mit Tanz, sonstige Konzerte, Theatergastspiele, Tanzabende, Ausstellungen, bunte Abende, Vorträge verschiedener Art.
Sport: Bogenschießen, Reiten, Schwimmen, Tennis; im Winter Ski und Rodel.
So sieht es aus: Bad Münstereifel zeigt sich als mittelalterliche Stadt mit vollständig erhaltener Stadtmauer, Burg, Stiftskirche und anderen historischen Bauten. Demgegenüber sind die Kuranlagen modern und großzügig und befinden sich, etwas erhöht, westlich der Stadt. Im Kurgebiet 1100 Gästebetten, dazu weitere 400. Zu 13 Kurbetrieben mit Gästebetten kommen 22 Hotels und Gasthäuser, 10 Pensionen und 60 Privatvermieter.
Auskunft: Kur- und Fremdenverkehrsamt, Marktstr. 11,
5358 Bad Münstereifel; Telefon 0 22 53/5 05-1 82.

Bad Nauheim

Heilbad

Stadt und Hessisches Staatsbad mit einem Dutzend Heilquellen am Ostrand des Taunus, 27 000 E, 144 m ü.d.M. (Umland bis 254 m); 65 450 Kurgäste (1984).
Heilanzeigen: Bad Nauheimer Kur für Herz- und Kreislaufleiden, Herzmuskelschäden, Durchblutungsstörungen der Herzkranzgefäße, periphere Durchblutungsstörungen, Blutdruckkrankheiten, rheuma-

tische Erkrankungen verschiedener Art, Schuppenflechte, Erkrankungen der Atmungsorgane.
Kurmittel: In Bad Nauheim die Quellen Sprudel VII, Sprudel XII, Sprudel XIV, Ludwigsbrunnen, Kurbrunnen, Karlsbrunnen, Siedehausquelle, Gasquelle und in *Schwalheim* bei Bad Nauheim Löwenquelle, Germaniabrunnen, Fortunaquelle, Steinquelle. 8 verschiedene Bäderformen, außerdem Trinkkuren und Inhalationen in den 1,1 km langen Gradierwerken, Bewegungstherapie, Kneippsche Anwendungen. Für Bäder: thermale kohlensäurehaltige Mineralquellen, für Trinkkuren: 2 Natriumchloridsäuerlinge, 3 Natrium-Calcium-Chlorid-Hydrogenkarbonat-Säuerlinge, für Bewegungsbäder: Thermalsole.
Kureinrichtungen: Badehäuser (erbaut 1906–11) in künstlerisch bedeutendem Jugendstil, Thermalsolebad, Sprudelhof, Hallenwellenbad, Trinkkuranlage, Kurpark.
Unterhaltung: tägliche Kurkonzerte, sonstige Konzertveranstaltungen, Theaterveranstaltungen aller Art, Tanz, Modenschauen, Gastspiele, Vorträge.
Sport: Golf (9-Loch-Platz), Tennis, Reiten, Schwimmen, Rudern, Angeln, Kegeln, Schießen, Halleneisstadion für Eishockey und Eiskunstlaufen.
So sieht es aus: Der weiträumige Badeort hat eine Geschichte von etwa 150 Jahren und als Herzheilbad Weltruf erlangt. Dabei gilt er wegen der bewaldeten Hänge des Johannisbergs und der 200 ha großen Parkanlagen als Kurstadt im Grünen. Stadt und Kuranlagen, traditionelle und moderne Kurbauten ergänzen sich harmonisch. Annähernd 5000 Gästebetten, von denen beinahe 3000 auf Kliniken und Sanatorien entfallen, dazu über 1000 Betten in Hotels, 600 in Pensionen und 350 bei privaten Vermietern.
Auskunft: Hessisches Staatsbad, Postfach 17 60, 6350 Bad Nauheim; Telefon 0 60 32/34 41.

Bad Nenndorf

Heilbad

Niedersächsisches Staatsbad am Nordrand des Deister, westlich von Hannover, 8500 E, 70–100 m ü.d.M. (Umgebung bis 400 m); 20450 Kurgäste (1984).

Heilanzeigen: rheumatische Erkrankungen, degenerative Erkrankungen der Gelenke und der Wirbelsäule, Arthrosen, Spondylosen, Osteochondrosen, Nachbehandlung nach Unfallverletzungen am Bewegungsapparat und bei Wirbelsäulen- und Hüftoperationen, chronische Prostatitis, Frauenleiden, Erkrankungen der Atmungsorgane, Hautkrankheiten.

Kurmittel: Schwefelquellen: Badequelle, Gewölbequelle und Trinkquelle; Sole zum Baden, Thermalschwefelsole mit höchstem Salzgehalt (18,4 %) stärkste im mitteleuropäischen Raum, Badetorf, Bewegungstherapie, Massagen, Elektrotherapie, Schwefel- und Soleinhalation, Trinkkuren, Hydrotherapie.

Kureinrichtungen: Schlamm- und Mineralbadehäuser, Inhalatorium, Wandelhalle mit Trinkbrunnen, Terrainkurwege, Kurpark, Kliniken.

Unterhaltung: Veranstaltungen, Kurkonzerte und sonstige Musikveranstaltungen, Theateraufführungen, Tanzabende, Hobbykurse, Parkbeleuchtung, Ausflüge.

Sport: Tennis, Schwimmen, Reiten, Schießen.

So sieht es aus: Am Nordhang des Deister (Teil des Weserberglands) im Schaumburger Land gelegenes Heilbad mit 200jähriger Tradition, gepflegte Anlagen teils im traditionellen Stil, teils auch modern. Die Nähe der Großstadt Hannover ermöglicht ohne viel Zeitaufwand die Teilnahme an den dortigen Veranstaltungen und Angeboten.

Insgesamt 2500 Gästebetten in 6 Kurbetrieben, 15 Hotels, 11 Gasthäusern sowie in etwa 45 Pensionen und bei Privatvermietern.

Auskunft: Kurverwaltung, Poststr. 4, 3052 Bad Nenndorf; Telefon 05723/7020, und Kur- und Verkehrsverein, Hauptstr. 11, 3052 Bad Nenndorf; Telefon 05723/3449.

Bad Neuenahr-Ahrweiler

Heilbad
Kneippkurort

Stadt an der Ahr (Rheinland-Pfalz), 28 000 E, (davon Bad Neuenahr: 14 000), 92 m ü.d.M.; etwa 16 500 Kurgäste (1984).
Heilanzeigen: Diabetes, Übergewicht, Magen-, Darm-, Galle-, Leber-, Herz-, Nieren-, Kreislauf-, Wirbelsäulen-, Gelenkerkrankungen und Psoriasis, Allergien.
Kurmittel: Kohlensaure Thermalquellen, Thermal-Mineralwannen- und Bewegungsbäder, Eifelfango, Massagen, Kneippsche Anwendungen, Elektrotherapie, Trinkkuren, Inhalationen, Bewegungstherapie.
Kureinrichtungen: zahlreiche Fachkliniken mit verschiedenen Therapierichtungen, Thermal-Hallenbewegungsbad, Kurpark mit Trink- und Wandelhalle, Wassertretbecken, Terrainkurwege.
Unterhaltung: Vorträge, Diätberatung, Hobbykurse, Kurkonzerte, Tanz, Veranstaltungen aller Art, Spielbank, Kellereibesichtigungen, Weinbaulehrpfad.
Sport: Reiten, Tennis, Schwimmen, Golf (18-Loch-Platz), Angeln, Bogenschießen, Kegeln, Tontaubenschießen.
So sieht es aus: Die Stadtteile Bad Neuenahr und Ahrweiler wurden 1969 zusammengelegt. Im Verlauf von über 125 Jahren der Badegeschichte wurde Bad Neuenahr zum größten privaten deutschen Heilbad, mit malerischen Fachwerkhäusern, einer Stadtmauer mit Türmen und Toren und hoch ansteigenden Rebhängen. Die nahen Eifelberge mit dem Nürburgring in enger Nachbarschaft regen zu Exkursionen an.
Annähernd 5000 Betten stehen für die Gäste zur Verfügung.
Auskunft: Kurverwaltung, Kurgartenstr. 1,
5483 Bad Neuenahr-Ahrweiler, Telefon 02641/801-0. Außerdem Kur- und Verkehrsverein Bad Neuenahr-Ahrweiler, Postfach 505, 5483 Bad Neuenahr-Ahrweiler, Telefon 02641/2278.

Bad Neustadt a. d. Saale

Heilbad

Bayerische Stadt in der Rhön sö. von Fulda, 14500 E, 230 ü.d.M.; 9600 Kurgäste (1984).
Heilanzeigen: Erkrankungen der Wirbelsäule und Gelenke, rheumatische Erkrankungen, Herz-, Kreislauf- und Gefäßerkrankungen, Erkrankungen der Verdauungsorgane, des Stoffwechsels, Frauenleiden und Störungen des vegetativen Nervensystems.
Kurmittel: 3 kohlensaure, eisenhaltige Kochsalzquellen: Bonifatius-, Elisabeth- und Karl-Theodor-Quelle zum Baden und Trinken, Moor, Kneippsche Anwendungen, Elektrotherapie, medizinische Bäder, Inhalationen.
Kureinrichtungen: je 3 Kliniken und Sanatorien, Solebewegungsbad, Soleschwimmbad, Kurpark, Wandelhalle, Trinkhalle.
Unterhaltung: Kurkonzert, sonstige Musikveranstaltungen, Tanzabende, Lichtbildervorträge, Hobbykurse.
Sport: Angeln, Kegeln, Reiten, Schwimmen, Schießen, Tennis.
So sieht es aus: Lebendige Kreisstadt mit jenseits der Saale gelegenem Kurviertel in der Nähe der Salzburg, einer der größten deutschen Burgruinen. Die Stadt ist geprägt durch die Türme der alten Stadtbefestigung mit dem Torturm und durch das ehemalige barocke Schloß. Annähernd 2000 Gästebetten in 7 Kurhäusern, 11 Hotels, 12 Gasthäusern und 30 Pensionen.
Auskunft: Kurverwaltung, Kurhausstr. 35,
8740 Bad Neustadt a. d. Saale; Telefon 09771/4074.

Bad Oeynhausen

Heilbad

Stadt im Ravensberger Land, nahe der Porta Westfalica (Nordrhein-Westfalen), 15000 E, 42 m ü.d.M. (Umland bis 264 m); 47000 Kurgäste (1984).
Heilanzeigen: Herz- und Gefäßkrankheiten, rheumatische Krankheiten, organische Nervenleiden, Frauenleiden, Unfallnachbehandlung, Schuppenflechte.
Kurmittel: 5 Thermalsolequellen (eisen- und kohlensäurehaltig), 2 kalte Solequellen und 1 Calcium-Natriumchlorid-Quelle zum Baden

und Trinken; Bewegungstherapie, medizinische Bäder, Fangopakkungen, Kneippsche Anwendungen, Inhalationen, Schrothkuren.
Kureinrichtungen: 2 Badehäuser, Wittekind-Therme als Thermalsole-Bewegungsbad mit 3 Innen- und 2 Außenbecken, Thermalsole-Bewegungszentrum mit 250-m²-Becken, Trink- und Wandelhalle, Kurparkanlagen von 160 ha; außerdem 3 Fachkliniken, darunter Diabetesklinik und Herzzentrum Nordrhein-Westfalen.
Unterhaltung: Kurkonzerte, Kurtheater für Operetten, Opern, Schauspiel, Künstlergastspiele, Shows, Lieder- und Konzertabende, Ballett, Hobbykurse, Spielcasino im Kurhaus.
Sport: Schwimmen, Tennis, Reiten, Angeln, Wandern.
So sieht es aus: Bad Oeynhausen als Staatsbad liegt zwischen Wiehen- und Wesergebirge in den Tälern der Weser und der Werre. Der Kurpark wurde 1851 von dem berühmten Gartenarchitekten Lenné angelegt. Als »Stadt ohne Stufen« sind alle Badeeinrichtungen und viele Gastbetriebe rollstuhlfreundlich gestaltet. Der Jordansprudel stellt die größte Thermalsolequelle der Welt dar, springt mit natürlicher Kraft 52 m hoch.
4500 Betten befinden sich in 15 Kurkliniken, 13 Hotels, 49 Gasthäusern und Pensionen und bei 33 Privatvermietern.
Auskunft: Staatsbad Oeynhausen, Ostkorso 12, Postfach 101244, 4970 Bad Oeynhausen 1; Telefon 05731/130.

Bad Orb

Heilbad

Hessische Stadt im Spessart, sw. von Fulda, 8400 E, 200–250 m ü.d.M.; 52000 Kurgäste (1984).
Heilanzeigen: insbesondere Herz-, Kreislauf-, Rheuma- und Frauenleiden, u.a. chronische Herzerkrankungen, Infarktnachbehandlung, Arteriosklerose, Nervenleiden und Lähmungen, Krankheiten der Wirbelsäule und des Bewegungsapparats, geriatrischer Symptomenkomplex, Erkrankungen der Muskulatur und des Bindegewebes.
Kurmittel: Solequellen mit hohem Kohlensäuregehalt für Bäder und Inhalationen, Moor- und Fangopackungen, Kneippsche Anwendungen, Martinusquelle (hoher Gehalt an Calcium) für Trinkkuren, Schrothkur.

Kureinrichtungen: 3 Badehäuser im Bereich des Ortes, Kurmittelzentrum mit Bewegungsbad, Leopold-Koch-Bad mit 2 Innen- und 1 Außenbecken sowie Therapiebecken, Gradierwerk 155 m lang, Kurpark.
Unterhaltung: Kurkonzerte, Vorträge, Altstadtbesichtigung, Konzerte und Theaterveranstaltungen, Tanzveranstaltungen.
Sport: Schwimmen, Tennis, Reiten, Angeln, Golf (Platz in Alsberg).
So sieht es aus: Das von 3 Tälern berührte Bad Orb liegt inmitten der weiten Wälder des Spessart und weist eine fachwerkgeprägte Altstadt mit Stadtmauern, Türmen und Brunnen auf.
Der Kurpark geht ohne Trennung in den Spessart über, wobei 165 km Spazier- und Wanderwege den Ort umgeben.
Etwa 8000 Gästebetten verteilen sich auf 8 Kuranstalten verschiedenen Charakters mit zusammen 800 Betten, sonstige Hotels und Gasthöfe sowie Pensionen, Garnibetriebe, Ferienwohnungen und Privatzimmer.
Auskunft: Kurverwaltung, Kurparkstr. 1, 6482 Bad Orb;
Telefon 06052/2002.

Bad Peterstal-Griesbach

Heilbad
Kneippkurort

Gemeinde im Renchtal des Schwarzwalds westlich von Freudenstadt (Baden-Württemberg), 3300 E, 400 m ü.d.M. (Umgebung bis 1000 m); 31000 Urlaubs- und Kurgäste (1984).
Heilanzeigen: Herz-Kreislauf-Krankheiten, Rheuma, Frauenleiden, Nervenerkrankungen.
Kurmittel: eisen- und kohlensäurehaltiges Mineralwasser zum Baden und Trinken und Naturmoor des Schwarzwalds, Mittelgebirgsklima, Kneippsche Anwendungen.
Kureinrichtungen: je 1 Kurhaus in Bad Peterstal und Bad Griesbach, Kneipp-Wassertretstellen, 7 Mineraltrinkbrunnen, Kurpark.
Unterhaltung: Kurkonzerte, Tanztees, Unterhaltungsmusik, Vorträge, Künstlergastspiele, Hobbykurse.
Sport: Tennis, Kegeln, Schwimmen, Angeln, Wandern; im Winter Skilanglauf und Ski alpin.

So sieht es aus: Die beiden Badeorte liegen zu Füßen des Kniebis, ihre Quellen wurden schon vor 400 Jahren besucht. Zu beiden Seiten des Renchtals steigen bewaldete Hänge an und bilden den Rahmen dieser ländlich-idyllischen Orte ohne lebhaften Betrieb.
2600 Betten verteilen sich auf 19 Hotels und Gasthäuser, 185 Privatvermieter, 13 Kurhäuser bzw. -anstalten sowie 20 Pensionen.
Auskunft: Kurverwaltung, Schwarzwaldstr. 11,
7605 Bad Peterstal-Griesbach; Telefon 07806/1076.

Bad Pyrmont

Heilbad

Niedersächsisches Staatsbad südlich von Hameln, 22000 E, 110 m ü.d.M. (Umgebung bis 170 m); 39600 Kurgäste (1984).
Heilanzeigen: Herz- und Kreislauferkrankungen, Rheuma, Frauenleiden.
Kurmittel: 5 Quellen für verschiedene Kurzwecke: Helenenquelle zum Baden und Trinken, Hufelandquelle zum Trinken und Baden, Hylliger Born zum Trinken, Salinenquelle zum Baden, Wolfgangquelle zum Trinken; Bewegungstherapie, Massagen.
Kureinrichtungen: Heiligenangerbad, CO_2-Quellgas-Badehaus, Moorbadezentrum und Solebewegungsbad, Trink- und Wandelhalle, Kurpark, Terrainkurwege, Hufeland-Bad (Sole-Hallen-Freibad).
Unterhaltung: Kurkonzerte, offenes Singen, Theatergastspiele im Kurtheater, Vorträge, Tanzabende, Spielbank, Führungen.
Sport: Tennis, Reiten, Schwimmen, Golf (9-Loch-Platz auf dem Hamberg).
So sieht es aus: Die traditionsreiche Badestadt verbindet die Natur des Weserberglands und des nahen Teutoburger Waldes mit einem gewachsenen Stadtbild, dessen Mittelpunkt die Fußgängerzone der Brunnenstraße bildet. Ein Drittel des 62 km^2 großen Stadtgebiets besteht aus Wald.
Von annähernd 5000 Gästebetten entfällt die Hälfte auf Hotels und Gasthäuser, dazu 1710 Betten in Kurhäusern bzw. -anstalten und etwa 500 Privatzimmer.
Auskunft: Staatsbad Pyrmont, Postfach 1660, 3280 Bad Pyrmont; Telefon 05281/15-1.

Bad Rappenau

Soleheilbad

Stadt nw. von Heilbronn (Baden-Württemberg), 13 500 E, 235–285 m ü.d.M.; 32 300 Kurgäste (1984).
Heilanzeigen: chronische Krankheiten des rheumatischen Formenkreises, Krankheiten der Atemwege, Schuppenflechte, degenerativ-rheumatische Krankheiten, postoperative Zustände an den Bewegungsorganen, Stimm-, Sprech- und Sprachstörungen sowie einige Nebenindikationen (Herz, Bluthochdruck, Verschlußkrankheiten, Rekonvaleszenz).
Kurmittel: Solebäder mit und ohne Zusätze, Kohlensäurebäder, Fango, Massagen, Kneippsche Anwendungen, Bewegungstherapie, Inhalationen.
Kureinrichtungen: Therapiezentrum mit Kurmittelhaus (Bäderabteilung), Sole-Hallenbewegungsbad mit Therapie-, Bewegungs- und Freibecken; Sole-Freischwimmbad, Inhalatorium, Kuranlagen, Kurkliniken mit eigenen Bäderabteilungen und Bewegungsbädern.
Unterhaltung: Kurkonzerte, Sonderveranstaltungen, Vorträge, Kurse für kreatives Gestalten, Theater, Lichterfeste.
Sport: Schwimmen, Kegeln, Reiten, Tennis.
So sieht es aus: Bad Rappenau verbindet den Komfort eines modernen Kurorts mit entsprechenden Anlagen mit dem Charme eines behaglichen, eher ländlichen Bades. Im Stadtbild fällt das baumumrahmte Wasserschloß ins Auge.
1675 Gästebetten befinden sich zur reichlichen Hälfte in Kurhausbetrieben, dazu 480 privat angebotene Betten und 250 in gewerblichen Betrieben von Hotels und Gasthäusern.
Auskunft: Kur- und Klinikverwaltung, Salinenstr. 30,
6927 Bad Rappenau; Telefon 0 72 64/8 61 23.

Bad Reichenhall

Heilbad

Bayerisches Staatsbad im Berchtesgadener Land, nahe der österreichischen Grenze, 20 000 E, 470 m ü.d.M. (Umgebung bis 1614 m/Bergbahn); 86 000 Urlaubs- und Kurgäste (1984).
Heilanzeigen: Erkrankungen der Atmungsorgane, rheumatische Er-

krankungen, Kreislauf- und Durchblutungsstörungen, Frauenleiden, Kinderkrankheiten, Schuppenflechte.
Kurmittel: Sole- und Natriumchloridwässer für Bäder, Inhalationen (mit Gradierwerk) und zum Trinken; Moor für Bäder und Packungen.
Kureinrichtungen: 5 Kurmittelhäuser, Kurzentrum Rupertusbad, Sanatorien und Spezialkliniken, Kurgarten mit Solespringbrunnen, Gradierwerk, Trinkbrunnen, Kurhaus mit Kursaal, Kurparkanlagen.
Unterhaltung: Kurkonzerte, zahlreiche öffentliche Veranstaltungen, Theatergastspiele, Bauerntheater, Heimatabende, Tanz, Vorträge, Spielbank.
Sport: Schwimmen, Tennis, Reiten, Bergwandern und viele andere Sportarten; im Winter alle Wintersportarten, Eislaufhalle.
So sieht es aus: Bad Reichenhall liegt mit seiner vielseitigen und umfangreichen Hotellerie in einer der schönsten deutschen Alpenlandschaften mit entsprechenden Ausflugs- und Wandermöglichkeiten. Die Stadt besitzt Kirchen von hohem Rang, insbesondere das Münster Sankt Zeno mit berühmtem Kreuzgang. Zu Bad Reichenhall gehört auch die Gemeinde *Bayerisch Gmain.*
Etwa 10000 Gästebetten, davon 1/4 in Hotels, ein weiteres Viertel privat und ein reichliches Viertel in Pensionen. Rund 1640 Betten entfallen auf Sanatorien und Kliniken.
Auskunft: Staatliche Kurverwaltung, Traunfeldstr. 11,
8230 Bad Reichenhall; Telefon 08651/61016–18.

Bad Rippoldsau-Schapbach Heilbad

Doppelgemeinde am Südhang des Kniebis westlich von Freudenstadt im Schwarzwald (Baden-Württemberg), 2500 E, 400 m ü.d.M. (Umgebung bis 900 m); 30000 Kur- und Urlaubsgäste (1984).
Heilanzeigen: Herz- und Kreislauferkrankungen, Rheuma, Erkrankungen der Atmungsorgane, Stoffwechsel- und Nierenerkrankungen.
Kurmittel: Mineralquellen zum Baden und Trinken, Moorbäder und -packungen, Mittelgebirgsklima, Massagen, Kneippsche Anwendungen, Inhalationen, Elektrotherapie.
Kureinrichtungen: Mineralbewegungsbad als Hallen- und Freibad

(280 m²), Kurmittelhaus für sog. Rippoldsauer Kur, Trinkhalle, Kurhaus.
Unterhaltung: Kurkonzerte, Theater-, Lieder-, Konzert- und Heimatabende, bunte Unterhaltungsprogramme, Tanz. Weitere Kulturveranstaltungen in Freudenstadt (16 km, siehe dort).
Sport: Schwimmen, Angeln, Kegeln, Reiten, Tennis; im Winter Skilaufen.
So sieht es aus: Das Doppeldorf mit dem Schwerpunkt Bad Rippoldsau liegt in schöner Tallage unterhalb ansteigender grüner Waldhänge als höchstes Mineral- und Moorbad des Schwarzwalds am Flüßchen Wolf. Ruhige ländliche Atmosphäre mit moderner Kurklinik.
Insgesamt 2000 Gästebetten, u.a. in 17 Hotels und Gasthäusern, 22 Pensionen, dazu 70 Ferienwohnungen, 22 Pensionen, Ferien auf dem Bauernhof und rund 100 Privatvermieter.
Auskunft: Kurverwaltung, 7624 Bad Rippoldsau-Schapbach; Telefon 07440/722.

Bad Rothenfelde

Heilbad

Niedersächsische Gemeinde am Teutoburger Wald, südlich von Osnabrück, 6000 E, 112 m ü.d.M.; 30860 Urlaubs- und Kurgäste (1984).
Heilanzeigen: Herz- und Gefäßerkrankungen, Erkrankungen der Atmungsorgane, rheumatische Erkrankungen, Schuppenflechte, degenerative Erkrankungen des Bewegungsapparats, Entwicklungsstörungen im Kindesalter, Frauenleiden, Augenkrankheiten, Beeinträchtigungen des Bewegungs- und Stützapparats.
Kurmittel: mehrere Solequellen, Quellgasbäder, Trinksole, medizinische Bäder, Inhalationen, Fangopackungen, Massagen, Elektrotherapie.
Kureinrichtungen: Kurmittelhaus, Inhalatorium, Haus des Kurgastes mit Trinkbrunnen, Gradierwerke, Kurkliniken, Kurparkanlagen, Hallen-Solewellenbad mit Innen- und Außenbecken.
Unterhaltung: Kurkonzerte, Theatergastspiele, verschiedene Musikveranstaltungen, bunte Abende, Vorträge, Tanz, Wanderführungen, Vogelpark.

Sport: Schwimmen, Tennis, Reiten, Schießen, Kegeln.
So sieht es aus: Das am Südhang des Teutoburger Waldes gelegene Heilbad grenzt mit seinen Parkanlagen an den Wald und besitzt eine über 170 Jahre alte Tradition. Im Ort und bei den Gastbetrieben wechseln ältere und neuere Bebauung ab.
Etwa 3300 Gästebetten, davon mehr als 1/3 in Hotels, dazu 730 in Kurhäusern und 520 in Pensionen, nur 300 bei Privatvermietern.
Auskunft: Kurverwaltung, Postfach 1240, 4502 Bad Rothenfelde; Telefon 05424/63114.

Bad Rothenfels

→ Gaggenau–Bad Rothenfels.

Bad Sachsa

Heilklimatischer Kurort

Niedersächsische Stadt im Südharz, nahe der DDR-Grenze, 6300 E, 360 m ü.d.M. (Umgebung bis 660 m); 35600 Urlaubs- und Kurgäste (1984).
Heilanzeigen: Kreislaufstörungen, Bluthochdruck, Arteriosklerose, Erkrankungen des Herzens, Erschöpfungszustände, Erkrankungen der Atmungsorgane, rheumatische Erkrankungen, Kinderkrankheiten, Rekonvaleszenz.
Kurmittel: Kneippsche Anwendungen, Massagen, Inhalationen, medizinische Bäder, Solebewegungsbäder, Mittelgebirgsklima.
Kureinrichtungen: Kurmittelhaus mit 2 Solebewegungsbädern, Kurpark.
Unterhaltung: Kurkonzerte, Tanz, Theater- und Vortragsabende, Vorträge, bunte Abende, Blaskonzerte, Harzer Heimatabende, Hobbykurse, Wanderführungen.
Sport: Angeln, Kegeln, Schwimmen, Tennis; im Winter Eislauf, Eisstockschießen, Skilanglauf.
So sieht es aus: Bad Sachsa erinnert in seinem Charakter an die Orte im Thüringer Wald. Wald und Berghänge grenzen unmittelbar an den Ort, das gilt besonders für das Skizentrum und für das Wandergebiet des Ravensbergs, 660 m.

3600 Gästebetten, darunter 15 Kurhäuser bzw. -anstalten, 13 Hotels und 7 Garnihotels, 44 Pensionen und 70 Privatvermieter.
Auskunft: Kurverwaltung, Am Kurpark, 3423 Bad Sachsa; Telefon 05523/~~8015~~. 30090

Bad Säckingen

Heilbad

Stadt am Hochrhein, zwischen Südschwarzwald und Schweiz (Baden-Württemberg), 15000 E, 300 m ü.d.M. (Umgebung bis 700 m); 14700 Kurgäste (1984).
Heilanzeigen: Gefäßerkrankungen, rheumatische Erkrankungen (degenerative Erkrankungen der Wirbelsäule, Arthrosen), Lymphgefäßerkrankungen.
Kurmittel: Natriumchloridthermen zum Baden, Massagen, Kneippsche Anwendungen, sonstige medizinische Bäder, Fangopackungen, Elektrotherapie, Softlaserbehandlung.
Kureinrichtungen: Kurmittelhaus mit 2 Innenbecken für Bewegungstherapie und einem Außenbecken, mehrere Spezialkliniken für Rheuma, Lymphologie und arterielle Verschlußkrankheiten bzw. Durchblutungsstörungen, Kurpark, Liegewiesen.
Unterhaltung: kulturelle und unterhaltende Veranstaltungen, Altstadtbesichtigung, Schiffsfahrten auf dem Hochrhein.
Sport: Schwimmen, Tennis, Golf (9-Loch-Platz auf den Hotzenwaldhöhen), Reiten, Angeln, Segelfliegen.
So sieht es aus: Die durch Scheffels »Trompeter von Säckingen« bekannt gewordene Stadt ist das südlichste Heilbad Deutschlands (seit 1977) und liegt am Hotzenwald und Rheintal dicht an der Schweizer Grenze. Zur Stadt gehören die Gemeinden *Herrischried, Rickenbach, Görwihl* und *Murg*. Bad Säckingen weist mit ansehnlichen, restaurierten Bürgerhäusern, dem Fridolinmünster und dem Trompeterschloß ein reizvolles Kolorit auf.
Rund 1500 Betten sind in 4 Kurhäusern, 7 Hotels, 10 Gasthäusern und Pensionen sowie bei 100 Privatvermietern verfügbar.
Auskunft: Kurverwaltung, Waldshuter Str. 6, 7880 Bad Säckingen; Telefon 07761/51316/17.

Bad Salzdetfurth

Moor-Sole-Heilbad

Niedersächsische Stadt südlich von Hildesheim, 14000 E, 154 m ü.d.M.; 5600 Kurgäste (1984).

Heilanzeigen: Rheuma, Schuppenflechte, sämtliche Erkrankungen der Wirbelsäule, Frauenleiden, Erkrankungen der Atemwege, Entwicklungsstörungen im Kindesalter.

Kurmittel: Naturmoorbäder und -packungen, Solebäder, Kneippsche Anwendungen, Massagen.

Kureinrichtungen: Kurmittelhaus mit Thermalsolebad, Kurpark mit Gradierwerken, Fachklinik für Orthopädie.

Unterhaltung: Kurkonzerte, Gastspiele, Tanz, Konzerte.

Sport: Tennis, Golf (9-Loch-Platz), Segelfliegen, Schwimmen, Schießen, Reiten.

So sieht es aus: Die Stadt liegt mit einer ansehnlichen Zahl schmucker Fachwerkhäuser entlang der Lamme, von ihr steigen bewaldete Höhen bis zu 359 m (Griesberg) auf. Das eigentliche Kurgebiet befindet sich am nördlichen Stadtrand und weist moderne Anlagen auf.
660 Betten verteilen sich auf 10 Hotels und Gasthäuser sowie Gästeheime und Ferienwohnungen.

Auskunft: Kurbetriebs GmbH, Kurverwaltung,
3202 Bad Salzdetfurth; Telefon 05063/8015–8017.

Bad Salzhausen

→ Nidda-Bad Salzhausen.

Bad Salzig

→ Boppard-Bad Salzig.

Bad Salzschlirf

Heilbad

Hessische Gemeinde zwischen Rhön und Vogelsberg, 2800 E, 250 m ü.d.M. (Umgebung bis 500 m); 7900 Kurgäste (1984).
Heilanzeigen: Rheuma, Gicht, Herz- und Kreislauferkrankungen, Frauenleiden.
Kurmittel: 7 Brunnen mit Mineralwasser zum Baden und Trinken, Moorbäder und -packungen, Inhalationen, Massagen.
Kureinrichtungen: Moorbadehaus, Solehallenbad mit 3 Wasserbekken, Mineralbadehaus, Inhalatorium, Wandelhalle für Trinkkuren, Kurpark, Kurhotel.
Unterhaltung: Kurkonzerte, Heimat- und Folkloreabende, Kurtheater, Vorträge, Tanz.
Sport: Tennis, Angeln, Schwimmen, Kegeln, Rollschuhfahren, Schießen.
So sieht es aus: Ruhiger Badeort (seit fast 150 Jahren) mit beschaulichem Ortsbild unterhalb der ansteigenden Höhen von Rhön und Vogelsberg und am kürzesten deutschen Fluß, der 12 km langen Schlitz.
2000 Betten in 5 Sanatorien, 11 Hotels, 5 Gasthäusern, 16 Kurheimen und Pensionen sowie 36 Frühstückspensionen und bei 26 Privatvermietern.
Auskunft: Kurverwaltung, Postfach 160, 6427 Bad Salzschlirf; Telefon 06648/18161.

Bad Salzuflen

Heilbad

Stadt an der Werre, am Teutoburger Wald (Nordrhein-Westfalen), 51000 E, 75 m ü.d.M. (Umland bis 255 m); 48600 Kurgäste (1984).
Heilanzeigen: Herz- und Kreislauferkrankungen, Erkrankungen der Luftwege, Rheuma, degenerative Knochenerkrankungen, Allergien, Frauenleiden, Nervenleiden, Schuppenflechte.
Kurmittel: 3 eisen- und kohlensäurehaltige Thermalsolen und 2 Solequellen zum Baden und Inhalieren, 3 Quellen für Trinkkuren, Massagen, Fango, Hydrotherapie, Bewegungstherapie (Salzufler Bewegungskur), Salzufler Atemkur, Elektrotherapie.

Kureinrichtungen: 5 Kurmittelhäuser, Inhalatorium, 2 Bewegungszentren mit Übungshalle, Wandelhalle mit Brunnenhaus, Gradierwerke von 424 m Länge. Universitätsinstitut für präventive Medizin und physiotherapeutische Rehabilitation, zahlreiche Kliniken, 2 Thermalsole-Hallenbäder, 2 Thermalsole-Freibäder, Bewegungsbad.
Unterhaltung: Kurkonzerte, Konzertgastspiele, Künstlergastspiele, Theater- und Opern- sowie Operettenaufführungen, Tanzveranstaltungen, Vorträge und Lesungen, Deutsches Bädermuseum.
Sport: Tennis, 2 Golfplätze (je 9 Loch), Reiten, Schwimmen.
So sieht es aus: Der Badeort bildet mit 18000 Einwohnern nur ein Drittel der Gesamtstadt, die durch ihre Fachwerkhäuser die Kurzone bereichert. Der Kurpark umfaßt 126 ha und ist damit einer der größten der Bundesrepublik, an ihn schließen sich 1000 ha Wald an. Seit 1983 steht ein modernes Kurgastzentrum zur Verfügung, das die traditionellen Kureinrichtungen ergänzt.
5700 Gästebetten entfallen auf 4 Kliniken (über 1100 Betten), 28 Hotels (mit Garnihotels) und 176 Pensionen.
Auskunft: Staatsbad, Parkstr. 20, 4902 Bad Salzuflen;
Telefon 05222/1830.

Bad Sassendorf

Heilbad

Ort nö. von Soest (Nordrhein-Westfalen), 9600 E, 100 m ü.d.M.; 19160 Urlaubs- und Kurgäste (1984).
Heilanzeigen: Rheuma, Herz- und Kreislauf- sowie Luftwegeerkrankungen, Frauenleiden.
Kurmittel: Moorbäder und -packungen, Solebäder, sonstige medizinische Bäder, Inhalationen, Massagen, Kneippsche Anwendungen, Elektrotherapie.
Kureinrichtungen: Kurmittelhaus mit allen Erfordernissen, Bewegungszentrum, Solethermalbad, Kurpark.
Unterhaltung: Kurkonzerte, sonstige Musikveranstaltungen aller Art, Koch- und andere Hobbykurse, Tanz, Vorträge, bunte Abende.
Sport: Schwimmen, Squash, Tennis, Reiten, Bogenschießen.
So sieht es aus: Bad Sassendorf verbindet die Urigkeit dörflicher Umwelt mit modernen Kureinrichtungen und einer betriebsamen

»Geschäftspromenade«. Dies ist ein gediegenes Bad, das aus seiner natürlichen Umwelt wächst.
2400 Gästebetten, davon über 800 in Kurkliniken.
Auskunft: Saline Bad Sassendorf GmbH, Kaiserstr. 14, Postfach 1160, 4772 Bad Sassendorf; Telefon 02921/5011.

Bad Schönborn

Heilbad

Ort an der südlichen Bergstraße, im Kraichgau (Baden-Württemberg), 8500 E, 110 m ü.d.M. (Umland bis 340 m).
Heilanzeigen: Bandscheiben-, Gelenk- und Kreislauferkrankungen, Rheuma, Arthrose, Arthritis und Wirbelsäulenschäden.
Kurmittel: Thermalsole und Schwefelquellen für Bäder und Packungen, Fango, Kneippsche Anwendungen, Massagen, Bewegungstherapie.
Kureinrichtungen: 3 Bewegungsbäder, davon in Mingolsheim Thermarium (1200 m², innen und außen mit Natursole) und in Langenbrücken Sigel-Therme (700 m², innen und außen) und Schwefelbewegungsbad, Kurzentrum in jedem Ort, Kurparks, 4 Kliniken.
Unterhaltung: Kurkonzerte, Tanz, Heimatabende, Vorträge, Ausflüge, Hobbykurse.
Sport: Angeln, Tennis, Kegeln, Schwimmen, Surfen.
So sieht es aus: Die mit Bad Schönborn vereinigten Gemeinden *Bad Mingolsheim* und *Bad Langenbrücken,* die nur einen knappen Kilometer voneinander getrennt sind, liegen an den sanften Höhen des Kraichgaus mit seinen Wiesen- und Rebhängen und dem Wald. Die beschaulich-ländlich geprägten Orte werden durch moderne Kuranlagen und Gästebetriebe ergänzt.
Insgesamt 1235 Gästebetten, u. a. in 4 Kurkliniken (mit rund 700 Betten) sowie 7 Hotels, 6 Gasthäusern, 9 Pensionen und bei 70 Privatvermietern.
Auskunft: Kurverwaltung, 7525 Bad Schönborn;
Telefon 07253/4496 + 4222.

Bad Schussenried

Moorheilbad

Stadt in Oberschwaben, sw. von Biberach an der Riß (Baden-Württemberg), 7500 E, 571–630 m ü.d.M.; 180000 Urlaubs- und Kurgäste (1984).
Heilanzeigen: degenerative Erkrankungen des Skelettsystems, Polyarthrosen der Wechseljahre, Folgen jugendlicher Wachstumsstörungen, Morbus Bechterew, chronischer Weichteilrheumatismus und Gelenkrheumatismus, Frauenleiden, Prostataentzündungen, Durchblutungsstörungen, Erschöpfungszustände, Rekonvaleszenz.
Kurmittel: Moorbäder und -packungen, Mittelgebirgsklima.
Kureinrichtungen: 3 Kurkliniken mit Moorbädern und je 1 Therapiebecken als Hallenbewegungsbad, Kurpark.
Unterhaltung: Kurkonzerte und sonstige Musikveranstaltungen, Tanz, Theater, Lichtbilder- und Filmvorträge, Hobby-Treff.
Sport: Angeln, Kegeln, Rudern, Schwimmen, Schießen, Tennis, Golf (Platz in Bad Waldsee, siehe dort).
So sieht es aus: Bad Schussenried an der Oberschwäbischen Barockstraße besitzt eine bedeutende Klosterkirche (1744–46) und Klostergebäude aus dem 16. und 18. Jh. Die 5 km entfernte Wallfahrtskirche in *Steinhausen* soll die »schönste Dorfkirche der Welt« sein. Steinhausen gehört wie die Orte *Otterswand* und *Reichenbach* zum Stadtgebiet von Bad Schussenried.
Mehr als 700 Gästebetten, davon 450 in den Kurkliniken und 260 in Hotels, Pensionen und privat.
Auskunft: Städtische Kurverwaltung, 7953 Bad Schussenried, Telefon 07583/401-33.

Bad Schwalbach

Heilbad

Hessisches Staatsbad im Taunus, nw. von Wiesbaden, 10000 E, 320–380 m ü.d.M.; 16000 Kurgäste (1984).
Heilanzeigen: Herz- und Gefäßerkrankungen, Frauenleiden, rheumatische Erkrankungen.
Kurmittel: Mineralwasser (Säuerlinge) zum Baden und Trinken,

Eisenmineralmoor für Moorbäder und -packungen, Massagen, Kohlensäuregasbäder, Inhalationen.
Kureinrichtungen: 3 Brunnen: Wein-, Stahl- und Schwalbenbrunnen, Staatliches Kursanatorium, 3 Kurmittelhäuser, Trink- und Wandelhalle, Kurpark.
Unterhaltung: Kurkonzerte, Theatergastspiele, Vorträge, Tanz, Lesungen, Musikveranstaltungen.
Sport: Tennis, Schwimmen, Angeln.
So sieht es aus: Ein traditionsreicher Ort mit allerlei Fachwerkbauten im westlichen Taunus. Der ausgedehnte Kurpark leitet in die offene Landschaft über. Durch die Gültigkeit der Kurkarte auch für *Schlangenbad* erweitern sich die Möglichkeiten für den Kurgast.
Insgesamt 2000 Betten in 6 Kurbetrieben, 11 Hotels, 18 Pensionen sowie bei 28 Privatvermietern und in 21 Ferienwohnungen.
Auskunft: Hessisches Staatsbad, Am Kurpark 1, Postfach 1147, 6208 Bad Schwalbach 1; Telefon 06124/5020.

Bad Schwartau

Heilquellenkurbetrieb

Nahe bei Lübeck gelegene Stadt (Schleswig-Holstein), 19500 E, 20 m ü.d.M.; 2350 Kurgäste (1984).
Heilanzeigen: Erkrankungen des rheumatischen Formenkreises, Herz- und Kreislaufstörungen, Frauenleiden.
Kurmittel: jodhaltige Sole zum Baden und Inhalieren, Moorbäder und -packungen, Kneippsche Anwendungen.
Kureinrichtungen: Kurmittelhaus, Sanatorium, Kurpark.
Unterhaltung: Kurkonzerte, Vorträge, Tanz, Gesellschaftsabende.
Sport: Segeln, Tennis, Reiten, Angeln.
So sieht es aus: Der kleine, durch die Nähe zu Lübeck und den Seebädern der Lübecker Bucht reizvolle städtische Badeort mit Kurpark und Wald Riesebusch bietet lediglich 170 Gästebetten an, darunter 7 (kleine) Hotels und 30 Privatvermieter.
Auskunft: Kurverwaltung, Am Kurpark 3, 2407 Bad Schwartau; Telefon 0451/22182 + 25944.

Bad Sebastiansweiler

→ Mössingen-Bad Sebastiansweiler.

Bad Seebruch

→ Vlotho-Bad Seebruch

Bad Soden am Taunus

Heilbad

Hessische Stadt am Südhang des Taunus, 15 km von Frankfurt am Main, 18600 E, 140 m ü.d.M. (Umgebung bis 380 m); 5150 Kurgäste (1984).
Heilanzeigen: chronische Erkrankungen der Atemwege, Erkrankungen des Bewegungssystems, Durchblutungsstörungen, Herz- und Kreislauferkrankungen, Kinderkrankheiten, Frauenleiden, Schuppenflechte, vegetativ-hypergische Funktionsstörungen.
Kurmittel: 30 Mineralquellen, 11 staatlich anerkannte Heilquellen: Natrium-Calcium-Chlorid-Hydrogenkarbonat, Natrium-Chlorid-Hydrogenkarbonat, Natrium-Chlorid-Säuerlinge, z.T. thermal, fluoridhaltig, z.T. Sole; zum Baden und Trinken, sonstige medizinische Bäder, Bewegungstherapie, Massagen, Inhalationen, Trinkkuren.
Kureinrichtungen: Kurmittelhaus, Thermalsole-Hallenbad, Badehaus, Burgberg-Inhalatorium, Trinkhalle, Kurparks, 4 Kliniken.
Unterhaltung: Theaterabende, Tanz, Führungen, Kurmusik, bunte Abende.
Sport: Bowling, Kegeln, Reiten, Schwimmen, Tennis.
So sieht es aus: Der am Südhang des Taunus gelegene Ort mit den Stadtteilen *Neuenhain* und *Altenhain* spiegelt teilweise noch die Tradition des schon lange bestehenden Bades, moderne Kurbauten sind hinzugekommen. Die Taunusberge schützen Ort und Bad vor rauhen Winden und lassen den Frühling früh kommen.
Besondere Sehenswürdigkeit: größte Meißner Porzellansammlung der Welt außerhalb Meißens.
1670 Gästebetten, u.a. in 4 Sanatorien mit zusammen 500 Betten, außerdem 18 Hotels, 10 Pensionen und 28 Privatvermieter.

Auskunft: Kurverwaltung, Kurhaus, Königsteiner Str. 88, 6232 Bad Soden am Taunus; Telefon 06196/208280 + 200750.

Bad Soden-Salmünster

Heilbad

Hessische Stadt an der Kinzig, zwischen Spessart und Vogelsberg, 3500 E, 250–350 m ü.d.M.; 48500 Urlaubs- und Kurgäste (1984).
Heilanzeigen: Herz- und Kreislauferkrankungen, Rheuma, Wirbelsäulen- und Gelenkerkrankungen, Eisenmangel, Erkrankungen der Atemwege.
Kurmittel: Thermalsole (eisenstärkste [47 mg Fe_2/l] und kohlensäurereichste in Hessen), Bewegungstherapie, Massagen, Packungen.
Kureinrichtungen: 7 Kurkliniken bzw. Kurheime mit Kuranwendungen im Haus, Kurmittelhaus, Thermalsole-Bewegungszentrum mit Wellenfreibad, 4 Kneippanlagen, Trinkkurhalle, Kurpark.
Unterhaltung: Kurkonzerte, Vorträge, Theater, Konzerte, Stadtführungen.
Sport: Angeln, Tennis, Reiten, Kegeln, Golf.
So sieht es aus: Das im Naturpark Spessart gelegene Bad vor den grünen Hängen des Stolzenbergs hat mit seiner Barockkirche und dem schönen barocken Fachwerkrathaus ein anziehendes Stadtbild. Kleinstadtcharme und ländliche Weite verbinden sich mit modernen Kurbauten. Die Umgebung bietet reiche Ausflugsmöglichkeiten. Insgesamt sind 3320 Gästebetten verfügbar.
Auskunft: Städtische Kurverwaltung, 6483 Bad Soden-Salmünster; Telefon 06056/2051 + 1433.

Bad Sooden-Allendorf

Heilbad

Hessische Stadt an der Werra, östlich von Kassel, 9650 E, 152 m ü.d.M.; 27000 Urlaubs- und Kurgäste (1984).
Heilanzeigen: chronische Erkrankungen der Atemwege, rheumatische Erkrankungen der Muskeln und Gelenke, Entwicklungsstörungen im Kindesalter, allgemeine Erschöpfung, Geschwulstkrankheiten.

Kurmittel: radonhaltige Sole zum Baden und Inhalieren, medizinische Bäder, Solebewegungsbäder, Fangopackungen, Kneippsche Anwendungen, Massagen, Moorbäder und -packungen.
Kureinrichtungen: Kurmittelhaus, Solebewegungszentrum mit 2 Therapiebecken sowie Wellenbecken, Wassertretstellen, Brunnentempel, Gradierwerk mit Wandelgängen.
Unterhaltung: Kurkonzerte, Hobbykurse, Stadtführungen, Vorträge, Theatergastspiele, Tanz, Heimatfeste, verschiedene Musikveranstaltungen, bunte Abende.
Sport: Angeln, Schwimmen, Kegeln, Reiten, Schießen, Tennis.
So sieht es aus: Die Stadt zeichnet sich durch ihre mittelalterlichen Fachwerkbauten aus, wobei zu Bad Sooden das Söder Tor gehört und Allendorf die Stadtmauer und das Rathaus aufweist. Ein Salzmuseum berichtet über die Zeit der Salzgewinnung. Die beiden Stadtteile sind durch die Werra, die sich hier in 2 Arme teilt, getrennt. Liebenswert das tägliche Glockenspiel am Rathaus.
3320 Gästebetten, davon ⅓ in Kurkliniken, 630 in Hotels, 680 in Pensionen und 770 bei Privatvermietern.
Auskunft: Kur GmbH, Postfach 220, 3437 Bad Sooden-Allendorf; Telefon 05652/5010.

Bad Steben

Heilbad

Bayerisches Staatsbad im Frankenwald, nw. von Hof, 3900 E, 600 m ü.d.M.; 18000 Urlaubs- und Kurgäste (1984).
Heilanzeigen: Herz- und Gefäßkrankheiten, rheumatische Erkrankungen, degenerative Erkrankungen der Wirbelsäule und der Gelenke, Frauenleiden.
Kurmittel: radonhaltiges Wasser zum Baden und Trinken, Hochmoor für Bäder und Packungen (sog. Bad Stebener Kur).
Kureinrichtungen: Badehaus, Trink- und Wandelhallen, Kurhaus, 3 Kliniken für innere Krankheiten, Kurpark (35 ha), Terrainkurwege.
Unterhaltung: Kurkonzerte, Volkstheater, Heimatabende, Vorträge, Tanz, Ausflüge.
Sport: Tennis, Schießen, Angeln, Kegeln, Schwimmen; im Winter: Skiwandern, Skispringen (Sprungschanze), Abfahrten mit Skilift.

So sieht es aus: Der Ort liegt in einem Hochtal inmitten des waldreichen Frankenwalds mit gutem Mittelgebirgsklima. Bad Steben ist das höchstgelegene bayerische Staatsbad. Der gemütliche Ortscharakter mit mittelalterlicher Wehrkirche verbindet sich mit den modernen Kuranlagen, wobei es überall ruhig und ohne hektischen Betrieb zugeht. Idealer Standort für Wanderungen und winterlichen Skifahrten.
Von 2300 Betten entfallen mehr als 900 auf Kliniken und Sanatorien, 730 auf Pensionen, 290 auf Hotels und 220 auf Privatvermieter sowie je 80 auf Appartements und Gasthöfe.
Auskunft: Staatliche Kurverwaltung, 8675 Bad Steben; Telefon 09288/1081.

Bad Teinach-Zavelstein

Heilbad

Doppelort in einem Tal des nördlichen Schwarzwalds, sw. von Calw (Baden-Württemberg), 2700 E, 340 m ü.d.M. (Umgebung bis 740 m); 12400 Kur- und Urlaubsgäste (1984).
Heilanzeigen: Herz- und Gefäßerkrankungen, funktionelle Kreislaufstörungen, Erkrankungen der ableitenden Harnwege, rheumatische und degenerative Erkrankungen des Bewegungsapparats.
Kurmittel: Mittelgebirgsklima, verschiedene Heilquellen zum Baden und Trinken, je nach Therapie stehen 5 Quellen zur Auswahl, auch für Inhalationen, Kneippsche Anwendungen, Massagen.
Kureinrichtungen: Kurmittelzentrum mit Mineralthermal-Bewegungsbad, CO_2-Mineralwasserwannenbad, Trinkhalle, Kurpark mit See.
Unterhaltung: Spielabende, Kurkonzerte, Vorträge, Hobbykurse (u.a. Kochen, Backen), Zimmertheater, Ende August Straßen- und Lichterfest.
Sport: Kegeln, Tennis, Schießen.
So sieht es aus: Der Ort ist von bewaldeten Berghängen umgeben. 160 m höher als Bad Teinach liegt der unter Denkmalsschutz stehende anmutige Luftkurort Zavelstein mit seiner Burgruine aus dem 11. Jahrhundert. In Bad Teinach ergänzen sich traditionelle klassizistische und moderne Kurbauten.

Etwas über 1000 Gästebetten in 8 Hotels, 5 Gasthäusern, 10 Pensionen und bei 50 Privatvermietern.
Auskunft: Kurverwaltung, 7264 Bad Teinach-Zavelstein; Telefon 07053/8444.

Bad Tölz

Heilbad
Heilklimatischer Kurort

Oberbayerische Marktstadt, an der Isar, 13000 E, 670 m ü.d.M.
Heilanzeigen: Herz- und Kreislauferkrankungen, Rheuma, Asthma, Nerven- und Augenkrankheiten.
Kurmittel: Mineral- bzw. Jodquellen zum Baden und Trinken, Jod-Moor-Packungen, Jodquell-Inhalationen, Massagen, Naturmoorpakkungen, Kneippsche Anwendungen.
Kureinrichtungen: Kurmittelhaus Herderbad und mehr als 10 private Kurmittelhäuser, Trink- und Wandelhalle (größte Europas), Kurpark und Kurgärten, Meerwasserbad Alpamare mit 4 Schwimmbädern, davon 2 (auch im Winter) im Freien.
Unterhaltung: Kurmusik, Kurtheater, Marionettentheater, Konzerte, Tanz, Heimatabende, Vorträge, Hobbykurse.
Sport: Angeln, Bergsteigen und Bergwandern, Drachenfliegen, Golf, Kegeln, Schießen, Reiten, Tennis, Schwimmen; im Winter Eisstockschießen, Rodeln (5 km lange Bahn vom Blomberg), Schlittschuhlaufen, Skilang- und -abfahrtslauf.
So sieht es aus: Die malerische Stadt mit vielen bemalten Häuserfronten liegt rechts, der Kur- und Badeteil links der Isar, die über 2 Brücken (in der Stadt und über B 472) passiert wird. Zur typisch oberbayerischen Stadt tritt ein vielseitiges Kurgebiet mit Bauten verschiedenen Stils, fast immer mit blumengeschmückten, stimmungsvollen Holzbalkonen.
4400 Gästebetten, davon 1260 in Kurbetrieben, 850 in Hotels, 250 in Gasthäusern und 2000 in Pensionen, Appartements oder bei Privatvermietern.
Auskunft: Städtische Kurverwaltung, Ludwigstr. 11, 8170 Bad Tölz; Telefon 08041/41495 + 41095.

Bad Überkingen

Heilbad

Gemeinde am Fuß der Schwäbischen Alb, westlich vor Geislingen (Baden-Württemberg), 4300 E, 455 m ü.d.M. (Umland bis 740 m).
Heilanzeigen: chronische Polyarthritis, Arthrosen, Spondylosen, Muskel- und Nervenentzündungen, Gicht, periphere Durchblutungsstörungen, Unfallfolgen, Kreislaufstörungen und Herzmuskelschwäche.
Kurmittel: Thermalquellen zum Baden, Trinken und Inhalieren, Kneippsche Anwendungen, Massagen, Bewegungstherapie, Fangopackungen.
Kureinrichtungen: Kurmittelhaus, Mineralthermal-Bewegungsbad, Kurpark.
Unterhaltung: Kurkonzerte, Gästeabende, Tanz, Ausflugsfahrten, Musikveranstaltungen.
Sport: Kegeln, Tennis, Wandern; im Winter Skilanglauf.
So sieht es aus: Der kleine Badeort mit 320 Betten (davon 37 im führenden Hotel) ist weithin bekannt durch seine Mineralwässer: Adelheidquelle, Hirschquelle, Elisabethenquelle und die als Tafelwasser verbreitete Überkinger Quelle. Der Ort im oberen Filstal liegt vor den sanften Höhen der Schwäbischen Alb und weist neben modernen Kuranlagen noch ein Badegebäude von 1553 auf.
Auskunft: Kurverwaltung, Aufhäuser Str. 4, 7347 Bad Überkingen; Telefon 07331/64074.

Bad Urach

Heilbad
Luftkurort

Stadt in der Schwäbischen Alb, südlich von Stuttgart (Baden-Württemberg), 11000 E, 464 m ü.d.M. (Umgebung bis 736 m).
Heilanzeigen: Abnutzungserscheinungen des Bewegungsapparats, Nervenentzündungen, Hüftarthrose, Meniskus-, Bandscheiben-, Gelenk- und Wirbelsäule, Rehabilitation nach Unfällen, Operationen, Erschöpfungszustände, zur Kreislaufaktivierung.
Kurmittel: Mittelgebirgsklima, Thermalquellen zum Baden und Trinken, Massagen.

Kureinrichtungen: Kurmittelhaus, Kurhotel Quellenhof mit Kurmittelabteilung und private Bäder, Kliniken, Thermalmineral-Bewegungsbad.
Unterhaltung: Theater- und Konzertveranstaltungen, Kurkonzerte, Vorträge, Ausflugsfahrten, schwäbische Abende, Weinprobe, Wanderführungen.
Sport: Angeln, Reiten, Schießen, Segelfliegen, Schwimmen (Freizeitbad »Aquadrom«), Tennis; im Winter Skilanglauf, Eislaufen.
So sieht es aus: Die Stadt hat einen spätmittelalterlichen Stadtkern mit Fachwerkhäusern, Marktplatz mit gotischem Marktbrunnen sowie einem Residenzschloß von 1443. Sie ist von Buchenwäldern umgeben, durch das Kurgebiet führt kein Durchgangsverkehr. Zu Bad Urach gehören 6 ländliche Orte im Bereich der sogenannten Uracher Alb.
1830 Gästebetten, die auf 22 Hotels, Gasthäuser und Pensionen, 2 Kurbetriebe und 40 Privatvermieter entfallen.
Auskunft: Städtische Kurverwaltung, Postfach 1206,
Bei den Thermen 4, 7432 Bad Urach; Telefon 07125/1761.

Bad Vilbel

Heilbad

Hessische Stadt an der Nidda, in der Wetterau, 26000 E, 105–200 m ü.d.M.; 4000 Kurgäste (1984).
Heilanzeigen: Herz- und Kreislauferkrankungen, Rheuma.
Kurmittel: Thermalquellen zum Baden und Trinken, medizinische Bäder, Massagen, Moor- und Fangopackungen.
Kureinrichtungen: Kurmittelhaus, Hallenbad, Kurparkanlagen.
Unterhaltung: Theateraufführungen, Konzerte, Tanz, Modenschauen, Ausflüge.
Sport: Schwimmen, Tennis, Reiten.
So sieht es aus: Bad Vilbel ist Wohnvorort von Frankfurt am Main, historisches Fachwerkrathaus und mittelalterliche Wasserburg, die heute ein Heimatmuseum ist.
275 Gästebetten in 5 Hotels, 1 Gasthaus und 5 Pensionen.
Auskunft: Kur- und Verkehrsbüro, Niddastr. 1, 6368 Bad Vilbel; Telefon 06101/2389.

Bad Waldliesborn

→ Lippstadt – Bad Waldliesborn.

Bad Waldsee

Moorheilbad
Kneippkurort

Stadt, nö. von Ravensburg (Baden-Württemberg), 15000 E, 584 m ü.d.M. (Umland bis 754 m); 15000 Urlaubs- und Kurgäste (1984).
Heilanzeigen: Erkrankungen des rheumatischen Formenkreises, chronischer Gelenk- und Muskelrheumatismus, Neuralgien, Ischias syndrom, deformierende Gelenkerkrankungen, Haltungsschäden und chronische Erkrankungen der Wirbelsäule, Rehabilitation des Muskel- und Bewegungssystems, chronische Unterleibsentzündungen verschiedener Art, Durchblutungsstörungen.
Kurmittel: Mittelgebirgsklima, Moorbreibäder, Moorpackungen, Kneippsche Anwendungen, medizinische Bäder, Massagen, Bewegungstherapie, Chirogymnastik.
Kureinrichtungen: Kurmittelhäuser für Moor- und Kneipptherapie, Kurkliniken und -pensionen, Kuranlagen, Terrainkurwege.
Unterhaltung: Konzerte, Theater, Vorträge, Tanz, Kosmetikkurse, Filme.
Sport: Schwimmen, Rudern, Reiten, Tennis, Golf (18 Loch), Segelfliegen, Schießen, Wandern.
So sieht es aus: Die Umgebung ist typisch für Oberschwaben: Seen, Moränenhänge mit Wald, Wiesen und Äcker, Moor und Ried. Dazu kommt der Reiz eines mittelalterlichen Stadtbilds mit dem Rathaus (15. Jh.), dem Kornhausmuseum, den beiden Türmen sowie dem Barockschloß (1550). Hier, im voralpinen Hügelland, verläuft auch die Oberschwäbische Barockstraße.
1600 Gästebetten, davon die knappe Hälfte in Kurkliniken, dazu 170 Hotelbetten, 360 Betten in Pensionen und 300 Betten bei 80 Privatvermietern.
Auskunft: Städtische Kurverwaltung und Gästeamt,
Ravensburger Str. 1, 7967 Bad Waldsee; Telefon 07524/10377/78.

Bad Westernkotten

Moor-Sole-Heilbad

Westfälische Gemeinde, am Hellweg, südlich von Lippstadt (Nordrhein-Westfalen), 3000 E, 88 m ü.d.M.; 13500 Kurgäste (1984).
Heilanzeigen: Rheuma, Herz-, Kreislauf-, Frauenleiden, Erkrankungen der Atemwege.
Kurmittel: 2 Thermalsolen (eisen- und kohlensäurehaltig) zum Baden, Trinken und Inhalieren, Solebewegungsbäder, Moorbäder, Moorpackungen.
Kureinrichtungen: Kurmittelzentrum, Solebadehaus und Kurmittelhaus, 3 Sanatorien, Gradierwerke, Soletretbecken, Kur- und Trinkhalle; Hellweg-Sole-Thermen mit 3 Innenbecken und 1 Außenbekken, Kurpark.
Unterhaltung: Kurkonzerte, Hobbykurse im Haus des Gastes, Kurtheater, Konzerte, öffentliche Veranstaltungen, Vorträge.
Sport: Tennis.
So sieht es aus: Bad Westernkotten liegt in einer Art Parklandschaft zwischen Wiesen, Äckern und Wasserläufen am nördlichen Sauerland. Der kleine Ort hat sein Kurmittelzentrum westlich der Wohngebiete angesiedelt und ihm im letzten Jahrzehnt eine moderne Ausgestaltung gegeben. Vom Kurpark führen die Wege in das Gebiet des Murckenbruch.
870 Gästebetten aller Kategorien.
Auskunft: Solbad Westernkotten GmbH, Postfach 2060,
4782 Erwitte 2; Telefon 02943/2037.

Bad Wiessee

Jod-Schwefel-Heilbad

Bayerische Gemeinde am Westufer des Tegernsees, 5000 E, 735 m ü.d.M.
Heilanzeigen: Herz- und Gefäßerkrankungen, Erkrankungen des Stütz- und Bewegungsapparats, Erkrankungen der Atmungsorgane, Augenleiden, Hautkrankheiten.
Kurmittel: jod-, schwefel- und fluoridhaltige Natriumchloridquelle zum Baden, Trinken und Inhalieren, medizinische Bäder, Massagen, Fango, Kneippsche Anwendungen.

Kureinrichtungen: Kurzentrum für physikalische Therapie, Hallenschwimmbad, Wandelhalle, Kurparks, Institut für Kreislaufdiagnostik, Gymnastiksaal, Inhalatorium, Kurbäder.
Unterhaltung: Kurtheater für Theaterveranstaltungen, Hobbykurse, Kurkonzerte, Solistenabende, Heimat und Tanzabende, Spielbank.
Sport: Schwimmen, Golf, Tennis, Segeln, Rudern, Bergsteigen; im Winter Skisport aller Art mit Liften und Skischule, Eisstockschießen, Eislaufen.
So sieht es aus: »Das Weltbad am Tegernsee« verbindet idyllische Winkel des ursprünglichen Dorfes mit den modernen Kur- und Therapieeinrichtungen, wobei die Kulisse von See und Bergen den Charakter des Ortes bestimmt.
6000 Gästebetten in 13 Sanatorien, 37 Hotels und Gasthäuser, 15 Pensionen und Gästeheimen und bei 60 Privatvermietern.
Auskunft: Kuramt, Adrian-Stoop-Str. 20, 8182 Bad Wiessee; Telefon 08022/82051.

Bad Wildstein

→ Traben-Trarbach – Bad Wildstein.

Bad Wildungen

Heilbad

Stadt und hessisches Staatsbad am Nordrand des Kellerwaldes, 16000 E, 280–350 m ü.d.M. (Umland bis 600 m); 23500 Kurgäste (1984).
Heilanzeigen: Herz-, Kreislauf-, Nieren-, Blasen- und Stoffwechselerkrankungen.
Kurmittel: Thermalquellen zum Baden, Trinken und Inhalieren, Massagen, Fangopackungen, Bewegungsbäder, Elektrotherapie.
Kureinrichtungen: Kurmittelhäuser in Form von 4 Badehäusern, Inhalatorium, Wandelhalle im Kurpark für Trinkkuren, Quelltempel.
Unterhaltung: Kurkonzerte, sonstige Musikveranstaltungen, Theatergastspiele, Vorträge.
Sport: Auf dem 12 km entfernten Edersee Wassersport, wie Angeln, Segeln, Surfen, Paddeln und Schwimmen; Golf (9-Loch-Platz), Ke-

geln, Reiten, Schießen, Schwimmen, Tennis; im Winter auf der Kunsteisbahn Eisstockschießen und Eislaufen
So sieht es aus: Die Brunnenallee verbindet die Wildunger Altstadt (Stadtkirche mit bedeutendem Flügelaltar) mit dem Kurbereich und ist zugleich Bummelpromenade. Die reich verzierten Fachwerkhäuser der Stadt sind durch den Kellerwald geschützt und werden überragt durch Schloß Friedrichstein. Zusammen mit dem weitläufigen Kurpark prägen sie das Bild der Stadt.
Knapp 4000 Gästebetten, davon mehr als 2000 in Kurkliniken und Krankenanstalten, 600 in Hotels, 120 in Appartements, 375 in Pensionen und 570 bei Privatvermietern oder in Fremdenheimen.
Auskunft: Kurverwaltung, Langemarckstr. 2, 3590 Bad Wildungen; Telefon 05621/6054–56.

Bad Wimpfen

Soleheilbad

Stadt am Neckar, nördlich von Heilbronn (Baden-Württemberg), 6000 E, 190–230 m ü.d.M.
Heilanzeigen: Erkrankungen des rheumatischen Formenkreises, postoperative Behandlung am Stütz- und Bewegungsapparat, Herz- und Kreislauferkrankungen, Erkrankungen der Atmungsorgane, Tumornachsorge, Schuppenflechte und andere Hautkrankheiten.
Kurmittel: Solequelle zum Baden, medizinische Bäder, Massagen, Elektrotherapie, Inhalation, Eifelfango, Hydrotherapie, Bewegungstherapie mit Sole-Hallenbewegungsbad.
Kureinrichtungen: 2 Kurkliniken, Erich-Sailer-Haus, Kurmittelhaus, Bewegungszentrum mit Solebewegungsbad, Kurpark.
Unterhaltung: Kurkonzerte, Theaterabende, Kirchenkonzerte, Vorträge, Tanz, Ausflugsfahrten, auch auf dem Neckar, Stadtführungen, Weinproben.
Sport: Schwimmen, Tennis, Schießen, Angeln.
So sieht es aus: Bad Wimpfen besitzt ein ganz besonders eindrucksvolles Stadtbild mit dem Roten und Blauen Turm, dem Steinhaus und den Türmen der Stadtkirche sowie weiteren historischen Bauten. Zu ihnen bilden die modernen Kuranlagen einen wirkungsvollen Kontrast.

Das Kur- und Rehabilitationszentrum verfügt über 300 Betten.
Auskunft: Kur- und Bäderverwaltung, Osterbergstr. 16, Postfach 120, 7107 Bad Wimpfen.

Bad Windsheim

Heilbad

Bayerische Stadt an der Aisch, westlich von Fürth, 12000 E, 314–321 m ü.d.M.
Heilanzeigen: Erkrankungen des Stütz- und Bewegungsapparats, degenerative und chronisch entzündliche Gelenk- und Wirbelsäulenleiden, Rehabilitation nach Operationen, Frauenleiden, chronische Erkrangen der Atemwege, funktionelle Herz- und Kreislaufstörungen, körperliche Erschöpfung, unterstützende Behandlung bei Erkrankungen von Magen, Darm, Leber, Galle, Bauchspeicheldrüse und Stoffwechselstörungen.
Kurmittel: Solequelle und Kiliani-Trinkquelle, medizinische Bäder, hydrotherapeutische Anwendungen, Elektrotherapie, Fangopackungen, Inhalationen, Massagen, Solebewegungsbad, auch Schrothkur.
Kureinrichtungen: Kurzentrum mit Kurmittelhaus, Solebewegungsbad, Solehallenbad, Kurklinik Augustinum, Frankenland-Klinik, Kurpark von 30 ha.
Unterhaltung: Kurkonzerte, folkloristische Darbietungen, Tanz, Vorträge, Gastspiele, Führungen, Fränkisches Freilandmuseum.
Sport: Kegeln, Reiten, Rudern, Schwimmen, Sportfischen, Tennis, Surfing, Wandern, Schießen.
So sieht es aus: Bad Windsheim in »Frankens gemütlicher Ecke« liegt an der Aisch zwischen den Naturparks Frankenhöhe und Steigerwald, umgeben von bäuerlichen Fluren. Zur historischen Altstadt gehört mit dem Rathaus ein barocker Prachtbau.
Etwa 1000 Gästebetten in 5 Hotels, 8 Gasthäusern, 2 Kurbetrieben und 12 Privatvermietern.
Auskunft: Kurverwaltung/Verkehrsamt, Rathaus-Arkaden, Postfach 260, 8532 Bad Windsheim; Telefon 09841/2004 + 2005.

Bad Wörishofen

Kneippheilbad

Bayerische Stadt sö. von Mindelheim, 13500 E, 620–670 m ü.d.M.; 69500 Urlaubs- und Kurgäste (1984).

Heilanzeigen: Herz- und Gefäßerkrankungen, vegetativ-nervöse Funktionsstörungen, organische und funktionelle Störungen der Verdauungsorgane, postoperative Zustände, endokrine Insuffizienzen und hormonale Störungen, Stoffwechselleiden, Atemwegserkrankungen, Regeneration, Alterserscheinungen.

Kurmittel: Kneippsche Anwendungen, Massagen, Elektrotherapie, Bewegungstherapie.

Kureinrichtungen: Sebastian-Kneipp-Institut und weitere Forschungsstätten, 185 Kurbetriebe (mit Kneippschen Anwendungen im Haus), 16 Kursanatorien, 1 Kurklinik, 21 Kurhotels, 150 Kurpensionen und -heime, wobei überall die Einrichtungen zur Durchführung der Kneippkur vorhanden sind. Kurpark, Hallenschwimmbad.

Unterhaltung: Kurkonzerte, umfangreiches Veranstaltungsprogramm.

Sport: Schwimmen, Rudern, Segeln, Surfen, Kegeln, Segelfliegen, Tennis, Reiten, Golf (18-Loch-Platz), Schießen, Angeln; im Winter Kunsteisstadion, Langlauf.

So sieht es aus: Am nördlichen Rand des bayerischen Allgäu liegt mit Bad Wörishofen die Wirkungsstätte des hier als Pfarrer und Heiler tätigen Sebastian Kneipp (1821–1897). Dieses erste und größte Kneippheilbad ist von Wäldern und Wiesen umgeben, besitzt keine Industrie und umfaßt insgesamt 11 Ortsteile.

Von 7200 Betten befinden sich rund 6200 in fachlich konzessionierten Kneippbetrieben. Dazu kommen 12 Hotels und Gasthöfe, 54 Gästeheime, 134 Ferienwohnungen.

Auskunft: Städtische Kurdirektion, Rathaus, 8939 Bad Wörishofen; Telefon 08247/5001.

Bad Wurzach

Moorheilbad

Stadt im Allgäu, sw. von Memmingen (Baden-Württemberg), 12 000 E, 650 m ü.d.M. (Umgebung bis 800 m); 8000 Kurgäste (1984).
Heilanzeigen: Rheuma, Frauenleiden.
Kurmittel: Moorbäder, Moorpackungen, Moorkneippen, Massagen, Bewegungstherapie, Elektrotherapie.
Kureinrichtungen: Kurzentrum Reischenberg, Städtisches Moorsanatorium, Moortherapiepfad, Kurmittelabteilung, Rheumaklinik mit allen Kureinrichtungen, Hallenbad.
Unterhaltung: Kurmusik, Bauerntheater, Residenzkonzerte, Vortragsabende, Tanz, Heimatabende, Führungen, Hobbykurse.
Sport: Angeln, Schwimmen, Reiten, Tennis, Kegeln, Schießen, Wandern.
So sieht es aus: Zur Stadt an der Oberschwäbischen Barockstraße gehört als Sehenswürdigkeit das Barocktreppenhaus des Schlosses (1724–28). Das dicht bei der Stadt gelegene Wurzacher Ried liefert täglich frisch das heilende Moor. Der Ort zeigt sich als heiter-behagliches oberschwäbisches Kleinstädtchen mit historischem Rathaus und anmutigen Giebelhäusern.
1100 Gästebetten verteilen sich zur Hälfte auf Kurbetriebe, zu einem reichlichen Viertel auf Privatvermieter, 60 Betten in Hotels und Gasthäusern, ebenso viele in Pensionen.
Auskunft: Städtische Kurverwaltung, 7954 Bad Wurzach; Telefon 0 75 64/302 157.

Bad Zwischenahn

Moorheilbad

Niedersächsische Gemeinde, 24 000 E, davon 7000 im Bad, 6 m ü.d.M.; 31 000 Urlaubs- und Kurgäste (1984).
Heilanzeigen: Atemwegserkrankungen, Stoffwechselkrankheiten, unterstützende Behandlung der Verdauungsorgane, Rehabilitation, Erkrankungen des rheumatischen Formenkreises, Frauenleiden, Erkrankungen des vegetativen Nervensystems, chronisch-entzündliche Erkrankungen, Unfallfolgen.

Kurmittel: Mooranwendungen, medizinische Bäder, Elektrotherapie, Kneippsche Anwendungen, Bewegungstherapie, Massagen.
Kureinrichtungen: Kurklinik für Rheuma und Rehabilitation, Klinik für Anschlußheilbehandlungen, Trink- und Wandelhalle, Bewegungsbad, Kurpark, Wellenhallenbad.
Unterhaltung: Kurkonzerte, Vorträge, Tanz, bunte Abende, Platzkonzerte, Stargastspiele, Spielbank.
Sport: Schwimmen, Rudern, Segeln, Surfen, Tennis, Angeln, Reiten, Segelfliegen, Kegeln, Tontaubenschießen, Wandern.
So sieht es aus: Bad Zwischenahn liegt am Zwischenahner Meer, einem Binnensee von 3 km Länge und 2,5 km Breite, der auch Schiffsverkehr hat. Die parkähnliche Landschaft wechselt ab mit Wäldern, Weiden und Wiesen und ist nicht von Industrie beeinflußt. 3000 Betten, davon u.a. 600 in Hotels, 700 in Pensionen, 330 bei Privat, 630 in Ferienwohnungen und 400 in Sanatorien.
Auskunft: Kurverwaltung, Auf dem Hohen Ufer 24,
2903 Bad Zwischenahn, Telefon 04403/2580.

Baiersbronn

Kurort

Ausgedehnte Schwarzwaldgemeinde mit 12 Dörfern im Murgtal und in Höhenlage (Baden-Württemberg), zusammen 14400 E, 450–1100 m ü.d.M.; 150000 Kurgäste (1984).
Heilanzeigen: Erkrankung der Atemwege, Herz- und Kreislauferkrankungen, Erschöpfungszustände, Allergien, rheumatische Erkrankungen, Stoffwechselstörungen, Nachsorgebehandlung nach Operation, Herzinfarkt und Schlaganfall.
Kurmittel: medizinische Bäder und Anwendungen sowie Kneippsche Anwendungen, Thymustherapie.
Kureinrichtungen: Wassertretanlagen, Liegewiesen, Schwarzwaldsanatorium Obertal für innere Medizin und Naturheilverfahren, Hallenbäder, Kurpark.
Unterhaltung: Konzerte, Folkloreveranstaltungen, Tanzabende, Bauerntheater, Grillfeste.
Sport: Angeln, Schwimmen, Reiten, Tennis- und Freizeit-Center mit

Squash und Kegeln, Wandern; im Winter Eislaufen, Skiabfahrten auf 9 Pisten (7 Flutlicht), Langlauf auf 12 Loipen.
So sieht es aus: Vielfach gegliederter Schwarzwaldort mit Tal- und Höhensiedlungen in unmittelbarer Waldnähe; von den Talorten meist ansteigende Wege.
12 000 Betten in 45 Hotels, 50 Gasthäusern und 90 Pensionen.
Auskunft: Kurverwaltung, Freudenstädter Str. 36a, 7292 Baiersbronn; Telefon 0 74 42/25 70.

Baiersbronn-Schönmünzach-Schwarzenberg

Luftkurort
Kneippkurort

Zur Gemeinde → Baiersbronn gehörender Schwarzwaldort im Murgtal (Baden-Württemberg), 1000 E, 460–500 m ü.d.M.
Heilanzeigen: Herz- und Kreislaufstörungen, nervöse Erkrankungen, Aufbruch- und Stoffwechselkrankheiten, rheumatische Erkrankungen.
Kurmittel: Kneippsche Anwendungen, medizinische Bäder, Massagen, Inhalationen, Packungen (Fango).
Kureinrichtungen: Kurmittelabteilungen von 4 Gästebetrieben, darunter Kurbad Haist.
Unterhaltung: Kurkonzerte, Heimatabende, Bauerntheater, Tanz, Vorträge, Wanderführungen.
Sport: Angeln, Schwimmen, Tennis, Kegeln; im Winter Skiloipe.
So sieht es aus: Der kleine Schwarzwald-Talort mit dem Ortsteil *Zwickgabel-Langenbach* liegt 20 km von Freudenstadt entfernt und am Zusammenfluß von Murg und Schönmünz mitten zwischen Tannenwäldern und Bergwiesen. Da der Kurbetrieb sich auf einige Gastbetriebe konzentriert, fehlt ein ausgesprochener Kurbereich, so daß es ruhig und ohne Betriebsamkeit zugeht.
1600 Gästebetten, darunter 6 Hotels.
Auskunft: Kurverwaltung, 7292 Schönmünzach; Telefon 0 74 47/4 35.

Baltrum

Nordseeheilbad

Niedersächsische Nordseeinsel, 750 E, 0 m ü.d.M.; 36000 Kurgäste (1984).
Heilanzeigen: chronische Erkrankungen der Atemwege, Herz- und Gefäßerkrankungen, Hautkrankheiten, chronische Erkrankungen des Bewegungsapparats, Krankheiten im Kindesalter, allgemeine Schwächezustände.
Kurmittel: Meerwasserbäder, Inhalationen, Schlick, Fango, Massagen.
Kureinrichtungen: Kurzentrum, Meerwasserbewegungsbad.
Unterhaltung: Veranstaltungen verschiedener Art, Vorträge, Dünensingen, Wattwanderungen.
Sport: Schwimmen, Segeln, Reiten, Tennis, Windsurfen, Kegeln.
So sieht es aus: Autofreie Insel, mit 9 km^2 zweitkleinste der Ostfriesischen Inseln (nach Wangerooge), mit Dünental und Kiefernwäldchen.
7 Hotels und zahlreiche Pensionen mit insgesamt 4100 Betten.
Auskunft: Kurverwaltung, Postfach 120, 2985 Baltrum;
Telefon 04939/561.

Bayersoien am See

Luftkurort

Bayerische Gemeinde im Voralpenland, 1100 E, 812 m ü.d.M.; 8000 Kurgäste (1984).
Heilanzeigen: Erkrankungen der Wirbelsäule, degenerative und entzündliche rheumatische Erkrankungen, außerdem Herz-Kreislauf-Störungen, periphere Durchblutungsstörungen, chronische Erkrankungen der Atmungsorgane, Erschöpfungszustände, Störungen des vegetativen Nervensystems sowie Prostataleiden.
Kurmittel: Moorbäder und Moorpackungen aus Bergkiefernhochmoor und verschiedene sonstige Bäder und Kneippsche Anwendungen.
Kureinrichtungen: Kurmittelhaus, Kurhaus, Moorkurpark, Kurhotel St. Georg.

Unterhaltung: Trachten- und Heimatabende, Bauerntheater, Vorträge, viele Ausflugsmöglichkeiten, Holzschnitzkurse.
Sport: Angeln, Tennis, Wandern; im Winter Langlauf auf 2 gespurten Loipen.
So sieht es aus: Idyllisches Voralpendorf im Pfaffenwinkel, nahe Soiersee, in Wiesenlage mit Alpenblick auf die Ammergauer Berge; guter Ausgangspunkt für Besichtigungen von Wieskirche, Oberammergau, Ettal oder Königschlösser.
200 Gästebetten.
Auskunft: Kurverwaltung, Dorfstr. 45, 8117 Bayersoien am See; Telefon 08845/1890.

Bayrischzell

Heilklimatischer Kurort

Oberbayerische Gemeinde am Südfuß des Wendelstein, 1600 E, 802 m ü.d.M.; 30000 Kurgäste (1984).
Heilanzeigen: Erkrankungen des rheumatischen Formenkreises, des Bewegungsapparats, Gelenkerkrankungen, Bandscheibenleiden, Ischiasbeschwerden, Kreislauferkrankungen, Durchblutungsstörungen, Stoffwechselkrankheiten, Nachbehandlungen.
Kurmittel: alle Arten von Massagen, medizinische Bäder aller Art, Fangopackungen, Kneippgüsse.
Kureinrichtungen: Kurmittelhaus, Kurpark, Bergfeldanlage (Kneipp).
Unterhaltung: zahlreiche Folkloreveranstaltungen (hier begann die Trachtenbewegung), Bauerntheater, Tanz.
Sport: Schwimmen, Tennis, Sommerstockschießen, Wandern, Bergsteigen, Segel- und Drachenfliegen, Reiten; im Winter: Skiabfahrten und Skilanglauf.
So sieht es aus: Eines der ursprünglichsten oberbayerischen Dörfer am Fuß des 1838 m hohen Wendelstein, auf den von hier eine Seilbahn in 7 Minuten führt, im Sommer und im Winter mit Abfahrten gleich reizvoll. Ausflüge und Wanderungen zu den Almen des Sudelfelds, zum Schliersee.
2200 Betten in 8 Hotels, 6 Gasthäusern, 50 Pensionen und 2 Kurhäusern.

Auskunft: Kurverwaltung, Kirchplatz 2, 8163 Bayrischzell; Telefon 08023/648.

Berchtesgadener Land

Heilklimatischer Kurort

Fremdenverkehrslandschaft mit den Gemeinden *Berchtesgaden, Bischofswiesen, Marktschellenberg, Ramsau, Schönau am Königssee,* zusammen 24000 E, 480 m ü.d.M. (Umgebung bis 1100 m); 316000 Kurgäste (1984) mit Urlaubern.
Heilanzeigen: funktionelle Herz- und Kreislaufstörungen, Erkrankungen der oberen Atemwege, neurovegetative Dystonien, Schilddrüsenstörungen, Rheuma und Neuralgien auf rheumatischer Basis, Rekonvaleszenz, Erschöpfungszustände, Anämien.
Kurmittel: Sole (Berchtesgaden) und Klima (andere Orte), Bäder, Inhalationen, Kneippsche Anwendungen, Massagen.
Kureinrichtungen: Solekurbad Berchtesgaden, Bäderabteilung des Kreiskrankenhauses, Kneippanlagen, Hallenbad, Kur- und Kongreßhaus, Kurgarten.
Unterhaltung: umfangreiches Veranstaltungsprogramm, Bauerntheater (ortsfest), Kurkonzerte.
Sport: Angeln, Bergwandern und Bergsteigen, Drachenfliegen, Tennis (mit Halle), Golfplatz (9-Loch) Obersalzberg, Kegeln, Schwimmen; im Winter Eislauf, Eisstockschießen, Rodeln, Skilanglauf, Abfahrtslauf, Skibob.
So sieht es aus: In schönster Alpenlandschaft, nahe Watzmann und Königssee, gelegenes Kur- und Urlaubsgebiet für alle Ansprüche. Einbezogen in den 460 km² großen Alpenpark und den südlich angrenzenden Nationalpark Berchtesgaden (210 km²) im Umkreis des Königssees. Reizvolle bäuerliche Ortsbilder mit zahlreichen Sehenswürdigkeiten und Ausflugszielen.
44 Hotels, 73 Gasthöfe, 550 Pensionen mit 25250 Betten.
Auskunft: Fremdenverkehrsverband des Berchtesgadener Landes, Königseerstr. 2, 8240 Berchtesgaden; Telefon 08652/5011.

Beuren

Kurort
Heilquellenkurbetrieb

Landgemeinde auf der Schwäbischen Alb (Baden-Württemberg), 3300 E, 440 m ü.d.M.; 220 Kurgäste (1984).
Heilanzeigen: chronisch-entzündliche rheumatische Erkrankungen, degenerative Erkrankungen der Gelenke und der Wirbelsäule, Restlähmungen des Nervensystems.
Kurmittel: Natrium-Calcium-Chlorid-Sulfat-Hydrogenkarbonat-Thermal-Säuerling für Bäder.
Kureinrichtungen: Thermalbad mit Therapie-, Außen- und 2 Innenbecken.
Unterhaltung: Dorffeste.
Sport: Schwimmen, Tennis, Wandern.
So sieht es aus: Ruhiges Dörfchen mit historischem Rathaus und Fachwerkhäusern am Fuß des Hohenneuffen (743 m) mit zweitgrößter Festung Süddeutschlands, von Obst- und Rebenanlagen umgeben.
350 Betten, davon 264 privat, 75 in Hotels und Pensionen.
Auskunft: Kurverwaltung, Postfach 8, 7444 Beuren;
Telefon 07025/2797 + 2941.

Biberach an der Riß (Jordanbad)

Kneippkurort

Kneippsanatorium der Stadt Biberach an der Riß (Baden-Württemberg), 28300 E, 540 m ü.d.M. (Umgebung bis 630 m); 1930 Kurgäste (1984).
Heilanzeigen: Herz- und Kreislauferkrankungen, Erkrankungen des Bewegungsapparats, Stoffwechselleiden, vegetative Funktionsstörungen, Vorsorgekuren bei Schwäche und Leistungsabfall.
Kurmittel: Thermalbrunnen, Kneippsche Anwendungen, Bewegungstherapie, Massagen, Inhalationen, Elektrotherapie.
Kureinrichtungen: Kurmittelhaus, Thermalbewegungsbad, Wandelhalle, Kurpark.
Unterhaltung: Vorträge, bunte Abende, besondere Betonung der

religiösen Feste durch die Franziskaner-Schwestern und seelsorgerisches Angebot (Eucharistiefeier).
Sport: Kegeln, Wandern.
So sieht es aus: Das Jordanbad, auf dessen Vorzüge schon 1889 Kneipp hinwies, liegt am Südrand der Kreisstadt Biberach an der Riß am Hang des bewaldeten Jordanbergs.
Das Kneipp-Sanatorium mit Thermalbad verfügt über 158 Betten.
Auskunft: Jordanbad, 7950 Biberach/Riß, Telefon 07351/431.

Birnbach

Heilquellenkurbetrieb

Bayerische Gemeinde nördlich von Landshut, nahe an der Grenze zu Österreich, 1800 E, 350–400 m ü.d.M.; 30000 Kurgäste (1984).
Heilanzeigen: Erkrankungen des Bewegungsapparats, Weichteilrheumatismus, Wirbelsäulen- und Kreislauferkrankungen.
Kurmittel: Rottal-Therme zum Baden.
Kuranlagen: 13 verschiedene Bewegungs- und Therapiebecken mit Temperaturen von 24–38° C, Kurpark im Hofbad und Chrysantibad.
Unterhaltung: verschiedene Veranstaltungen.
Sport: Angeln, Schwimmen, Bogenschießen, Kegeln, Tennis und andere Sportarten.
So sieht es aus: Urwüchsige dörfliche Umwelt in der altbayerischen Kulturlandschaft zwischen Donau, Rott und Inn.
2000 Betten, 12 Hotels und Gasthäuser, 20 Pensionen.
Auskunft: Verkehrsamt Birnbach, Postfach 110, 8345 Birnbach; Telefon 08563/2105.

Bischofswiesen

→ Berchtesgadener Land.

Blieskastel

Kneippkurort

Saarländische Stadt an der Blies, nahe der Grenze nach Frankreich, 23500 E, 210–401 m ü.d.M.; 10000 Kurgäste (1983).
Heilanzeigen: Erkrankungen von Herz- und Kreislauf, Stoffwechsel, Nieren und Atmungsorganen, psychische Störungen, Erkrankungen des Halte- und Bewegungsapparats, insbesondere der Wirbelsäule.
Kurmittel: Kneippsche Anwendungen, Massagen, Bewegungstherapie.
Kureinrichtungen: Kurkliniken, Kneippbecken.
Unterhaltung: Kurmusik, Freilichttheater, Waldführungen und Waldlehrpfad.
Sport: Angeln, Rudern, Schwimmen, Surfen, Tennis, Reiten, Kegeln, Golf.
So sieht es aus: Traditionsreiche, waldreiche Stadt mit barocken Bauten der Reichsgrafen von Leyen, dazu Wallfahrtsort mit jährlich rund 100000 Pilgern. Ausflugsmöglichkeiten ins 18 km entfernte Frankreich.
670 Betten, davon 10% in Hotels.
Auskunft: Stadtverwaltung, Kultur- und Verkehrsamt,
Postfach 1180, 6653 Blieskastel; Telefon 06842/2011–19.

Bodenwerder

Heilbad
Luftkurort

Niedersächsische Stadt an der Weser, sö. von Hameln, 6200 E, 76 m ü.d.M. (Umgebung bis 460 m).
Heilanzeigen: Erkrankungen des rheumatischen Formenkreises, Herz- und Gefäßerkrankungen, Erkrankungen der Atmungsorgane, Nachbehandlung bei Unfällen (Knochenbrüchen), Frauenleiden.
Kurmittel: Thermaljodsole zum Baden und Inhalieren, Hydrotherapie, Fango, Massagen.
Kureinrichtungen: Bade- und Kurmittelhaus, Hallenbad.
Unterhaltung: Vorträge, Konzerte, Jägerabende, Weserfahrten.
Sport: Angeln, Schwimmen, Tennis, Reiten.
So sieht es aus: Das anmutig an der Weser gelegene Städtchen mit

480 Gästebetten ist berühmt durch die Person des Lügenbarons Münchhausen und wegen seiner Fachwerkbauten. Von Hameln nach Münden führt die Weserschiffahrt an Bodenwerder vorbei, Fahrzeit weseraufwärts 2 Tage. Das Weserbergland bildet den Zielpunkt für Ausflüge.
Auskünfte: Städtisches Verkehrsamt, Brückenstr. 7, 3452 Bodenwerder; Telefon 05533/2560.

Boppard-Bad Salzig

Heilbad
Kneippkurort

Zur Stadt Boppard (17500 E) gehörendes Bad am Rhein (Rheinland-Pfalz), 3000 E, 112 m ü.d.M. (Umgebung bis 530 m); 13200 Kurgäste (1984).
Heilanzeigen: Magen-, Leber-, Galle- und Stoffwechselerkrankungen.
Kurmittel: Thermalquellen zum Baden und Trinken, medizinische Bäder, Fango, Massagen.
Kureinrichtungen: Kurklinik (mit 233 Betten), Kurmittelhaus, Kurpark, Trinkbrunnen, Hallenbad.
Unterhaltung: Kurkonzerte, Rheinschiffahrt, Vorträge, rheinische Abende mit Musik und Tanz.
Sport: Tennis, Schwimmen, Angeln (im Rhein), Kegeln.
So sieht es aus: Das Mineralheilbad am Mittelrhein mit allmählich ansteigenden Hängen verbindet Beschaulichkeit mit urbaner Atmosphäre der nur 5 km entfernten Stadt Boppard.
Auskunft: Verkehrsamt Bad Salzig, Postfach 28, 5407 Boppard 1; Telefon 06742/6297.

Borkum

Nordseeheilbad

Insel vor der ostfriesischen Küste (Niedersachsen), 35 km², 8500 E, auf Meereshöhe; 128000 Kurgäste (1984).
Heilanzeigen: Zivilisationskrankheiten und allergische Erkrankungen.

Kurmittel: Hochseeklima, Seewasser- und Schlickbäder, Inhalationen, Meerwassertrinkkuren.
Kureinrichtungen: Kurmittelhaus, Kurhaus, Kurhalle am Meer, Meerwasserwellen-Hallenbad, Kur- und Dünenpark.
Unterhaltung: Kurkonzerte, umfangreiches Musik- und Theaterprogramm, Borkum-Abende mit Laienspiel, Wattwanderungen, Schiffsausflüge, Heimatmuseum, Spielcasino.
Sport: Angeln, Segeln, Surfen, Tennis, Reiten, Strandsegeln.
So sieht es aus: Die am weitesten in die Nordsee hinausgeschobene Insel der Ostfriesischen Inseln, zugleich die westlichste, mit prächtigen, 20 km langen Sandstränden und viel Grün. Vielseitige Bebauung mit Friesenhäusern, wilhelminischen und modernen Bauten für Gäste. Lebhafter Urlaubsbetrieb in der Ortsmitte und viel Ruhe in staubfreier Luft in den Randgebieten.
Über 19500 Gästebetten, davon 1350 in Hotels, zahlreiche Privatzimmer, Pensionen, Sozialheime und Ferienappartements.
Auskunft: Kurverwaltung, Goethestr. 1, 2972 Borkum;
Telefon 04922/303.1

Braunlage

Heilklimatischer Kurort

Niedersächsische Stadt im Harz, dicht an der Grenze zur DDR, 5800 E, 600 m ü.d.M. (Umgebung bis 1000 m); über 125000 Urlaubs- und Kurgäste (1984).
Heilanzeigen: Herz-Kreislauf-Erkrankungen, Bronchialerkrankungen, Erkrankungen der Wirbelsäule, der Muskulatur, der Gelenke, Nachbehandlung nach Operationen und Unfällen, Nervenerkrankungen und Erschöpfungszustände.
Kurmittel: Höhenklima, Bädertherapie, Massagen, Kneippsche Anwendungen.
Kureinrichtungen: Kurmittelhaus, Hallenbad, Kurhaus.
Unterhaltung: zahlreiche Veranstaltungen, u.a. Tanzabende, Konzerte, Modenschauen, Theater, Heimatabende, Ausflüge.
Sport: Angeln, Kegeln und Bowling, Wandern, Reiten, Schießen, Tennis (auch in der Halle); im Winter Skilaufen (Abfahrt und Langlauf), Eislaufen mit Eisstadion, Rodeln, Eisstockschießen.

So sieht es aus: Bedeutendster Kurort des Harzes zu Füßen des knapp 1000 m hohen Wurmbergs, des höchsten bundesdeutschen Harzberges mit Brockenblick. Gleich vielseitig in seinen Möglichkeiten zu allen Jahreszeiten. 3 km lange Seilbahn von Braunlage zur Höhe des Wurmbergs mit Skisprungschanze und Aussichtsturm, 220 km beschilderte Wanderwege in die wald- und wiesenreiche Umgebung. 6760 Gästebetten, davon 3750 in Hotels, Pensionen und Fremdenheimen, 1515 in Ferienwohnungen.
Auskunft: Kurbetriebsgesellschaft, Elbingeröder Str. 17, 3389 Braunlage 1; Telefon 05520/1054.

Bruchhausen

→ Höxter-Bruchhausen.

Bühlerhöhe (Bühl)

Heilklimatischer Kurort

Privates Kurhaus und Sanatorium auf der Bühlerhöhe an der Schwarzwald-Hochstraße zwischen Baden-Baden (16 km) und Freudenstadt (Baden-Württemberg), 775 m ü.d.M.
Heilanzeigen: innere Erkrankungen, auch Nachbehandlung von Herzinfarkt und Operationen.
Kurmittel: Bäder, Massagen, Diät, Psychosomatik im Sinn einer Ganzheitsbehandlung, Klima.
Kureinrichtungen: Bewegungsbad (30° C), Wassertretbecken, Kneipp- und Luftbad.
Unterhaltung: gesundheitliche Vorträge, Ausflüge.
Sport: Schwimmen, Tennis, Wandern, Golfabschlag; im Winter Skiabfahrten, Langlaufloipen.
So sieht es aus: Kultiviertes Sanatorium (früher von Bundeskanzler Adenauer bevorzugt) inmitten weiter Waldlandschaft auf Schwarzwaldhöhe, getrennt in Sanatorium und Kurhaus Schloß Bühlerhöhe; Sanatorium 60 Betten, Kurhaus 110 Betten.
Auskunft: Kurhaus Schloß Bühlerhöhe, 7580 Bühl 13; Telefon 07226/5-0, Sanatorium: 07226/216.

Bünde-Randringhausen

Heilquellenkurbetrieb

Zur Stadt Bünde (42000 E) gehörende, 4 km entfernte Gemeinde in Nordrhein-Westfalen, 100 m ü.d.M.
Heilanzeigen: Rheuma, Gicht, Ischias, Frauenleiden, Nachbehandlung nach Operationen, degenerative Erkrankungen der Wirbelsäule.
Kurmittel: Schwefelquellen und Schwefelmoor in beiden Sanatorien, Kneippsche Anwendungen, Massagen, Bäder.
Kureinrichtungen: Kurhaus Ernstmeier und Kurhaus Wilmsmeier mit Schwefelbewegungsbädern, Kurparkgelände.
Unterhaltung: Tanz, Vorträge, Musik.
Sport: Schwimmen, Reiten, Tennis.
So sieht es aus: Ehemaliges »Bauernbad« zwischen Teutoburger Wald und Wiehengebirge mit den modernen und ansprechenden Bauten der beiden preiswerten Kurhäuser, je etwa 100 Gästebetten.
Auskunft: Sanatorium Ernstmeier, Randringhausen,
4980 Bünde 12, Telefon 05223/7008 + 7009;
Sanatorium Wilmsmeier, 4980 Bünde 12, Telefon 05223/41554.

Buntenbock

Luftkurort

Niedersächsische Gemeinde auf der Hochfläche des Oberharzes, nahe Clausthal-Zellerfeld, etwa 900 E, 550–600 m ü.d.M.; 15000 Urlaubs- und Kurgäste (1984).
Heilanzeigen: Erschöpfung, Rekonvaleszenz.
Kurmittel: Massagen, Fango.
Kureinrichtungen: Dorfgemeinschaftshaus mit Kurmitteln.
Unterhaltung: einzelne Veranstaltungen mit Heimatcharakter.
Sport: Wandern, Angeln; im Winter Skilanglauf, Rodeln.
So sieht es aus: Von Teichen und Wald umgebenes, beschauliches Harzdorf.
850 Betten, davon 390 in Hotels und Pensionen.
Auskunft: Kurgeschäftsstelle Buntenbock, Alte Fuhrherrenstr. 5, 3392 Clausthal-Zellerfeld, Ortsteil Buntenbock; Telefon 05323/3583.

Burg (Fehmarn)

Ostseeheilbad

Stadt auf der (einzigen bundesdeutschen) Ostseeinsel Fehmarn (Schleswig-Holstein), 7000 E, auf Meereshöhe; 84000 Kurgäste (1984).
Heilanzeigen: chronische Erkrankungen der Atemwege, Herz- und Gefäßkrankheiten, Hautkrankheiten, chronische Krankheiten des Bewegungsapparats, Kinderkrankheiten, allgemeine Schwäche.
Kurmittel: kalte und warme Seebäder, Meerwasserinhalationen und -trinkkuren, Ostseeklima, Massagen, Fango.
Kureinrichtungen: Kurmittelhaus, Meerwasserwellen-Hallenbad.
Unterhaltung: Kurkonzerte, Veranstaltungen im Haus des Kurgastes, Hobbykurse.
Sport: Schwimmen, Surfen, Segeln, Reiten, Tennis.
So sieht es aus: Anheimelndes Städtchen mit Kopfsteinpflaster und Lindenallee im Zug der Vogelfluglinie nach Puttgarden zum Fährverkehr nach Dänemark (Insel Lolland). Der abseits der Stadt liegende Südstrand mit feinem Sand und modernen Hotel- und Appartementbauten gehört zu den besten Ostseestränden. Das Seebad liegt 2 km außerhalb der Stadt.
Mehr als 7000 Betten, dazu 17 Campingplätze mit 5000 Standplätzen; 10 Hotels, 18 Gasthäuser/Pensionen, 650 Privatvermieter.
Auskunft: Verkehrsamt der Kurverwaltung, Am Markt 1, 2440 Burg (Fehmarn); Telefon 04371/3051.

Büsum

Nordseeheilbad

Gemeinde an der schleswig-holsteinischen Nordseeküste sw. von Heide, 6000 E, auf Meereshöhe; 81600 Kurgäste (1984).
Heilanzeigen: Krankheiten der Atmungsorgane, Kreislauferkrankungen, rheumatische Erkrankungen, Hautkrankheiten, Erkrankungen des Bewegungsapparats, Frauenleiden, Schwächezustände, Kinderkrankheiten.
Kurmittel: Nordseeklima, Bewegungsbäder, Meerwasserinhalationen, Schlickbehandlungen, Massagen, Meerwassertrinkkur.

Kureinrichtungen: Kurmittelhaus, Meerwasserwellen-Hallenbad, Liegehalle, Sand- und Grasstrand.
Unterhaltung: Wattwanderungen mit Musik, Veranstaltungsprogramm, Kurkonzerte, Ausflüge und Halligfahrten, Krabbenpulen und -kochkurse, Seehund-Aufzuchtstation.
Sport: Schwimmen, Bootsfahren, Kegeln, Schießen, Segeln, Tennis, Squash, Windsurfing.
So sieht es aus: Hinter dem Deich gelegenes, ursprüngliches Fischerdorf mit größeren modernen Neubauten. Zu dem vorherrschenden Grünstrand wurde in der Perlebucht ein Gelände von 100 000 m² als Sandstrand angelegt. Zum teilweise lebhaften Hauptort treten ruhige Nebendörfer, wie *Westerdeichstrich, Deichhausen, Warwerort.*
10 000 Betten, davon 1450 in Hotels und Gasthäusern, 4600 privat, 3650 in Ferienwohnungen.
Auskunft: Kurverwaltung, 2242 Nordseeheilbad Büsum; Telefon 0 48 34/80 01.

Carolinensiel-Harlesiel

→ Wittmund-Carolinensiel-Harlesiel.

Clausthal-Zellerfeld

Heilklimatischer Kurort

Bergstadt im Oberharz (Niedersachsen), 16 000 E, 535–600 m ü.d.M.; 60 000 Kurgäste (1984).
Heilanzeigen: chronische Erkrankungen der Atemwege, Herz- und Gefäßkrankheiten, Hautkrankheiten, allgemeine Schwächezustände.
Kurmittel: medizinische Bäder, Massagen, Kneippsche Anwendungen, Inhalationen, Mittelgebirgsklima.
Kureinrichtungen: Kurmittelhaus, Kurpark, Kurkliniken, Hallenbad.
Unterhaltung: Konzerte, Heimatveranstaltungen, Vorträge, Wanderführungen.
Sport: Reiten, Kegeln, Schwimmen, Angeln, Tennis; im Winter Skilaufen, insbesondere Langlauf.

So sieht es aus: Clausthal-Zellerfeld entstand 1924 aus 2 alten Bergstädten des 16. Jahrhunderts, denen die zahlreichen Teiche des Umlands zu verdanken sind. Die 1775 begründete Berg- und Hüttenschule ist heute Technische Universität, in ihr befindet sich eine berühmte Mineraliensammlung. Zu den historischen Besonderheiten der Stadt gehört die Holzkirche von 1640, die größte Deutschlands (2200 Sitzplätze).
1500 Betten, davon 350 in Hotels, 250 bei Privat, 200 in Ferienheimen und 300 in Kurkliniken.
Auskunft: Kurgeschäftsstelle, Bahnhofstr. 5 A,
3392 Clausthal-Zellerfeld; Telefon 05323/7024 + 7025.

Cuxhaven

Nordseeheilbad

Niedersächsische Hafenstadt (Nordsee) an der Elbmündung, 60000 E, 2 m ü.d.M.; 238000 Kurgäste (1984).
Heilanzeigen: Erkrankungen der oberen Luftwege, mit Begleiterkrankungen, Allergien der oberen Luftwege, rheumatische und degenerative Erkrankungen von Muskeln, Bändern und Gelenken, Hautkrankheiten, Frauenkrankheiten, Erholungs-, Kräftigungs- und Rehabilitationskuren, Kreislaufstörungen.
Kurmittel: Meerwasserbäder, sonstige Bäder, Schlickanwendungen, Massagen, Meerwasserinhalation, Elektro- und Bewegungstherapie, Aktivierung im Nordseeklima.
Kureinrichtungen: Kurmittelhaus, Brandungsbad im Kurteil Duhnen, Kurpark.
Unterhaltung: Kurkonzerte, umfangreiches Veranstaltungsprogramm, Theateraufführungen, Tanz.
Sport: Schwimmen, Segeln, Surfen, Tennis, Golf (18-Loch-Platz auf der Hohen Klint), Reiten, Kegeln, Wattwanderungen.
So sieht es aus: Die durch Hafen und Seefischmarkt wirtschaftlich bedeutende Stadt weist 6 Kurgebiete auf: *Altenbruch, Altenwalde, Döse, Duhnen, Grimmershorn* und *Sahlenburg*. Hier stehen insgesamt 17000 Betten (46 Hotels, 600 Ferienwohnungen, 1800 Privatvermieter) zur Verfügung.
Cuxhaven ist Ausgangspunkt für die Fahrten zur Insel Helgoland.

Auskunft: Kurverwaltung, Cuxhavener Str. 92, 2190 Cuxhaven; Telefon 04721/47044.

Dahme

Ostseeheilbad

Dörfliches Ostseeheilbad am Ausgang der Lübecker Bucht (Schleswig-Holstein), 1400 E, Meereshöhe; 65000 Urlaubs- und Kurgäste (1984).
Heilanzeigen: chronische Krankheiten der Atemwege, Herz- und Gefäßkrankheiten, allgemeine Schwächezustände, funktionelle Erkrankungen von Magen und Darm.
Kurmittel: Meerwasserwarmbäder und sonstige Bäder, Massagen, Inhalationen, Fango, Meerwassertrinkkuren.
Kureinrichtungen: Kurmittelabteilung des Meerwasser-Freischwimmbads mit Liegehalle.
Unterhaltung: nach Veranstaltungsplan.
Sport: Schwimmen, Reiten, Tennis, Angeln, Segelfliegen, Schießen.
So sieht es aus: Gemütliches Familienbad mit einzelnen typischen Katen und modernen Unterkünften zwischen dem Wald des Guttauer Geheges und einer Strandpromenade mit Seebrücke. An den Ort anschließender großer Campingplatz mit FKK-Strand.
Dahme verfügt über 6600 Gästebetten bei 630 Privatvermietern, in 5 Hotels, 14 Pensionen und 3 Kurhäusern.
Auskunft: Kurverwaltung, An der Kurpromenade, 2435 Dahme; Telefon 04364/8011–13.

Damp

Ostseeheilbad

Um 1970 angelegtes Ostseebad an der Kieler Bucht (Schleswig-Holstein), 1500 E, auf Meereshöhe; 7300 Kurgäste (1984).
Heilanzeigen: Erkrankungen des Bewegungsapparats, Herz- und Kreislauferkrankungen, chronische Krankheiten der Atemwege, Hautkrankheiten, Kinderkrankheiten, Schwächezustände allgemeiner Art, Rehabilitation nach Unfällen und Operationen.
Kurmittel: medizinische Bäder und Packungen (Fango, Moor), Massagen, Kneippsche Anwendungen, Ostseeklima.

Kureinrichtungen: REHA-Klinik, Kurmittelhaus, Meerwasserwellenbad, Ostseeklinik, Sporthalle.
Unterhaltung: umfassendes Unterhaltungsprogramm für Kur- und Erholungsgäste, Hobbykurse, Musikveranstaltungen, Schiffsausflüge.
Sport: Schwimmen, Tennis, Kegeln, Reiten, Segeln, Angeln, Ballspiele im Freien und in der Halle.
So sieht es aus: Von modernen Bauten und Hochhäusern bestimmtes Bad mit Sandstrand und vorgelagertem Jachthafen auf der Halbinsel Schwansen, nordöstlich von Eckernförde, umgeben von Wiesen, Wäldern und Seen in einer überwiegend bäuerlichen Landschaft.
520 Betten in der REHA-Klinik, dazu 700 Appartements und 290 Ferienhäuser.
Auskunft: Kurauskunftsstelle REHA-Klinik, 2335 Damp 2; Telefon: 0 43 52/80 83 03.

Dangast

→ Varel-Dangast.

Daun

Heilbad
Kneippkurort
Heilklimatischer Kurort

Stadt in der Vulkaneifel (Rheinland-Pfalz), 7800 E, 400–500 m ü.d.M.; 2700 Kurgäste (1984).
Heilanzeigen: Magen-, Darm-, Leber- und Gallenwegserkrankungen sowie Stoffwechselerkrankungen und Erkrankungen der ableitenden Harnwege; funktionelle Herz- und Gefäßerkrankungen, vegetativnervöse Funktionsstörungen, nichtentzündliche Erkrankungen des Bewegungsapparats; chronische Erkrankungen der Atemwege, Herz- und Gefäßkrankheiten, Schwächezustände.
Kurmittel: Natrium-Magnesium-Hydrogenkarbonat-Säuerling (Dunaris-Brunnen) zum Baden und Trinken; Kneippsche Anwendungen, Mittelgebirgsklima.
Kureinrichtungen: Kurpark mit Trinkbrunnen, Kneipp-Kurmittelhaus sowie Tret- und Armbecken, Kurmittelabteilung (Warmwasser-

bewegungsbad) im Städtischen Hallenbad, Badeabteilung im Krankenhaus »Maria Hilf« mit Warmwasserbewegungsbad.
Unterhaltung: Kurkonzerte, Vorträge, Tanz, Ausflüge, Waldlehrpfad.
Sport: Angeln, Kegeln, Reiten, Schießen, Schwimmen, Segeln, Segelfliegen, Tennis, Wandern; im Winter Rodeln und Ski mit Abfahrt und Langlauf.
So sieht es aus: Nahe von 3 Maaren gelegene Eifelstadt mit dem Hirsch- und Saupark der Deutschen Wildstraße in der Umgebung. Die stadtnahen Höhen steigen bis über 600 m (Asseberg) an. Burgberg mit Ruine und mittelalterliche Kirche sind Hauptakzente im Stadtbild.
2300 Betten, 15 Hotels, 5 Kurhäuser.
Auskunft: Kur- und Verkehrsamt, Postfach 1140, 5568 Daun; Telefon 06592/71477 + 78 + 79.

Detmold-Hiddesen

Kneippkurort

Zur Stadt Detmold (65000 E) gehörender kleiner Badeort im Teutoburger Wald (Nordrhein-Westfalen), 6100 E, 200 m ü.d.M. (Umland bis 393 m).
Heilanzeigen: Herz- und Gefäßerkrankungen, Atemwegserkrankungen, Erkrankungen der Verdauungsorgane und des Bewegungsapparats, Stoffwechselleiden, Verbrauchserscheinungen.
Kurmittel: Kneippsche Anwendungen, medizinische Bäder, Massagen, Schrothkuren.
Kureinrichtungen: Sanatorien und Kurheime, Kurpark, Kneipptretbecken.
Unterhaltung: Konzerte, Tanzabende, Vorträge, verschiedene Veranstaltungen.
Sport: Schwimmen, Tennis.
So sieht es aus: Unterhalb des Hermannsdenkmals im Teutoburger Wald gelegener, anspruchsloser Kneippkurort am Rand der koloritreichen Stadt Detmold mit Schloß, Fachwerkbauten, Lippischem Landesmuseum und Westfälischem Freilichtmuseum.
400 Gästebetten in 8 Hotels und Gasthäusern, 13 Pensionen und 3 Kurbetrieben.

Auskunft: Kurverwaltung Hiddesen, Haus des Gastes, Hindenburgstr. 58, 4930 Detmold-Hiddesen; Telefon 05231/88085.

Diez

Kurort

Stadt an der Lahn (Rheinland-Pfalz), 10000 E, 119–190 m ü.d.M.; 300 Kurgäste (1984).
Heilanzeigen: funktionelle Herz- und Gefäßerkrankungen, vegetative Dystonie, Funktionsstörungen der Verdauungsorgane, nichtentzündliche Erkrankungen des Bewegungsapparats, Frauenkrankheiten, rheumatische Erkrankungen, Allergien.
Kurmittel: Lehmbäder nach Pastor Felke, Kneippsche Anwendungen, vegetarische Kost, Fasten.
Kureinrichtungen: Kurmittelhaus, Felke-Kurheim, Schwimmbad, Wassertretbecken, Kurhain (25000 m^2).
Unterhaltung: Veranstaltungen in der Stadt, Theater, Konzerte, Tanz.
Sport: Schwimmen, Tennis, Bootsfahrten, Reiten, Angeln.
So sieht es aus: Von der Stadt mit Grafenschloß, gotischer Stiftskirche und Fachwerkhäusern aus bietet sich eine besonders schöne Aussicht in Richtung auf Westerwald und Taunus. Diez liegt an beiden Ufern der Lahn. Die Umgebung ermöglicht viele Ausflüge zu bedeutenden Sehenswürdigkeiten: Schloß Schaumburg, Limburger Dom.
300 Betten, davon 70 im Kurheim, 127 in Hotels.
Auskunft: Städtisches Verkehrsamt, Rathaus, 6252 Diez; Telefon 06432/501, 270, 275; Felke-Naturheilbad: 06432/4077/78.

Dobel

Heilklimatischer Kurort

Schwarzwalddorf oberhalb von Alb- und Enztal (Baden-Württemberg), 1700 E, 690–720 m ü.d.M.; wegen Datenschutz keine Angabe der Kurgastzahl.
Heilanzeigen: Herz- und Kreislauferkrankungen sowie chronische Erkrankungen der Atemwege und allgemeine Schwächezustände.

Kurmittel: Massagen, medizinische Bäder, Kneippsche Anwendungen, Heilgymnastik.
Kureinrichtungen: biologisches Therapiezentrum, Waldklinik (Rehabilitationsklinik für Innere Medizin), Bewegungsbad/Parkhallenbad Dobel.
Unterhaltung: Trachtenabende, Bauerntheater, Konzerte, Hobbykurse, Ausflüge und Führungen.
Sport: Reiten, Tennis, Angeln, Wandern, Schwimmen; im Winter Skiabfahrten, Skilanglauf.
So sieht es aus: Dobel liegt auf einem Hochplateau inmitten weiter Wälder: 85% der Dorffläche bestehen aus Nadelwald.
980 Betten, 4 Hotels, 15 Pensionen, Privatzimmer und Ferienwohnungen.
Auskunft: Kurverwaltung, Rathaus, 7544 Dobel;
Telefon 07083/2346.

Eberbach

Heilquellenkurbetrieb

Stadt am Neckar im Odenwald (Baden-Württemberg), 15500 E, 124–295 m ü.d.M.; 32000 Urlaubs- und Kurgäste.
Heilanzeigen: chronisches Muskel- und Gelenkrheuma, Erkrankungen des Nasen- und Rachenraums und der Atmungsorgane, des Leber- und Gallensystems und der Verdauungsorgane, Zahnfleischerkrankungen.
Kurmittel: Eberbacher Heilbrunnen und Karlstalquelle: Natrium-Calcium-Chlorid-Quellen für Bäder, Inhalationen und zum Trinken, Kneippsche Anwendungen, Fango, Akupunktur (Eberbach ist Sitz des Deutschen Akupunktur-Zentrums).
Kureinrichtungen: Kurzentrum mit Kurmittelabteilung, Deutsches Akupunktur-Zentrum, Hallenbad, Kuranlagen am Neckar.
Unterhaltung: verschiedenartige Musikveranstaltungen, Theater, Ausflüge und Schiffsfahrten.
Sport: Angeln, Tennis, Reiten, Schießen, Wandern.
So sieht es aus: Eberbach mit seinen 8 Stadtteilen liegt im Naturpark Neckartal-Odenwald und an der Burgenstraße. Im Stadtinneren 4 alte Stadttürme, Mauerreste, historische Bauten und eine Anzahl von

Fachwerkhäusern des 18. Jahrhunderts, was zusammen mit der Neckarlage den Charakter der Stadt prägt. Sie ist von den Odenwaldhöhen und ihren Wäldern umrahmt.
1000 Gästebetten in u. a. 7 Hotels und zahlreichen Ferienwohnungen sowie Privatzimmern.
Auskunft: Kurverwaltung, Postfach 1144, 6930 Eberbach; Telefon 06271/87243.

Eckernförde

Seebad

Stadt an der Eckernförder Bucht der Ostsee (Schleswig-Holstein), 23000 E, Meereshöhe; 2000 Kurgäste (1984).
Heilanzeigen: Rekonvaleszenz, Schwächezustände.
Kurmittel: Ostseeklima.
Kureinrichtungen: Meerwasser-Wellenhallenbad, Kurpark am Strand.
Unterhaltung: Veranstaltungsprogramm.
Sport: Angeln, Schwimmen, Segeln, Surfen, Rudern, Kegeln, Tennis, Squash.
So sieht es aus: Neben dem malerischen Fischerhafen hat die Stadt lauschige Gassen, eine bedeutende Kirche (15. Jh.) und einen ausgedehnten Sandstrand.
845 Gästebetten, davon 500 bei Privatvermietern und 345 in Hotels.
Auskunft: Kurverwaltung, Postfach 1440, 2330 Eckernförde; Telefon 04351/90520.

Emstal, Hessen

Heilquellenkurbetrieb
Luftkurort

Hessische Gemeinde westlich von Kassel, 6300 E, 300–340 m ü.d.M.; 17200 Gäste (1984).
Heilanzeigen: rheumatische Erkrankungen, Durchblutungsstörungen, chirurgische und orthopädische Nachbehandlung, Frauenerkrankungen, Neuralgien, Hautkrankheiten, Galle- und Lebererkrankungen.

Kurmittel: medizinische Bäder der Therme, mit Moor, Kohlensäure usw., Kneippsche Anwendungen, Massagen, Fango, Bewegungstherapie, Trinkkuren.
Kureinrichtungen: Kur- und Thermalbad, Wassertretbecken.
Unterhaltung: Kurkonzerte, Vorträge, Kulturveranstaltungen.
Sport: Schwimmen, Reiten, Kegeln, Wandern, Schießen.
So sieht es aus: Im Naturpark Habichtswald befindet sich inmitten von Wäldern die ländliche Gemeinde Emstal, die seit 1980 ihren Kurbetrieb modern ausbaute. Hier verbindet sich fachwerkgeprägte Bodenständigkeit mit modernem Komfortangebot.
Der Ort besitzt 1010 Gästebetten, 3 Hotels und zahlreiche Privatzimmer sowie Ferienwohnungen.
Auskunft: Kur- und Verkehrsverein Emstal, Kasseler Str. 57, 3501 Emstal/Hessen; Telefon 05624/777.

Endorf OB.

Heilbad
Luftkurort

Oberbayerische Gemeinde zwischen Chiemsee und Simssee, 4800 E, 500 m ü.d.M.; 17500 Urlaubs- und Kurgäste (1984).
Heilanzeigen: Erkrankungen des Bewegungsapparats, Gelenkerkrankungen, rheumatische Erkrankungen, Herz- und Kreislauferkrankungen, Augenleiden, Sportverletzungen.
Kurmittel: psysikalische Therapie, u. a. mit Jod-Thermalsolebädern, Massagen, Fango, Moorbäder, Inhalationen.
Kureinrichtungen: Jod-Thermalsole-Bewegungsbad mit großem (340 m²) und kleinem (20 m²) Becken, Kurmittelhaus für Bäder in der stärksten Jod-Thermalquelle Europas (50 mg/l), Kurpark.
Unterhaltung: Musikveranstaltungen, Heimattheater, Vorträge, Ausflüge zum nahen Chiemsee, Folkloreabende.
Sport: Tennis, Reiten, Segeln, Surfen, Schwimmen, Angeln, Wandern, Kegeln, Golf; im Winter Skilanglaufloipe, Eisstockschießen, Eislaufen, Rodeln.
So sieht es aus: Typisch oberbayerisches Dorf vor der Kulisse der Chiemseeberge, in idealer Lage zwischen dem Chiemsee und dem idyllischen Simssee. Günstiger Ausgangspunkt zu zahlreichen Se-

henswürdigkeiten (Herren- und Frauenchiemsee, Bauernmuseum Amerang, Kirche Urschalling) und in die Alpen (Kampenwandbahn). 2100 Betten, neben 2 Hotels 7 Gasthäuser, 8 Pensionen und beinahe 200 Privatvermieter.
Auskunft: Kurverwaltung/Verkehrsverein, Rathaus, 8207 Endorf/Obb.; Telefon 08053/422.

Ennepetal

Klimaheilbad

Stadt an der Ennepe, am nw. Rand des Sauerlandes (Nordrhein-Westfalen), 35000 E, 165–365 m ü.d.M.; 1200 Kurgäste (1984).
Heilanzeigen: Asthma bronchiale, chronische Bronchitis, Heuschnupfen, allergische Hautkrankheiten.
Kurmittel: Kluterthöhle (zweimal täglich Sitzungen).
Kureinrichtungen: Haus Ennepetal/Kluterthöhle.
Unterhaltung: Veranstaltungen im Begegnungszentrum Haus Ennepetal.
Sport: Schwimmen (Hallenbad), Tennis, Reiten, Wandern.
So sieht es aus: Die Kluterthöhle bei Ennepetal ist die größte deutsche Naturhöhle und besitzt über 300 Gänge mit einer Länge von insgesamt 5,2 km. Im letzten Krieg wurde ihre Heilwirkung entdeckt und seit 1950 praktisch ausgenutzt. Seit 1954 ist die Kluterthöhle als »heilklimatische Höhle« vom Deutschen Bäderverband anerkannt. In der Höhle befinden sich künstlich angelegte Therapiestationen mit Sitz- und Liegegelegenheiten.
Auskunft: Haus Ennepetal und Kluterthöhle, Gasstr. 10, Postfach 1239, 5828 Ennepetal; Telefon 02333/7865 + 7866.

Esens-Bensersiel

Seebad

Ortsteil der Stadt Esens, an der Nordsee (Niedersachsen), 6200 E, bis 6 m ü.d.M.; 83000 Urlaubs- und Kurgäste (1984).
Heilanzeigen: chronische Krankheiten der Atemwege, Herz-, Gefäß- und Hautkrankheiten, Kinderkrankheiten, Schwächezustände.
Kurmittel: Nordseeklima, Meerwasserbäder, Massagen, Inhalationen, Packungen.

Kureinrichtungen: Kurmittelhaus, Meerwasser-Wellenfreibad, Meerwasserschwimmbad, Meerwasser-Sprudelbad »Seepferdchen«, Kurpark.
Unterhaltung: Veranstaltungsprogramme, Klönabende, Bastelstunden, Vorträge, Wattwanderungen.
Sport: Schwimmen, Tennis, Reiten.
So sieht es aus: Das ostfriesische Nordseeküstenbad Bensersiel der Stadt Esens mit einem großen Sandstrand und Grünstrand (700 Strandkörbe) hat sich vom Fischerdorf zu einem staatlich anerkannten Seebad entwickelt.
4500 Betten, u.a. bei 336 Vermietern und Ferienwohnungen, in 9 Hotels und 103 Pensionen sowie bei Privatvermietern.
Auskunft: Kurverwaltung, Kirchplatz, 2943 Esens;
Telefon 04971/3088.

Fallingbostel

Kneippkurort
Luftkurort

Stadt in der Lüneburger Heide (Niedersachsen), 11400 E, 50 m ü.d.M.; 22000 Urlaubs- und Kurgäste (1984).
Heilanzeigen: Erschöpfungszustände und vegetative sowie hormonelle Funktionsstörungen, Herz- und Kreislauferkrankungen, Nachbehandlung von Herzinfarkten, Gefäßerkrankungen, Rheuma, Gelenkerkrankungen, degenerative Erkrankungen der Wirbelsäule, chronische Störungen der Verdauungsorgane, Stoffwechselkrankheiten, Frauenleiden, Fettsucht.
Kurmittel: Kneippsche Physiotherapie, Massagen, medizinische Bäder, Inhalationen, Fango, Schrothkuren.
Kureinrichtungen: Haus des Kurgastes mit Kurmittelabteilung, Kurpark, Kurklinik für Herz- und Kreislaufkranke, Hallenbad mit Bewegungsbad.
Unterhaltung: Kurkonzerte, Musikveranstaltungen, folkloristische Abende, Theater der Landesbühne Hannover, Tanzabende, Ausflüge, Hobbykurse.
Sport: Angeln, Schwimmen, Kegeln, Tennis, Golf (Tietlingen), Schießen.

So sieht es aus: Die Kreisstadt liegt im Süden der Lüneburger Heide am Flüßchen Böhme, unweit des Tietlinger Wacholderhains mit Lönsgrab; zu ihr gehören 5 weitere Ortschaften im Umkreis mit zusammen 3000 Einwohnern. Touristischer Höhepunkt ist die Zeit der Heideblüte August/September.
Über 1000 Betten, davon 440 in Kurhäusern, 340 bei Privatvermietern, 180 in Hotels und Gasthäusern.
Auskunft: Kurverwaltung, Sebastian-Kneipp-Platz 1, 3032 Fallingbostel; Telefon 05162/2101.

Fredeburg

→ Schmallenberg-Fredeburg.

Freudenstadt

Heilklimatischer Kurort

Stadt im Schwarzwald (Baden-Württemberg), 20000 E, 740 m ü.d.M. (Umgebung bis 1000 m); 143500 Kurgäste (1984).
Heilanzeigen: chronische Erkrankungen der Atemwege, Herz-, Kreislauferkrankungen, Durchblutungsstörungen, Stoffwechselkrankheiten, degenerative Erkrankungen des Bewegungsapparats und der Wirbelsäule, vegetative Regulationsstörungen, Erschöpfungszustände, verzögerte Rekonvaleszenz nach Erkrankungen, Operationen, Unfällen, Infarktprävention.
Kurmittel: Mittelgebirgsklima, Bäder, Kneippsche Anwendungen, Massagen, Moor- und Fangopackungen, Bewegungstherapie, Inhalationen.
Kureinrichtungen: Kurmittelhaus, Kneippanlagen, Kurpark, mehrere Sanatorien.
Unterhaltung: Kurkonzerte, Tanzveranstaltungen, bunte Abende, Theateraufführungen und Musikveranstaltungen, Vorträge.
Sport: Angeln, Kegeln, Reiten, Schießen, Schwimmen, Golf (9-Loch-Platz), Tennis; im Winter Eislaufen, Rodeln, Skiabfahrten, Langlaufloipen.
So sieht es aus: Freudenstadt umfaßt die Stadtteile *Kniebis, Dietersweiler-*

Lauterbach, Zwieselberg, Musbach, Igelsberg, Grüntal-Frutenhof und *Wittlensweiler.* In der Stadtmitte auf einer Hochebene einer der größten deutschen Marktplätze mit Laubengängen und bedeutender Kirche. An die Stadt schließen neben weiten Wäldern die Schwarzwaldhochstraße und das Murgtal an.
6600 Gästebetten, die Hälfte privat, 1660 in Hotels, 1320 in Pensionen, dazu die Angebote von Kur- und Gasthäusern (je etwa 770).
Auskunft: Städtische Kurverwaltung, Lauterbadstr. 5, Postfach 440, 7290 Freudenstadt; Telefon 07441/6074.

Friedenweiler

Kneippkurort

Gemeinde im Hochschwarzwald, nahe Neustadt im Schwarzwald (Baden-Württemberg), 1500 E, 840 m ü.d.M. (Umgebung bis 1000 m); 10000 Kurgäste (1984).
Heilanzeigen: Erschöpfungszustände, vegetative Fehlregulationen, Herz- und Kreislaufstörungen, Funktionsstörungen der Atemorgane, des Magen-Darm-Kanals sowie der Galle und Leber, Stoffwechselstörungen.
Kurmittel: differenzierte Kneipptherapie, Bewegungsbehandlung, Massagen, Verjüngungskuren (Gerovital, Aslavital).
Kureinrichtungen: beheiztes Freischwimmbad, Kurhotel, Therapiebecken.
Unterhaltung: Musikveranstaltungen, Heimatabende, Tanz, Ausflüge.
Sport: Schwimmen, Wandern, Tennis; im Winter Skiabfahrt mit Skilift, Langlaufloipen, Eisbahn, Rodeln, Eisstockschießen.
So sieht es aus: Stilles, abseits gelegenes Schwarzwalddorf in Tallage, umgeben von weiten Waldgebieten, mit viel Ruhe (Nachtfahrverbot). Einbezogen sind die Dörfer *Rötenbach* und *Kleineisenbach.*
Von 1000 Gästebetten befindet sich die Hälfte bei Privatvermietern, 170 in Hotels, 190 in Gasthäusern, 150 in Pensionen.
Auskunft: Kurverwaltung, 7829 Friedenweiler; Telefon 07651/5034.

Friedrichskoog

Seebad

Gemeinde mit Fischereihafen an der Nordsee, im südwestlichen Dithmarschen (Schleswig-Holstein), 3000 E, auf Meereshöhe; 8300 Kurgäste (1984).
Heilanzeigen: chronische Krankheiten der Atemwege, Herz- und Gefäßkrankheiten, Hautkrankheiten, Kinderkrankheiten, allgemeine Schwächezustände.
Kurmittel: Nordseeklima, warme Meerwasserbäder, sonstige medizinische Bäder, Inhalationen, Schlickanwendungen, Kneippsche Anwendungen, Massagen.
Kureinrichtungen: Kurmittelhaus für Bädermedizin.
Unterhaltung: Kurkonzerte, Wattführungen, verschiedene Veranstaltungen, Kutterregatta, Ausflüge.
Sport: Angeln, Kegeln, Tennis, Wattwandern.
So sieht es aus: Friedrichskoog liegt auf einer grünen Halbinsel in typischer Marschlandschaft, abseits lebhafter Verkehrswege.
Den Fischereihafen laufen 50 Kutter an, die für frischen Fisch und Krabben sorgen. Grünstrand und Deich sind mit einem urwüchsigen landwirtschaftlichen Hinterland verbunden.
1550 Betten.
Auskunft: Kurverwaltung, Haus des Kurgastes,
Koogstr. 141 und 35a, 2221 Friedrichskoog; Telefon 04854/811.

Füssen

Kneippkurort
Heilbad

Die bayerische Stadt Füssen bildet mit *Bad Faulenbach* und *Hopfen am See* ein alpennahes Kurgebiet im Ostallgäu, 13800 E, 800–950 m ü.d.M.; 25000 Kurgäste (dazu 55000 Urlaubsgäste).
Heilanzeigen: Herz- und Gefäßerkrankungen, vegetativ-nervöse Funktionsstörungen, Störungen der Verdauungsorgane, Erkrankungen des Bewegungsapparats, Nachbehandlung von Operationen, Stoffwechselleiden, Regeneration.
Kurmittel: Kneippsche Anwendungen, Schrothkur, Mooranwen-

dungen, Notburgaquelle (Kalziumsulfatquelle) zum Baden und Trinken, Bewegungstherapie.
Kureinrichtungen: in Bad Faulenbach Sanatorium mit Kurmittelhaus, Kneippanlagen; im Hopfen am See Kurzentrum mit Klinik, Kneippsanatorium, Kneippanlagen.
Unterhaltung: Kurkonzerte, Tanzveranstaltungen, Bauerntheater und Heimatabende, Kammerkonzerte, Gastspiele.
Sport: Bergwanderungen mit Führer, Angeln, Tennis, Segeln, Surfen, Reiten, Schwimmen; im Winter Eislaufen (auch Sommereislauf), Skilaufen mit 60 km Langlaufloipen.
So sieht es aus: Unweit der berühmten Königschlösser Neuschwanstein und Hohenschwangau (5 km) bildet Füssen den Mittelpunkt für die beiden dörflichen Bäder, zu denen noch das Dorf *Weissensee* als Erholungsort tritt.
Füssen, nahe der Grenze zu Tirol gelegen, weist mit seinem Hohen Schloß, dem Benediktinerkloster Sankt Mang und der Stiftskirche mit romanischer Krypta sowie anderen historischen Gebäuden und einer malerischen Altstadt viele Sehenswürdigkeiten auf (Stadtführungen). Insgesamt 5600 Gästebetten in 17 Hotels, 13 Gasthäusern, 32 Pensionen, 18 Kurhäusern und bei 280 Privatvermietern.
Auskunft: Kurverwaltung, Augsburger Torplatz 1, Postfach 1165, 8958 Füssen; Telefon 08362/7077 und 7078.

Gaggenau-Bad Rotenfels — Heilbad

Stadtteil von Gaggenau im Murgtal des Schwarzwalds, 5000 E, 138 m ü.d.M. (Umgebung bis 750 m); 790 Kurgäste (1984).
Heilanzeigen: Rheuma, Erkrankungen der Wirbelsäule und Gelenke, Magenkrankheiten, Erkrankungen der Atmungsorgane.
Kurmittel: 3 Mineralthermalquellen, Bäder, Massagen, Inhalationen, Kneippsche Anwendungen, Fangopackungen.
Kureinrichtungen: Thermalmineralbad »Rotherma« mit 2 Innen- und 2 Außenbecken sowie das sogenannte Kurdeck mit Wannenbädern, Kurpark.
Unterhaltung: Kurkonzerte, Tanz, Vorträge, Wanderführungen.
Sport: Schwimmen, Tennis, Schießen, Kegeln, Angeln.

So sieht es aus: Bad Rotenfels ist einer von 8 Stadtteilen von Gaggenau und hat seit 1981 durch sein Thermalmineralbad (mit Bad Rotenfelser Therapie für Bewegungsleiden) an Bedeutung gewonnen. Das romantische Murgtal bildet den naturnahen Rahmen von Ruhe und Beschaulichkeit für die moderne Badeanlage.
600 Betten stehen zur Verfügung, davon 2 Sanatorien im Kurpark mit 60 Betten und ein Hotel mit 47 Betten.
Auskunft: Städtische Kurverwaltung, Rathausstr. 11,
7580 Gaggenau-Bad Rotenfels; Telefon 07225/82301.

Garmisch-Partenkirchen Heilklimatischer Kurort

Oberbayerische Kreisstadt am Fuß der Zugspitze, im Werdenfelser Land, 28000 E, 700 m ü.d.M. (zugehörige Berge bis 2962 m); 240000 Urlaubsgäste (1984).
Heilanzeigen: chronische Erkrankungen der Atemwege, Herz- und Gefäßkrankheiten, Hautkrankheiten; allgemeine Schwächezustände.
Kurmittel: Hochgebirgsklima mit Kneippschen Anwendungen, Hochmoor-Schlammbäder, verschiedene Bäder, Massagen.
Kureinrichtungen: Kurmittelhaus, Kurheime, Kurpark mit Trinkkurangebot, Alpspitz-Wellenbad mit 5 Innenbecken und beheiztem Außenbecken, Kurpark in Garmisch und Partenkirchen.
Unterhaltung: Musikveranstaltungen, Theateraufführungen, Heimatabende, Bauerntheater, Tanz, Spielbank, Ausflüge.
Sport: alle Sommer- und Wintersportarten.
So sieht es aus: Aus dem In- und Ausland ganzjährig gleich stark besuchter Ort mit vielfältigem Angebot für alle Geschmacksrichtungen und Preislagen. Insbesondere im Ortsteil Partenkirchen findet man die typischen oberbayerischen Bauten, außerdem befindet sich hier das Werdenfelser Heimatmuseum. Großzügige Sporteinrichtungen für Wintersport mit Eis- und Skisprungstadion. Insgesamt 11 Bergbahnen zur Zugspitze, zum Wank, zum Hausberg, zum Eckbauer und anderen Bergen. Die Umgebung umfaßt Höhepunkte der Alpenlandschaft. Insgesamt 10000 Gästebetten in 35 Hotels, 100 Gasthäusern, 25 Pensionen und 3 Kurhäusern sowie zahlreichen Privatzimmern und Ferienwohnungen.

Auskunft: Verkehrsamt der Kurverwaltung, Bahnhofstr. 34, 8100 Garmisch-Partenkirchen; Telefon 08821/53055.

Gemünd

→ Schleiden-Gemünd.

Gersfeld

Kneippkurort
Luftkurort

Hessische Stadt in der Hohen Rhön, in einem Talkessel am Südfuß der Wasserkuppe, 6000 E, 500 m ü.d.M. (Umgebung bis 950 m); 32000 Urlaubs- und Kurgäste (1984).
Heilanzeigen: alle Indikationen, für die Kneippsche Anwendungen geeignet sind, dazu rheumatischer Formenkreis, Frauenkrankheiten.
Kurmittel: Kneippsche Wassertherapie, Moor und andere Therapien im Sinne der Ganzheitstherapie, wie Frischzellen, Akupunktur.
Kureinrichtungen: Kneippkurheime, Sanatorium für naturgemäße Ganzheitsbehandlung, Kuranlage, Sonnenterrasse, temperiertes Freibad.
Unterhaltung: Heimatabende, Konzerte, Diavorträge, Malwettbewerbe, Porzellanmalerei, Bastelkurse.
Sport: Schwimmen, Angeln, Tennis, Schießen, Segelflug, Drachenfliegen, Wandern, Reiten; im Winter nordischer und alpiner Skilauf, Skispringen, Skiwandern. Gersfeld ist meistbesuchter Wintersportplatz der Rhön mit 15 Liften in der Umgebung.
So sieht es aus: Die Einwohner verteilen sich auf die Kernstadt und 12 umliegende Dörfer in Berg- und Tallagen, wobei auch die Wasserkuppe (950 m) zu Gersfeld rechnet, das somit auch Heimat des Segelflugs ist. Die Stadtmitte ist von Fachwerk geprägt (Barockschloß). In der Nähe tierreicher Hochwildschutzpark Ehrengrund.
1500 Gästebetten in 11 Hotels, 17 Gasthäusern, 21 Pensionen, 3 Kurhäusern und Privatzimmern.
Auskunft: Städtische Kurverwaltung, 6412 Gersfeld/Rhön; Telefon 06654/7077.

Gladenbach

Kneippkurort

Hessische Stadt an den Ausläufern des Rothaargebirges, westlich von Marburg a.d. Lahn, 12 000 E, 330 m ü.d.M. (Umgebung 550 m); 98 700 Kurgäste (1984).
Heilanzeigen: funktionelle Nervenleiden, Herz- und Kreislaufstörungen, Stoffwechselkrankheiten, Bandscheibenschäden, Ischialgie, Erkrankungen des Muskelsystems, des rheumatischen Formenkreises, Bronchialerkrankungen, Prävention, Rekonvaleszenz und Rehabilitation, Funktionsstörungen von Leber und Galle.
Kurmittel: Kneippsche Anwendungen, Moorbäder, Massagen, Fangopackungen, Bewegungstherapie.
Kureinrichtungen: Kurhäuser mit Behandlungs- und Anwendungsräumen, Hallen- und Bewegungsbäder, Badehäuser; Kurpark zum Wald.
Unterhaltung: Kurkonzert einmal wöchentlich, Heimatabende, Vortragsabende, Tanz, Konzertabende.
Sport: Schwimmen, Reiten, Kegeln, Tennis.
So sieht es aus: Die Stadt (seit 1937) besteht aus 12 Stadtteilen und liegt in einem von Waldhöhen umgebenen Talkessel. Seit 1983 ist sie als Kneippheilbad anerkannt und weist moderne Kureinrichtungen auf. 700 Gästebetten, davon 170 in Hotels, 280 in Kurhäusern und 230 in Pensionen oder privat.
Auskunft: Kur- und Kneippverein, Haus des Gastes,
3554 Gladenbach; Telefon 0 64 62/17 30.

Glücksburg (Ostsee)

Ostseeheilbad

Stadt an der Flensburger Förde (Schleswig-Holstein), 7700 E, 10 m ü.d.M.; 57 000 Kurgäste (1984).
Heilanzeigen: Erkrankungen am Bewegungsapparat, Herz- und Gefäßerkrankungen, Erkrankungen der Atemwege, Hautkrankheiten, Entwicklungsstörungen, allgemeine Schwäche und Erschöpfung.
Kurmittel: warme Seewasserbäder und sonstige medizinische Bäder, Massagen, Fangopackungen, Bewegungstherapie, Kneippanwendungen, Meerwassertrinkkuren.

Kureinrichtungen: Kurmittelhaus, Meerwasser-Wellenhallenbad, Liegehalle, Kurgarten und Kurpark.
Unterhaltung: Schloßkonzerte, Theateraufführungen, bunte Abende, Dampferfahrten auf der Flensburger Förde und nach Dänemark, Kulturkreisveranstaltungen.
Sport: Angeln, Bootsfahren, Golf, Kegeln, Schwimmen, Reiten, Segeln, Tennis, Surfen.
So sieht es aus: Glücksburg besitzt einen Strand an der Flensburger Förde mit Blick nach Dänemark sowie ein Wasserschloß aus der Renaissance (1582–1587 erbaut) mit bedeutender Gobelinsammlung. Der Ort hat durch moderne Kur- und Hotelbauten seit 1970 einen neuen Akzent erhalten. 3000 Gästebetten, 8 Kurheime, 9 Hotels und Gasthäuser sowie weitere 17 gewerbliche und 211 private Vermieter.
Auskunft: Kurverwaltung, Sandwigstr. 1a,
2392 Glücksburg (Ostsee); Telefon 04631/921.

Goslar-Hahnenklee-Bockswiese

Heilklimatischer Kurort

Niedersächsischer Kurort und Wintersportplatz im Oberharz, Stadtteil des 17 km entfernten Goslar, 2300 E, 600 m ü.d.M. (Umgebung bis 726 m); über 100000 Kurgäste (1984).
Heilanzeigen: chronische Erkrankungen der Atemwege, Herz- und Gefäßerkrankungen, Hautkrankheiten, allgemeine Schwächezustände.
Kurmittel: Kneippsche Anwendungen, Massagen, Fango- und Moorpackungen, verschiedene Bäder.
Kureinrichtungen: Kurmittelhaus, Hallenbewegungsbad.
Unterhaltung: Kurkonzerte, musikalische Veranstaltungen, Heimatabende, heimatkundlicher Lehrpfad.
Sport: Tennis, Schwimmen, Rudern, Angeln, Kegeln; im Winter Rodeln, Ski- und Eislauf, Eisstockschießen, Langlaufloipe.
So sieht es aus: Beherrschendes Bauwerk von Hahnenklee ist die nordische Stabkirche von 1907/08 in leicht erhöhter Lage. Von Hahnenklee führt eine Seilbahn zum 726 m hohen Gipfel des Bocksbergs, wo sich ein Edelsteinmuseum befindet.

Der mitten im Wald liegende Ort weist eine vielseitige Hotellerie und Gastronomie auf. Insgesamt 5800 Gästebetten, davon 1500 in Hotels, 2400 in Pensionen und bei Privatvermietern, 1400 in Ferienwohnungen sowie 520 in Sanatorien oder Kurheimen.
Auskunft: Kurverwaltung, Rathausstr. 16,
3380 Goslar 2 (= Hahnenklee-Bockswiese); Telefon 05325/2014.

Gras-Ellenbach

Kneippheilbad

Hessisches Odenwalddorf, 900 E, 400–450 m ü.d.M.; 15600 Kurgäste (1984).
Heilanzeigen: Herz- und Gefäßerkrankungen, körperliche und nervöse Erschöpfungszustände, Magen- und Darmerkrankungen, Stoffwechselstörungen, chronisch-rheumatische Erkrankungen, Frauenleiden, Rekonvaleszenz.
Kurmittel: Kneippanwendungen, Massagen.
Kureinrichtungen: Kneippbadehaus und Hotels mit Badeabteilungen, Meerwasserschwimmbad.
Unterhaltung: Kurkonzerte, Bauerntheater, Heimatabende, Vorträge, Hobbykurse, Grillabende.
Sport: Kegeln, Angeln, Ponyreiten, Tennis; im Winter Skilanglauf.
So sieht es aus: Beschauliches Dörfchen, einziges Kneippheilbad im Odenwald mit steigungsarmem Wegenetz in Ortsnähe. Zum Ort gehören auch die Erholungsorte *Hammelbach, Litzelbach, Wahlen, Scharbach-Tromm.*
750 Gästebetten in 10 Hotels, Pensionen und Privatzimmern.
Auskunft: Kurverwaltung, Schulstr. 1, 6149 Grasellenbach 1, Telefon 06207/2554.

Griesbach i. Rottal

Heilquellenkurbetrieb
Luftkurort

Kleinstadt im niederbayerischen Rottal, sw. von Passau, 3500 E, 453 m ü.d.M. (Umland 525 m); 50600 Kurgäste (1984).
Heilanzeigen: chronisch entzündliche rheumatische Erkrankungen,

degenerative Erkrankungen, deformierende Wirbelsäulenerkrankungen, Weichteilrheumatismus, Zustände nach Operationen und Verletzungsfolgen am Bewegungsapparat, Osteoporose.
Kurmittel: 3 Thermalquellen mit Temperaturen von 30, 38 und 60 Grad zum Baden und Trinken; Kneippsche Anwendungen, Massagen, Fango.
Kureinrichtungen: Kurmittelhaus mit 4 Hallenbecken und 2 Außenbecken, 4 hoteleigene Thermalbecken, 2 Trinkbrunnen, 1 Sanatorium mit 2 Hallenbecken, Kneippbecken.
Unterhaltung: Heimatabende und Heimattheater, Hobbykurse, Musikdarbietungen, Kurkonzerte, Vorträge, Tanz.
Sport: Angeln, Schwimmen, Reiten, Tennis, Skeetschießen, Stockschießen, Kegeln.
So sieht es aus: Seit dem Beginn des Badebetriebs (1977) rasch ansteigende Zahl der Kurgäste. Griesbach verfügt über ein modernes Kurviertel und eine Fußgängerzone.
3275 Betten, davon zwei Drittel in Hotels und Appartementhäusern und 320 in Kurhäusern.
Auskunft: Kurverwaltung, Postfach 48, 8399 Griesbach im Rottal; Telefon 08532/1041.

Grömitz

Ostseeheilbad

Größtes bundesdeutsches Ostseebad, an der Lübecker Bucht (Schleswig-Holstein), 7300 E, Meereshöhe; 128000 Kurgäste (1984).
Heilanzeigen: Erkrankungen der Luftwege, Allergien, Wirbelsäulen- und Bandscheibenschäden, allgemeine Stoffwechselerkrankungen, Streßsymptome, Behandlung nach Operationen und Unfällen; Herz- und Kreislaufschwäche, Frauenkrankheiten, Hauterkrankungen.
Kurmittel: Meerwasserbäder, Moor- und Lehmpackungen, Massagen, Fango, Kneippbehandlungen, Meerwasserinhalationen.
Kureinrichtungen: Kurmittelhaus mit Meerwasserschwimmbad, Kurpark mit Fasanengehege, Kurpromenade.
Unterhaltung: zahlreiche öffentliche Veranstaltungen und Gastspiele, Vorträge, Klönschnackabende, Tanzabende, Ausstellungen, Zoo »Arche Noah«.

Sport: Kegeln, Segeln, Reiten, Schießen, Tennis (auch Halle), Windsurfen mit Schule, Grömitzer Segelwoche.
So sieht es aus: Aus alten und neuen Bauten gemischtes Ostseebad (»Bad der Sonnenseite«) im Nordteil der Lübecker Bucht mit dem Klosterdorf *Cismar* im Landesinneren. Lange Strandpromenade mit vielen Geschäften und Lokalen und knapp 400 m langer Seebrücke sowie Jachthafen mit 500 Liegeplätzen.
16000 Gästebetten in 13 Hotels, 95 Appartementhäusern, Bungalowanlagen und Ferienhäusern sowie bei 1000 Privatvermietern.
Auskunft: Kurverwaltung, Kurpromenade, Postfach 1160, 2433 Ostseeheilbad Grömitz; Telefon 04562/69255.

Grönenbach

Kneippkurort

Bayerische Marktgemeinde im Allgäu, im Voralpenland, nördlich von Kempten, 4200 E, 680–750 m ü.d.M.; 8650 Kurgäste (1984).
Heilanzeigen: Behandlung und Vorbeugung von Herz- und Gefäßerkrankungen, Herzinfarktnachbehandlung, Blutdruckanomalien, vegetativ-nervöse Funktionsstörungen, Rehabilitation und Prävention von organischen und funktionellen Störungen der Verdauungsorgane und des Bewegungsapparats, Abhärtung und Leistungssteigerung.
Kurmittel: Kneippsche Anwendungen, Höhenklima, verschiedene Bäder, Massagen.
Kureinrichtungen: 3 Kneippsanatorien, Haus der Biotherapien, 2 psychosomatische Kliniken, Kuranlagen, Wassertretstelle.
Unterhaltung: Heimatabende, Tanzabende, Kräuterwanderungen, Arztvorträge, Konzerte, Laienspiele.
Sport: Reiten, Kegeln, Schießen, Tennis, Schwimmen, Wandern; im Winter alle Arten Wintersport möglich.
So sieht es aus: Der Marktflecken bildet das »Tor zum Oberallgäu«. Der Blick von hier reicht auf die Alpenkette von Zugspitze bis Säntis. Ländliches Leben, urwüchsige Gastlichkeit und moderne Kuranlagen ergänzen sich.
600 Betten, die Hälfte in Kurhäusern, keine Hotels, aber zahlreiche Privatvermieter und einige Gasthäuser.

Auskunft: Kurverwaltung, 8944 Grönenbach; Telefon 08334/7711 und 228.

Großenbrode

Seebad

Schleswig-holsteinische Gemeinde und Ostseebad am Fehmarnsund, 2400 E, Meereshöhe; 40150 Kurgäste (1984).
Heilanzeigen: chronische Krankheiten der Atemwege, Herz- und Gefäßkrankheiten, Hautkrankheiten, chronische Krankheiten des Bewegungsapparats, Frauenleiden, Kinderkrankheiten, allgemeine Schwächezustände.
Kurmittel: medizinische Bäder, Fango- und Moorpackungen, Inhalationen, Massagen, Elektrotherapie.
Kureinrichtungen: Kurmittelhaus Kurhotel Baltic, Kurpark.
Unterhaltung: Veranstaltungsprogramm, Kurkonzerte.
Sport: Angeln, Kegeln, Schwimmen, Schießen, Tennis, Segeln (Yachthafen), Surfen.
So sieht es aus: Das kleine Dorf, ursprünglich Fährstation nach Fehmarn bzw. Dänemark, wurde um 1970 zum Ostseebad (Anerkennung als Heilbad beantragt) ausgebaut. Von hier verläuft die Fehmarnsundbrücke vom Festland zur Insel Fehmarn im Zuge der Vogelfluglinie (Autos und Eisenbahn).
2340 Gästebetten, davon 260 in Hotels, 220 in Kurbetrieben, 1750 bei Privatvermietern.
Auskunft: Kurverwaltung, Teichstr. 12, 2443 Großenbrode; Telefon 04367/8001.

Hahnenklee-Bockswiese

→ Goslar-Hahnenklee-Bockswiese.

Haigerloch-Bad Imnau

Heilquellenkurbetrieb

Zur Stadt Haigerloch (9200 E) gehörender kleiner Badeort (Baden-W rttemberg), 9200 E, 390–450 m ü.d.M.; etwa 1000 Kurgäste.
Heilanzeigen: Herz- und Gefäßkrankheiten, Kreislauf, Erkrankungen des Stoffwechsels, der Drüsen mit innerer Sekretion und des Blutes.
Kurmittel: Casperquelle zum Baden und Trinken, Fürstenquelle zum Trinken, Massagen, medizinische Bäder, Kneippsche Anwendungen.
Kureinrichtungen: Sanatorium Stahlbad mit Fürstenbau und Josefshaus, Kurmittelhaus, Wassertretanlagen, Trinkbrunnen.
Unterhaltung: Angebote insbesondere in Haigerloch; Eichhörnchen-Waldlehrpfad, Schloßkonzerte, Atommuseum.
Sport: Angeln, Schwimmen, Kegeln, Tennis.
So sieht es aus: Idyllisch gelegenes, ruhiges Sanatorium, vor knapp 10 Jahren renoviert.
105 Gästebetten, 60 im Sanatorium, der Rest in Gastbetrieben.
Auskunft: Sanatorium Stahlbad, Badstr. 64,
7452 Haigerloch-Bad Imnau; Telefon 07474/6041.

Hamm-Bad Hamm

Heilquellenkurbetrieb

Stadtteil von Hamm (Großstadt, 180000 E) (Nordrhein-Westfalen), 60 m ü.d.M.
Heilanzeigen: in der Klinik für manuelle Therapie Gelenk- und Wirbelsäulenleiden, Rheuma.
Kurmittel: nach dem Versiegen einer früher genutzten Solequelle chiropraktische Behandlung.
Kureinrichtungen: Kurhaus, Kurpark; Neubau eines Solebads ist geplant.
So sieht es aus: Lebhafte westfälische Großstadt mit Bade-Stadtteil, der sich in der Entwicklung befindet.
Auskunft: Stadtverwaltung Hamm, Heinrich-Reinköster-Str. 6,
Postfach 2449, 4700 Hamm 1;
Telefon 02381/17-2871 + 2872 + 2873.

Hausberge

→ Porta-Westfalica-Hausberge.

Heikendorf

Seebad

Ostseebad am Ostufer der Kieler Förde (Schleswig-Holstein), 8000 E, Meereshöhe.
Heilanzeigen: Krankheiten der Atemwege, Herz- und Gefäßkrankheiten, Hautkrankheiten, Krankheiten des Bewegungsapparats, allgemeine Schwächezustände.
Kurmittel: Ostseeklima, medizinische Bäder, Massagen.
Kureinrichtungen: nur private Einrichtungen.
Unterhaltung: Konzerte, plattdeutsches Theater der Heikendörper Speeldeel.
Sport: Angeln, Reiten, Tennis Golf (9-Loch-Platz), Schießen.
So sieht es aus: An der Kieler Förde gelegener Ort mit den Ortsteilen *Alt-Heikendorf, Möltenort, Kitzeberg, Schrevenborn* und *Neuheikendorf.*
700 Gästebetten, meist privat, jedoch auch 1 Hotel und 2 Gasthäuser.
Auskunft: Fremdenverkehrs- und Kommunalverein,
2305 Heikendorf; Telefon 0431/24435.

Heiligenhafen

Ostseeheilbad

Stadt an der Ostsee mit modernem Ferienzentrum (Schleswig-Holstein), 10000 E, Meereshöhe; 385000 Kur- und Urlaubsgäste (1984).
Heilanzeigen: Herz- und Kreislaufstörungen, Katarrhe, degenerative Veränderungen der Gelenke und der Wirbelsäule, Hautleiden, Entwicklungsstörungen verschiedener Art, darunter Erschöpfungszustände, Rekonvaleszenz.
Kurmittel: Seewasserbäder und andere medizinische Bäder, Massagen, Moor-Paraffin-Packungen, Kneippsche Anwendungen, Seewasserinhalationen, Meerwassertrinkkuren.
Kureinrichtungen: Hallen-Meerwasser-Brandungsbad mit Kurmittelhaus, Haus des Kurgastes mit BIOMARIS-Trinkkurhalle.

Unterhaltung: Kurkonzerte, sonstige Musik- und Showveranstaltungen, Hobbykurse, Grog-Collegium.
Sport: Schwimmen, Surfing, Bootsfahren (Sportboothafen), Segeln (2 Segelschulen), Reiten, Tennis, Kegeln, Schießen.
So sieht es aus: Das traditionelle, in Verbindung mit dem Fischerhafen entstandene Ostseebad Heiligenhafen erhielt vor 15 Jahren ein Hochhaus-Ferienzentrum und erfuhr in Verbindung damit eine erhebliche Ausweitung und Modernisierung seiner Anlagen. Dem Land vorgelagert sind zwei nehrungsartige Warder mit Strand und Anlagen.
6500 Gästebetten, davon ein großer Teil in Appartements und bei Privatvermietern, 1 Kurhaus, 9 Hotels, 5 Gasthäuser, 9 Pensionen.
Auskunft: Kurverwaltung, Markt 4, 2447 Heiligenhafen;
Telefon 04362/7371 und 7373.

Helgoland

Nordseeheilbad

Felseneiland von 2,09 km² (mit vorgelagerter Düne) in der Deutschen Bucht, 70 km vor der Küste (Schleswig-Holstein), 2000 E, Meereshöhe; 38800 Kurgäste (1984).
Heilanzeigen: chronische Erkrankungen der Atemwege, Allergien, chronische rheumatische Erkrankungen, Abnutzungserscheinungen des Bewegungsapparats und der Wirbelsäule, Nachbehandlung von Unfällen und einigen Hautkrankheiten.
Kurmittel: warme Seewasserbäder, Seewasserinhalationen, Kneippsche Anwendungen, Fango, Meerwassertrinkkuren, Massagen, verschiedene medizinische Bäder und Elektrotherapie.
Kureinrichtungen: Kurmittelhaus, Hochseeklima, geheiztes Meerwasser-Freischwimmbad.
Unterhaltung: Kurkonzerte, Helgoländer Heimatabende, Vortragsveranstaltungen, Kirchenkonzerte, Inselführungen, Tanzabende, Nordsee-Woche über Pfingsten, Inselfest am 12. Juli und andere Gedenktage (1. März, 10. August), Besuch von Aquarium (Seehunde) und Vogelwarte.
Sport: Segeln, Angeln, Surfen, Tennis.
So sieht es aus: Aus dem Meer ragende Sandsteininsel mit vorgelager-

ter Badedüne (mit Boot zu erreichen), die neben den Kur- und Urlaubsgästen auch zahlreiche Tagesausflügler anzieht, begünstigt durch die einkaufsgünstige Zollabgabenfreiheit. Die Insel weist, nachdem ihre Zerstörung nach Kriegsende durch die britische Luftwaffe, die Helgoland zu ihrem Übungsziel gemacht hatte, verhindert werden konnte, weiterhin markante Felsformationen und Vogelkolonien (Lummen) auf. Der Baubestand entspricht den Anforderungen der frühen Nachkriegsjahre.
Insgesamt 2115 Gästebetten, überwiegend bei Privatvermietern (180), aber auch 12 Hotels, 8 Gasthäuser und 64 Pensionen.
Auskunft: Kurverwaltung, Lung Wai, Postfach 720,
2192 Helgoland; Telefon 04725/70250.

Hiddesen

→ Detmold-Hiddesen.

Hille-Rothenuffeln

Kurort

Gemeinde am Wiehengebirge, nahe der Porta Westfalica (Nordrhein-Westfalen), 14400 E, 60 m ü.d.M. (Umgebung bis 200 m); 14300 Urlaubs- und Kurgäste (1984).
Heilanzeigen: Rheuma, Haut-, Nerven- und Frauenleiden.
Kurmittel: Kalziumsulfatquellen, Moor, Hydrotherapie, medizinische Bäder, Fango, Massagen, Bewegungstherapie.
Kureinrichtungen: Kurhäuser, Kurmittelhaus, Schwefelbewegungsbad.
Unterhaltung: Gespräche, Vorträge.
Sport: Schwimmen, Schießen, Tennis, Drachenfliegen.
So sieht es aus: Ländliche Atmosphäre zwischen Wiehengebirge und Moor unterhalb der Wittekindskirche von Bergkirchen.
Insgesamt 90 Gästebetten in den Kurhäusern.
Auskunft: Gemeinde Hille, Ortsteil Rothenuffeln, Am Rathaus 4, 4955 Hille, Telefon 0571/45017; außerdem in den beiden Sanatorien: Lindenmoor (Telefon 05734/1311 und 1051) und von Behren (Telefon 05734/2177).

Hindelang

Heilklimatischer Kurort
Kneippkurort

Gemeinde in den Allgäuer Alpen, östlich von Sonthofen (Baden-Württemberg), mit *Bad Oberdorf* 5000 E, 850 m ü.d.M. (Umgebung bis 1210 m); 84500 Urlaubs- und Kurgäste (1984).
Heilanzeigen: Herz- und Kreislaufstörungen, körperliche und nervöse Erschöpfungszustände, chronische Erkrankungen der Atemwege, Erkrankungen des rheumatischen Formenkreises, Unterleibserkrankungen, allergisches Asthma, Bronchitiden.
Kurmittel: Hochgebirgsklima, Kneippsche Anwendungen, Hochmoor- und Moor-Schwefel-Bäder, Massagen.
Kureinrichtungen: zahlreiche Kuranstalten, Kurhaus Hindelang, Hallenbewegungsbäder in Hindelang, Oberjoch, Bad Oberdorf, Hinterstein; Kneippeinrichtungen, Parkanlagen mit Wassertretanlage in Hindelang und Bad Oberdorf.
Unterhaltung: Kurkonzerte, Bauerntheater, Allgäuer Heimatveranstaltungen, Tanzabende, Grillpartys.
Sport: Angeln, Bergtouren (7 Bergführer), Schwimmen, Kegeln, Tennis; alle Wintersportarten mit Skischulen und Skipaß, Eislaufplatz.
So sieht es aus: Großartig gelegener Hochgebirgsort vor der Allgäuer Gebirgswelt mit den Hauptorten Hindelang und Bad Oberdorf sowie den umliegenden *Vorderhindelang, Hinterstein, Oberjoch* und *Unterjoch*. Die verschiedenen Anlagen fügen sich in die Wiesenlandschaft um die Orte ein. Zahlreiche Wandermöglichkeiten in Ortsnähe und bergwärts.
6000 Gästebetten in 25 Hotels, 16 Gasthäusern, 53 Pensionen und bei 600 Privatvermietern.
Auskunft: Kurverwaltung, Marktstr. 9, Postfach 1152,
8973 Hindelang; Telefon 08324/2061.

Hinterzarten

Heilklimatischer Kurort

Gemeinde im südlichen Schwarzwald, sö. von Freiburg im Breisgau (Baden-Württemberg), 2250 E, 850 m ü.d.M. (Umgebung bis 1200 m); 100 000 Gäste für Urlaub und Kur (1984).
Heilanzeigen: chronische Erkrankungen der Atmungsorgane, Herz- und Gefäßerkrankungen, funktionelle Kreislaufstörungen, akute und chronische Bronchitis, Asthma bronchiale, Erschöpfungszustände, Abnutzungserscheinungen, Stoffwechselstörungen.
Kurmittel: Mittelgebirgsklima, Bewegungstherapie, medizinische Bäder, Kneippsche Anwendungen, Inhalationen, Massagen, Heilbrunnenausschank Friedrich-Christian-Heilquelle.
Kureinrichtungen: Kurmittelhaus sowie Privatsanatorien mit Bäderabteilungen, Kneippeinrichtungen und -kuranlagen.
Unterhaltung: Veranstaltungen im Kurhaus, geführte Wanderungen, Musikveranstaltungen, Malkurse der Kunstschule.
Sport: Tennis, Reiten, Kegeln, Schwimmen und Wassersport (Titisee); im Winter alle Arten Wintersport, u. a. Skisprungschanze.
So sieht es aus: Auf einer weiten Hochfläche in Landschaftsschutzgebiet des Schwarzwalds gelegener, zweimal als schönstes Dorf in Baden-Württemberg ausgezeichneter Ort mit vielseitiger Umgebung bis zu Titisee und Feldberg. Ältere Schwarzwaldhäuser mit neueren Häusern in verwandtem Stil und andere Neubauten wechseln sich ab. Nicht ganz 3000 Gästebetten in 2 Sanatorien, 15 Hotels, 11 Gasthäusern und Pensionen sowie viele Privatzimmer und Ferienwohnungen in allen Preislagen.
Auskunft: Kur- und Verkehrsamt, 7824 Hinterzarten;
Telefon 07652/1501 und 1502.

Höchenschwand

Heilklimatischer Kurort

Gemeinde im südlichen Schwarzwald (Baden-Württemberg), 2100 E, 1015 m ü.d.M.; Ortsteile zwischen 850 und 950 m, 22 000 Kurgäste (1984).
Heilanzeigen: Entzündungen des inneren Auges, Herz- und Kreislaufregulationsstörungen, essentielle Hypertonie, Infarktrehabilita-

tion, Erkrankungen der Atmungsorgane, verzögerte Rekonvaleszenz, psycho-physische Erschöpfungszustände, Neurasthenie.
Kurmittel: Mittelgebirgsklima, Bewegungstherapie, alle medizinischen Bäder, Kneippsche Anwendungen, Massage, Inhalationen, Fango, Heilbrunnenausschank der Friedrich-Christian-Heilquelle.
Kureinrichtungen: Fachkliniken, Kurkliniken, Terrainkurwege, Kneippeinrichtungen, Hallenbäder, Kurpark.
Unterhaltung: Kurkonzerte, Vorträge, Heimatabende, Theatergastspiele, Konzerte, Tanzabende, Modeschauen, geführte Wanderungen, berühmte »Fasnacht«.
Sport: Schwimmen, Kegeln, Tennis; im Winter alle Arten von Wintersport.
So sieht es aus: Das in den letzten Jahrzehnten durch komfortable Neubauten immer beliebter gewordene »Dorf am Himmel« auf einer geschützten Hochfläche des Schwarzwalds weist viele ebene Wanderwege auf. Die klimatischen Vorzüge zeigen sich auch an nebligen Herbst- und Wintertagen, wenn der höchstgelegene Schwarzwaldkurort dank Inversion Sonne aufweist.
Neben 5 Hotels und 5 Gasthäusern sowie 20 Pensionen stehen 7 Kurhäuser zur Verfügung; über 100 Privatvermieter bzw. Ferienwohnungen.
Auskunft: Kurverwaltung, Neue Str. 3, 7821 Höchenschwand; Telefon 07672/2547.

Hohegeiß

Heilklimatischer Kurort

Niedersächsisches Dorf im Oberharz, dicht an der Grenze zur DDR, 1300 E, 642 m ü.d.M.; 42000 Urlaubs- und Kurgäste (1984).
Heilanzeigen: chronische Erkrankungen der Atemwege, Herz- und Gefäßkrankheiten, Hautkrankheiten, allgemeine Schwächezustände.
Kurmittel: Mittelgebirgsklima, medizinische Bäder, Massagen, Kneippsche Anwendungen.
Kureinrichtungen: Kurmittelhaus, Hallenbad, Liegehalle.
Unterhaltung: Kurkonzerte, Heimatabende.
Sport: Schwimmen, Tennis, Kegeln; im Winter Skiabfahrten, Skiwanderloipen, Rodeln.

So sieht es aus: Im Naturpark Oberharz gelegenes, unmittelbar an die DDR grenzendes Höhendorf in Hanglage mit Europas höchsten Tannen (52 m Höhe, 445 cm Umfang, 145 cm Durchmesser) in ausgedehnten Wäldern.
Insgesamt 2350 Gästebetten, zur Hälfte in Ferienwohnungen, weitere bei Privatvermietern und rund 450 in Hotels, Gasthäusern und Pensionen; dazu Jugendheime mit 540 Betten.
Auskunft: Kurverwaltung, Kirchstr. 15a, 3389 Hohegeiß; Telefon 05583/241 und 242.

Hohwacht

Seebad

Fischerdörfchen an der Hohwachter Bucht (Schleswig-Holstein), 1200 E, Meereshöhe; 16000 Urlaubs- und Kurgäste (1984).
Heilanzeigen: Krankheiten der Atemwege, des Bewegungsapparats, Kinder- und Frauenkrankheiten, allgemeine Schwächezustände.
Kurmittel: Ostseeklima, Kneippsche Anwendungen mit Meerwasser, medizinische Bäder, Massage, Fango, Inhalationen, Frischzellen.
Kureinrichtungen: Kurmitteltrakt im beheizten Meerwasser-Brandungsfreibad, Heilpraktiker für Spezialkuren.
Unterhaltung: gelegentliche Veranstaltungen, Tanz.
Sport: Segeln, Surfen, Reiten, Tennis.
So sieht es aus: Das einstige Fischerdorf besitzt ein aussichtsreiches Steilufer und ein Waldstück und gehört zu den idyllischen und noch ruhigen Ostseebädern, auch wenn eine kleinere moderne Appartementanlage das Ortsbild verändert hat.
Beinahe 3000 Gästebetten in 8 Hotels und Gasthäusern, 11 Pensionen und bei 208 Privatvermietern; 1 Hotel mit Kurangebot.
Auskunft: Kurverwaltung, Berliner Platz 1, 2322 Hohwacht/Ostsee, Telefon 04381/7085/86.

Holm

→ Schönberg/Ostsee.

Holzhausen

→ Preußisch Oldendorf-Holzhausen.

Holzminden-Neuhaus

Heilklimatischer Kurort

Zu Holzminden gehörender Stadtteil (Niedersachsen), 1550 E, 380 m ü.d.M. (Umland bis 500 m); 18500 Urlaubs- und Kurgäste (1984).
Heilanzeigen: chronische Erkrankungen der Atemwege, Herz- und Gefäßerkrankungen, allgemeine Schwächezustände.
Kurmittel: Mittelgebirgsklima, Kneippsche Anwendungen, Massage, medizinische Bäder, Inhalationen, Packungen.
Kureinrichtungen: privates Kurmittelhaus, Kneippkuranlage.
Unterhaltung: monatliche Veranstaltungsprogramme mit Konzert, Theater, Vorträgen, Wildpark mit Waldmuseum.
Sport: Angeln, Bowling, Kegeln, Reiten, Tennis; im Winter Skilift und Skiwandern.
So sieht es aus: Das seit 1973 zur Stadt Holzminden (zusammen mit 6 anderen Gemeinden) zählende Neuhaus ist geprägt durch das 1791 erbaute stattliche Jagdschloß, durch die meist dicht an den Ort anschließenden Wälder und die hier und da noch vorhandene Fachwerkarchitektur. Östlich der Weser bildet der Solling ein stilles Mittelgebirge, das von der Deutschen Märchenstraße durchzogen wird.
Es gibt annähernd 1300 Betten, die sich überwiegend auf Hotels (500) und Privatvermieter (635) verteilen, dazu 1 Kurbetrieb mit 35 Betten.
Auskunft: Kur- und Verkehrsamt, Lindenstr. 8, 3450 Holzminden 2; Telefon 05536/451.

Horn-Bad Meinberg

Heilbad

Lippisches Staatsbad nahe dem Teutoburger Wald (Nordrhein-Westfalen), 4400 E, (mit Horn 18000 E), 210 m ü.d.M.; 29350 Kurgäste (1984).
Heilanzeigen: Herz-, Kreislauf-, Nerven- und Frauenleiden, Rheuma, Gicht.

Kurmittel: 2 Mineralquellen zum Baden und Trinken, Schwefelmoor, Kohlensäure zum Baden, Bewegungstherapie, Massagen, Inhalationen, Elektrotherapie, Schrothkur.
Kureinrichtungen: Therapiezentrum, Kurmittelhäuser, Kurpark, Zentrum für Bewegungstherapie, Terrainkurwege, Kurkliniken, Trink- und Wandelhalle.
Unterhaltung: gesellige Abende, Vorträge, Theateraufführungen im neuen Kurtheater, Konzerte, Ausflugsprogramme.
Sport: Schwimmen, Tennis, Reiten.
So sieht es aus: Bad Meinberg, seit mehr als 200 Jahren Kurort, hat den Charme seiner Fachwerkhäuser mit modernen Kureinrichtungen verbunden.
Insgesamt 3600 Gästebetten in 3 Kurhäusern, 3 Sanatorien, 4 Kliniken, 7 Hotels und 110 Pensionen.
Auskunft: Kurverwaltung, Postfach 2140,
4934 Horn-Bad Meinberg; Telefon 05234/9010.

Hörnum

Seebad

An der Südspitze der Insel Sylt gelegenes Nordseebad (Schleswig-Holstein), 1300 E, Meereshöhe; 20 000 Urlaubs- und Kurgäste (1984).
Heilanzeigen: Krankheiten der Atemwege, Herz- und Gefäßkrankheiten, Schwächezustände und Rekonvaleszenz, Frauen- und Kinderkrankheiten.
Kurmittel: Nordseeklima, medizinische Bäder, Massagen, Fango, Inhalationen.
Kureinrichtungen: Kurhaus mit Massagepraxis, Hallenbad mit Sonnenliegeterrasse.
Unterhaltung: Veranstaltungen in der Sommersaison, naturkundliches Informationszentrum, in Westerland Spielbank, Schiffsausflüge.
Sport: Segeln, Surfen, Schwimmen, Angeln.
So sieht es aus: Dünendorf nahe der Südspitze der Insel Sylt mit zahlreichen neuen (teilweise auch noch reetgedeckten) Häusern und langgezogenem Strand sowie Gelegenheit zu Wattwanderungen.
2500 Gästebetten, überwiegend bei Privatvermietern, nur 2 Hotels und 2 Pensionen sowie 1 Kurbetrieb.

Auskunft: Kurverwaltung, Strandweg 2, 2284 Hörnum; Telefon 04653/1065.

Horumersiel

→ Wangerland-Horumersiel.

Höxter-Bruchhausen

Heilquellenkurbetrieb

Ortsteil der Stadt Höxter (32500 E) im Weserbergland (Nordrhein-Westfalen), 110–160 m ü.d.M.; 3200 Kurgäste (1984).
Heilanzeigen: Herz- und Kreislaufstörungen, Schwächezustände, Rekonvaleszenz, Erkrankungen der Nieren- und Harnwege, Stein- und Magenleiden, chronische Katarrhe, Gicht, Rheumatismus, Stoffwechselstörungen.
Kurmittel: Calcium-Magnesium-Hydrogenkarbonat-Säuerling der Silberquelle zum Baden und Trinken.
Kureinrichtungen: Kurhaus mit Trink- und Wandelhalle, Kurpark, Tretbecken.
Unterhaltung: Veranstaltungen laut Aushang, berühmte Parkbeleuchtung im August, Ausflüge.
Sport: Angeln, Tennisplätze, Kegeln, Schießen, Schwimmen.
So sieht es aus: Beschaulicher Kurort zwischen Weser- und Eggegebirge, der seit 1970 zur Stadt Höxter gehört.
Rund 200 Betten, 2 Hotels, 17 Pensionen.
Auskunft: Kurverwaltung Bruchhausen, 3470 Höxter 11; Telefon 05275/610.

Isny im Allgäu

Heilklimatischer Kurort

Stadt im Allgäu (Baden-Württemberg), 12700 E, 704 m ü.d.M. (Umgebung bis 1118 m); 137000 Urlaubs- und Kurgäste (1984).
Heilanzeigen: Herz-, Gefäß- und Kreislauferkrankungen, funktionelle und vegetative Störungen, psychosomatische Erkrankungen und Erkrankungen des Bewegungsapparats.

Kurmittel: medizinische Bäder aller Art, subalpines Klima, Elektrotherapie, Kneippsche Anwendungen, Massagen, Inhalationen.
Kureinrichtungen: Kurmittelhaus, Kurkliniken, therapeutisches Bewegungszentrum, Hallenbäder.
Unterhaltung: kulturelle und gesellige Veranstaltungen, Konzerte, Grillfeste, Führungen, Hobbykurse.
Sport: Tennis, Angeln, Schwimmen, Kegeln, Reiten, Surfen, Wandern; im Winter Skifahren (85 km gespurte Loipen und in der Umgebung 15 Lifte).
So sieht es aus: Isny gehört mit seiner mauerumgebenen Altstadt mit ihren Kirchen und dem Rathaus als einstige Reichsstadt zu den typischen Allgäuer Städten zwischen Kempten und dem Bodensee. Im Umland geben stattliche Höfe mit ihrem Vieh der Landschaft der Voralpen (mit den zu Isny zählenden Dörfern *Argenbühl, Neutrauchburg, Beuren, Rohrdorf, Großholzleut*) rustikale Akzente.
2200 Gästebetten stehen zur Verfügung, davon u. a. 410 in Hotels und Gasthäusern, 660 privat und 900 in Kurbetrieben.
Auskunft: Kur- und Gästeamt, Rathaus, 7972 Isny;
Telefon 0 75 62/7 01-10.

Jordanbad

→ Biberach (Jordanbad).

Juist

Nordseeheilbad

Eine der 7 Ostfriesischen Inseln (11 km lang, 0,5 km breit) (Niedersachsen), 2800 E, Meereshöhe.
Heilanzeigen: Erkrankungen der Luftwege, allergische Erkrankungen, Hautkrankheiten, Kinderkrankheiten, Kreislaufstörungen, Schwächezustände.
Kurmittel: Nordseeklima, Bäder mit Meerwasser, Kneippsche Anwendungen, Inhalationen, Massagen, Schlickpackungen, Trinkkuren.
Kureinrichtungen: Kurmittelhaus mit Meerwasser-Hallen-Brandungsbad.

Unterhaltung: Kurkonzerte, Solistenkonzerte, Lichtbildervorträge, Inselabende, Kammerkonzerte, geführte Wattwanderungen, Ausstellungen.
Sport: Angeln, Schwimmen, Kegeln, Reiten, Segelfliegen, Tennis, Surfen, Strandsegeln.
So sieht es aus: Von jedem Haus des Hauptorts kann der ausgedehnte Strand auf kurzen Wegen erreicht werden. Juist geht der Ruf nach, eine besonders exklusiv-elegante Insel zu sein. Pferdefuhrwerke und Inselbahn dienen dem Verkehr.
7800 Gästebetten, davon 1300 in Hotels, 4300 in Pensionen, der Rest privat oder in Ferienwohnungen.
Auskunft: Kurverwaltung, Strandstr. 5, 2983 Juist;
Telefon 04935/491.

Kampen (Sylt)

Seebad

Ort auf der Insel Sylt, 1000 E, 0–52 m ü.d.M.; 17600 Urlaubs- und Kurgäste (1984).
Heilanzeigen: chronische Erkrankungen der Atemwege, allgemeine Schwächezustände, vegetative Störungen, Hautkrankheiten, chronische Gelenkerkrankungen, hormonelle Störungen, funktionelle Durchblutungsstörungen.
Kurmittel: Nordseeklima, Massagen, Inhalationen, medizinische Bäder, Fango.
Kureinrichtungen: »Sturmhaube« mit Kurmittelangebot.
Unterhaltung: reichhaltiges Veranstaltungsprogramm, Kunstausstellungen in 14 Galerien, vogelkundliche Wanderungen.
Sport: Angeln, Reiten, Segelfliegen (Flughafen Westerland), Tennis, Surfing.
So sieht es aus: Kampen in der Mitte der Insel Sylt zeigt mit den hier ausschließlich vorgeschriebenen Friesenhäusern mit reetgedecktem Dach ein einheitliches Bild in lichter Bebauung.
2300 Gästebetten in 7 Hotels, 49 Gasthäusern, 4 Pensionen und bei 230 Privatvermietern.
Auskunft: Kurverwaltung, 2285 Kampen (Sylt);
Telefon 04651/43300.

Kassel-Wilhelmshöhe

Heilklimatischer Kurort

Stadtteil (5 km westlich) der hessischen Großstadt Kassel (200 000 E), 230 m ü.d.M. (Umgebung bis 600 m); 4150 Kurgäste (1984).
Heilanzeigen: chronische Erkrankungen der Atemwege, Herz- und Gefäßerkrankungen, Erkrankungen des Haltungs- und Bewegungsapparats, rheumatische Erkrankungen, Lähmungen, allgemeine Aufbraucherscheinungen, Hautkrankheiten.
Kurmittel: medizinische Bäder, Kneippsche Anwendungen, Moor- und Fangopackungen, Massagen.
Kureinrichtungen: Kur- und Badehaus Wilhelmshöhe, Kur- und Badehaus Kurhessen-Therme, 1 Kurklinik, Abteilungen von 2 Hotels.
Unterhaltung: Infolge der Nähe von Kassel steht ein umfassendes Veranstaltungsangebot zur Verfügung, dazu Dampferfahrten auf der Fulda, Museumsbesuche, Hobby- und Bastelkurse.
Sport: Schwimmen, Kegeln, Tennis, Golf (18-Loch-Anlage), Squash, Wandern, Wassersport; im Winter Eislauf, Skilanglauf, Skiabfahrten mit Schlepplift.
So sieht es aus: Die anmutige, gepflegte Umgebung von Schloß Wilhelmshöhe mit Herkules und dem in den Naturpark Habichtswald übergehenden Kurviertel läßt die Nähe der lebhaft-betriebsamen Großstadt Kassel vergessen, die dennoch für Zerstreuung, Einkauf oder kulturelle Information in bequemer Reichweite ist. Die Kuranlagen mit der faszinierenden Kurhessen-Therme (über 1200 m^2 Thermalwasser in origineller Gestaltung) und andere moderne Anlagen setzen den Kontrapunkt zu den historischen Bauten.
Annähernd 600 Gästebetten in 11 Hotels, 2 Gasthäusern und 2 Pensionen.
Auskunft: Kurverwaltung (Amt für Wirtschaftsförderung und Fremdenverkehr), Rathaus, Obere Königstr., 3500 Kassel;
Telefon 05 61/7 87-80 07.

Kellberg

→ Thyrnau-Kellberg.

Kellenhusen

Ostseeheilbad

Gemeinde am Ausgang der Lübecker Bucht (Ostsee), (Schleswig-Holstein), 1200 E, Meereshöhe; 33 000 Urlaubs- und Kurgäste (1984).
Heilanzeigen: Katarrhe des Nasen-Rachen-Raums, des Kehlkopfs und der Bronchien, körperliche Erschöpfung, Kreislaufregulationsstörungen, Rekonvaleszenz, Vorbeugung.
Kurmittel: Ostseeklima, medizinische Bäder, Massagen, Inhalationen, Fango, Meerwassertrinkkuren.
Kureinrichtungen: Kurmittelhaus, Meerwasser-Hallen-Freibad, Erholungswald.
Unterhaltung: Tanzveranstaltungen, Theatergastspiele, bunte Abende, Vorträge, Kurkonzerte.
Sport: Paddeln, Rudern, Reiten, Schwimmen, Tennis, Volleyball.
So sieht es aus: Waldnah gelegenes, überwiegend von Familien besuchtes, mittelgroßes Ostseebad mit über hundertjähriger Tradition; Natursehenswürdigkeiten sind das Damwildgehege und die mächtigen Eichen im Wald.
Insgesamt 5570 Gästebetten.
Auskunft: Kurverwaltung, Postfach 46, 2436 Kellenhusen;
Telefon 04364/1081.

Königsfeld i. Schwarzwald

Heilklimatischer Kurort

Gemeinde im mittleren Schwarzwald (Baden-Württemberg), 5300 E, 780–800 m ü.d.M.
Heilanzeigen: chronische Erkrankungen der Atemwege, des Herzens und des Kreislaufs, Rehabilitation, rheumatische Erkrankungen.
Kurmittel: Mittelgebirgsklima, sogenannte Königsfelder Kur mit Kneippschen Anwendungen, Inhalationen, Massagen, Bewegungstherapie, Moor- und Fangopackungen, Elektrotherapie.
Kureinrichtungen: Kurmittelhaus, Albert-Schweitzer-Klinik, Terrainkurwege.
Unterhaltung: Kurkonzerte, sonstige Musikveranstaltungen, Vorträge, sogenannte Königsfelder Begegnungen, Tanz.

Sport: Schwimmen, Tennis, Lauftreff; im Winter Skiwandern, Eislaufen, Eisstockschießen.
So sieht es aus: Auf einer Hochebene sonnig gelegenes Schwarzwalddorf, das seine Gründung der Herrnhuter Brüdergemeine verdankt. Kurzentrum und ländliche Ortsteile mit den typischen Schwarzwaldhäusern gehen ineinander über, während der Hauptort überwiegend moderne Bauten besitzt.
1306 Gästebetten.
Auskunft: Kurverwaltung, Postfach 133,
7744 Königsfeld im Schwarzwald; Telefon 07725/7051.

Königstein i. Ts. — Heilklimatischer Kurort

Hessische Stadt am Südrand des Taunus, 16500 E, 450 m ü.d.M.; 42000 Urlaubs- und Kurgäste (1984).
Heilanzeigen: Kreislauf-, Herz- und Gefäßleiden, Rekonvaleszenz, nervöse Erschöpfung, psychosomatische Regulationsstörungen, chronische Erkrankungen der Atemwege.
Kurmittel: Massagen, Fango-Moor-Packungen, medizinische Bäder, Kneippsche Anwendungen, Inhalationen.
Kureinrichtungen: Kurmittelhaus, Therapiezentrum, Kliniken, Ozonhallenbad, Kurpark.
Unterhaltung: Kurkonzerte, Unterhaltungsveranstaltungen, Lichtbilderabende, Vortragsreihe »Königsteiner Forum«, Schloßkonzerte.
Sport: Schwimmen, Tennis, Rollschuhlaufen; im Winter Rodelbahn, Skigelände an den Hängen des Großen Feldberg (880 m), Langlaufloipe.
So sieht es aus: Freundliches Städtchen unterhalb der Burgruine zu Füßen des Großen Feldberg mit den Stadtteilen *Falkenstein, Mammolshain* und *Schneidhain.* Bei Burg Königstein handelt es sich um die zweitgrößte Schloß- und Festungsruine Deutschlands aus dem 12.–18. Jahrhundert (Besichtigung und Aussicht).
1620 Gästebetten.
Auskunft: Städtische Kurverwaltung, 6240 Königstein im Taunus; Telefon 06174/202251.

Kreuth

Heilklimatischer Kurort

Gemeinde südlich des Tegernsees (Oberbayern), 3800 E, 800 m ü.d.M.; 31 200 Urlaubs- und Kurgäste (1984).
Heilanzeigen: Herz- und Kreislauferkrankungen, Bluthochdruck, Arteriosklerose, Stoffwechsel- und Drüsenstörungen, Magen-, Darm- und Leberleiden, Nachbehandlung nach Operationen, nervöse Erschöpfung, Altersleiden.
Kurmittel: medizinische Bäder, Massagen, Kneippsche Anwendungen, Inhalationen.
Kureinrichtungen: Sanatorien, beheiztes Freibad, Kurpark, Terrainkurwege, Kneipptretbecken.
Unterhaltung: Wald- und Trachtenfeste, Wald- und Alpenlehrpfad, Heimatabende, Kurkonzerte.
Sport: Wandern und Bergwandern mit Bergsteigen, Tennis, Schwimmen; im Winter Skilanglauf, alpines Skifahren, Rodeln.
So sieht es aus: Das Dorf Kreuth mit seiner Kirche im Mittelpunkt liegt in einem Tal zwischen Tegernsee und Tirol und wird durch das 3 km südlich anschließende *Wildbad Kreuth,* einst nach der Klostervergangenheit Sommerresidenz der Wittelsbacher, ergänzt.
1500 Gästebetten, 2/3 in Pensionen und privat, 186 in Hotels, 122 in Kurhäusern, 77 in Gasthäusern.
Auskunft: Kuramt, Nördliche Hauptstr. 14, Postfach 5,
8185 Kreuth; Telefon 08029/1044.

Krumbach-Krumbad

Heilbad

Ortsteil der bayerischen Stadt Krumbach in Bayerisch-Schwaben, 11 000 E, 550 m ü.d.M.; 700 Kurgäste (1984).
Heilanzeigen: Erkrankungen des rheumatischen Formenkreises, der Gelenke, der Wirbelsäule, des Stützapparats, körperliche und nervliche Erschöpfungszustände, Herz- und Kreislauferkrankungen, Rekonvaleszenz, Stoffwechselleiden.
Kurmittel: Steinschlammbäder und -packungen (Krumbader Badstein), medizinische Bäder, Massagen, Kneippsche Anwendungen.

Kureinrichtungen: Sanatorium mit 90 Betten der Schwestern der St.-Josefs-Kongregation Ursberg.
Sport: Schwimmen, Reiten, Tennis, Angeln.
So sieht es aus: 2 km von Krumbach inmitten ausgedehnter Wälder gelegener kleiner Ort mit beherrschendem Badekomplex. In Krumbach Rokokokirche und ehemaliges Schloß der Fürsten von Lichtenstein sowie Fachwerkrathaus.
Auskunft: Heilbad Krumbad, 6908 Krumbach (Schwaben); Telefon 08282/4077.

Krumbad

→ Krumbach-Krumbad.

Kyllburg

Kneippkurort

Stadt in der Waldeifel, nö. von Bitburg (Rheinland-Pfalz) 300 m ü.d.M. (Umland bis 555 m); 6000 Gäste (1984).
Heilanzeigen: vegetative Dystonie, Herz- und Gefäßerkrankungen, Magen- und Darmleiden, Leber- und Galleerkrankungen, Stoffwechselstörungen, rheumatische Erkrankungen, klimakterische Beschwerden.
Kurmittel: alle Kneippschen Anwendungen, Ausschank des Wassers der Birresborner Adonisquelle, Massagen.
Kureinrichtungen: Kurhotel und Kneippsanatorium Eifeler Hof, Kneippsanatorium mit Hallenbad.
Unterhaltung: nach Veranstaltungskalender, Hobbykurse.
Sport: Angeln, Schwimmen, Tennis, Wandern.
So sieht es aus: Kyllburg umfaßt in der Waldeifel weitere 20 Ortsgemeinden und erreicht damit 9400 Einwohner. Die Stadt wird von der Kyll umflossen, grenzt an weite Wälder und besitzt den bedeutenden Kreuzgang der Stiftskirche.
Kyllburg allein hat 285 Betten, der Erholungsraum insgesamt über 900 Betten.
Auskunft: Kurverwaltung, Haus des Gastes, 5524 Kyllburg; Telefon 06563/2007 + 2008 und 2009.

Laboe

Seebad

Gemeinde am Ostufer der Kieler Förde (Schleswig-Holstein), 4000 E, bis 30 m ü.d.M.; 15500 Urlaubs- und Kurgäste (1984).
Heilanzeigen: chronische Krankheiten der Atemwege, Herz- und Gefäßkrankheiten, Kinderkrankheiten, allgemeine Schwächezustände und Rekonvaleszenz.
Kurmittel: Ostseeklima, Meerwasser, Massagen.
Kureinrichtungen: Trinkkurhalle, Kurpark, Meerwasserschwimmhalle.
Unterhaltung: Besuch von Marine-Ehrenmal, Schiffsbegrüßungsanlage, Veranstaltungsprogramm.
Sport: Bootsfahren, Segeln, Surfen, Kegeln, Schwimmen.
So sieht es aus: Laboe liegt an der Förde und damit am meistbefahrenen Großschiffahrtsweg der Welt (Nord-Ostsee-Kanal Kiel–Brunsbüttel), der maritime Schauerlebnisse bietet.
1700 Betten, überwiegend Privatvermieter und Ferienwohnungen, 120 Betten in Hotels, 190 in Pensionen.
Auskunft: Kurverwaltung, Strandstr., 2304 Laboe;
Telefon 04343/7353.

Lahnstein

Heilquellenkurbetrieb

Stadt an der Mündung der Lahn in den Rhein (Rheinland-Pfalz), 20000 E, 260 m ü.d.M.; 40000 Urlaubs- und Kurgäste (1984).
Heilanzeigen: Herz- und Kreislaufkrankheiten, rheumatische Erkrankungen, Unfallfolgen und Nervenkrankheiten, Magen-, Darm- und Stoffwechselerkrankungen sowie Erkrankungen der ableitenden Harnwege.
Kurmittel: medizinische Bäder, Inhalationen, Massagen, Fango, Elektrotherapie.
Kureinrichtungen: Ortsteil *Lahnstein auf der Höhe* mit Kurthermen (Hallen- und Freibad), Eiswasserbecken, Wandelhalle mit Trinkbrunnen, Kurpark.
Unterhaltung: Tanz, Weinproben, Schiffsfahrten auf Rhein, Mosel und Lahn, Veranstaltungsprogramm.

Sport: Schwimmen, Kegeln, Tennis, Angeln, Rudern.
So sieht es aus: Lahnsteins Lage wird sowohl von den Burgen Lahneck, Marksburg und Schloß Stolzenfels wie auch von den hier angrenzenden Mittelgebirgen von Taunus, Westerwald, Hunsrück und Eifel bestimmt. Rhein und Lahn, die alten Bauten des Rathauses und des Salhofs sowie der Johanniskirche ergänzen die Kulisse der Stadt.
Es gibt etwa 1000 Gästebetten, insbesondere in Appartements (Ferienpark Rhein-Lahn) in Hochbauten, die preisgünstig verfügbar sind.
Auskunft: Kurthermen Rhein-Lahn, Zu den Thermen 2,
5420 Lahnstein; Telefon 02621/1095.

Langeoog

Nordseeheilbad

Eine der 7 Ostfriesischen Inseln (Niedersachsen), 3000 E, Meereshöhe; 82000 Urlaubs- und Kurgäste (1984).
Heilanzeigen: Erkrankungen der Luftwege, allergische Erkrankungen, Hautkrankheiten, konstitutionelle Schwächezustände, Vorbeugung und Abhärtung, chronische Unterleibsentzündungen, Aufbrauchleiden von Gelenken und Wirbelsäule, Kinderkrankheiten, chronische Bronchitiden.
Kurmittel: Nordseeklima, Meerwasser zum Baden, Trinken und Inhalieren, Massagen, Meeresschlickpackungen.
Kureinrichtungen: Kurmittelhaus, Meerwasser-Hallenbrandungsbad, Inhalatorium.
Unterhaltung: Konzerte, Solistenabende, Lichtbildervorträge, Dünensingen, Tanz, Kabarett.
Sport: Schwimmen, Reiten, Tennis, Angeln, Schießen, Segeln.
So sieht es aus: Zwischen den Inseln Spiekeroog und Baltrum gelegene Insel mit großartigen Dünenlandschaften und 14 km langem Strandgebiet (Hauptstrand 2,5 km) sowie Jachthafen mit 200 Liegeplätzen.
Der Ortskern, der dicht bebaut ist, weist nur wenige typisch friesische Häuser auf.

Insgesamt 7500 Gästebetten, die Mehrzahl in Ferienwohnungen und Pensionen, außerdem 5 Hotels und 4 Gasthäuser sowie 2 Kurheime (für Mutter und Kind).
Auskunft: Kurverwaltung, Postfach 1240, 2941 Langeoog; Telefon 04972/555.

Lenzkirch

Heilklimatischer Kurort

Ort im Hochschwarzwald, sö. des Titisees (Baden-Württemberg), 4500 E, 810 m ü.d.M. (Umgebung bis 1130 m); 33000 Urlaubs- und Kurgäste (1984).
Heilanzeigen: körperliche und nervöse Erschöpfungszustände, Rekonvaleszenz, kompensierte Herz- und Kreislauferkrankungen, Stoffwechselstörungen, Blutarmut, chronische Bronchitis.
Kurmittel: Mittelgebirgsklima, medizinische Bäder, Fango, Kneippsche Anwendungen, Massagen, Inhalationen.
Kureinrichtungen: Kurhaus und Kurbad Lenzkirch, Hallenbad, Wasserstellen, Kurpark.
Unterhaltung: Kurkonzerte, Heimatabende, Tanz, Lichtbildervorträge.
Sport: Tennis, Schwimmen, Reiten, Bootsfahrten; im Winter Skilift, Skilanglauf, Rodeln, Eislauf.
So sieht es aus: Lenzkirch umfaßt neben *Saig* und *Kappel* auch die Orte *Grünwald* und *Raitenbuch* und liegt in einem über 800 m hohen, weiten Tal, das durch die Schwarzwaldhäuser mehr oder minder dicht bebaut ist. Höchster Teilort ist mit 988 m ü.d.M. Saig, zu Füßen des Hochfirstmassivs. Titi- und Schluchsee liegen in der weiteren Umgebung der Waldlandschaft um Lenzkirch.
2370 Gästebetten in 4 Hotels, 12 Gasthäusern, 5 Pensionen und bei 60 Privatvermietern sowie in 70 Ferienwohnungen.
Auskunft: Kurverwaltung, 7825 Lenzkirch; Telefon 07653/68439.

Lindenfels

Heilklimatischer Kurort

Hessische Stadt im Odenwald, östlich von Bensheim, 2400 E, 340–450 m ü.d.M. (Hanglage); 20000 Urlaubs- und Kurgäste (1984).
Heilanzeigen: Herz- und Kreislaufkrankheiten, nervöse Erschöpfungen, Bronchialkatarrhe, Rekonvaleszenz, vegetative Regulationsstörungen.
Kurmittel: klimatische Einflüsse, medizinische Bäder, Massagen, Fango, Kneippsche Anwendungen, Inhalationen.
Kureinrichtungen: Städtisches Kurmittelhaus am Kurgarten, Zelltherapie-Zentrum Odenwald, Kurpark.
Unterhaltung: Konzerte, Heimatabende, künstlerische Veranstaltungen; im August Burg- und Trachtenfest; Ausflüge in den Odenwald und zur Bergstraße.
Sport: Tennis, Reiten, Kegeln, Schwimmen, Wandern.
So sieht es aus: Die terrassenförmig am Südwesthang gelegene Ortschaft umfaßt auch die Ortsteile *Schlierbach, Winterkasten, Seidenbuch, Winkel, Eulsbach, Glattbach* und *Kombach.*
Über 1300 Gästebetten.
Auskunft: Kurverwaltung, Rathaus am Kurgarten,
6145 Lindenfels 1; Telefon 06255/2425.

Lippstadt-Bad Waldliesborn

Heilbad

Zu Lippstadt (65000 E) gehörendes Heilbad (Nordrhein-Westfalen), 3300 E, 76 m ü.d.M.; 17000 Kurgäste (stationär und ambulant, 1984).
Heilanzeigen: Herz- und Gefäßerkrankungen, Erkrankungen des Stütz- und Bewegungsapparats, rheumatische Erkrankungen, Frauenleiden, Unfallnachbehandlung.
Kurmittel: Thermalsole zum Baden (besonders hochkonzentrierte Thermalsole mit hohem Jodidgehalt), medizinische Bäder, Massagen, Fangopackungen, Kneippsche Anwendungen, Trinkkuren, Bewegungsbad.
Kureinrichtungen: Kurmittelzentrum mit Thermalsole-Bewegungsbad, Hallen-Thermalmineralbad im Bewegungszentrum mit 2 Innen-

becken (170 und 300 m^2) und einem Freibad (300 m^2), Kliniken und Sanatorien, Kurpark (55 ha).
Unterhaltung: viele Hobbykurse und -möglichkeiten, Konzerte, Tanz, Theatergastspiele, Modenschau, Vorträge, botanische und ornithologische Führungen, Kurkonzerte.
Sport: Tennis, Angeln, Reiten, Schwimmen.
So sieht es aus: Inmitten Westfalens, am Beginn des Münsterlandes und nahe den Höhen von Sauerland, Teutoburger Wald und Eggegebirge, liegt Bad Waldliesborn in einer grünen Ebene.
2000 Gästebetten in 10 Hotels und Gasthäusern, 3 Kurbetrieben, 33 Pensionen und bei 36 Privatvermietern.
Auskunft: Kurverwaltung, Quellenstr. 60, Postfach 4029, 4780 Lippstadt-Bad Waldliesborn, Telefon 02941/800-0.

List

Seebad

Gemeinde an der Nordspitze der Insel Sylt, nördlichster Ort der Bundesrepublik Deutschland, 3400 E, Meereshöhe; 20000 Urlaubsgäste.
Heilanzeigen: Erkrankungen der Luftwege, allergische Erkrankungen, vegetative Dystonien, Vorbeugung und Abhärtung, Rekonvaleszenz. Für Kinder: Erkrankungen der Luftwege, allergische Erkrankungen, Diathesen, extrapulmonale Tuberkulose.
Kurmittel: Nordseeklima, medizinische Bäder aller Art, Massagen, Inhalationen, Fango, Bewegungstherapie.
Kureinrichtungen: Haus des Kurgastes mit Kurmittelabteilung, Schwimmbad.
Unterhaltung: umfangreiches Veranstaltungsprogramm, Vorträge, niederdeutsches Theater, Tanzveranstaltungen, Konzerte am Hafen, Wattwanderungen, natur- und vogelkundliche Wanderungen. Im August Lister Sommerfest, Schiffsfahrten vom Lister Hafen, Inselrundfahrt.
Sport: Schwimmen, Tennis, Surfen, Segeln.
So sieht es aus: Von Dünen umgebenes Nordseebad mit weitem, breitem Sandstrand und einzigartigen Wanderdünen; ungewöhnliches Naturschutzgebiet auf dem nördlich an List anschließenden

»Ellenbogen«, das allerdings zeitweise auch militärisches Luftübungsgelände ist.
Etwa 3000 Gästebetten, überwiegend bei privaten Vermietern, lediglich 273 in Hotels, Gasthäusern und Pensionen.
Auskunft: Kurverwaltung, Listlandstr., 2282 List auf Sylt; Telefon 04652/1014.

Lübeck-Travemünde

Ostseeheilbad

Stadtteil von Lübeck (235000 E) (Schleswig-Holstein), an der Travemündung in die Ostsee, 11500 E, 2–3 m ü.d.M. (Umland bis 30 m); 102200 Urlaubs- und Kurgäste (1984).
Heilanzeigen: chronische Krankheiten der Atemwege, Herz- und Gefäßkrankheiten, Hautkrankheiten, chronische Erkrankungen des Bewegungsapparats, Krankheiten im Kindesalter, allgemeine Schwächezustände, Rekonvaleszenz.
Kurmittel: Ostseeklima, Bewegungstherapie, Massagen, Meerwasserinhalation, medizinische Bäder, Fango, Meerwassertrinkkur.
Kureinrichtungen: Kurmittelabteilung im Strandbad-Centrum, außerdem Meerwasserbrandungsbad, Trinkkurhalle, Meerwasserwarmbad und -terrassenbad.
Unterhaltung: umfangreiches Veranstaltungsprogramm mit Night-Club, Spielcasino mit gesellschaftlichen Veranstaltungen, Kurkonzerte, Travemünder Musiksommer mit zahlreichen Konzerten aller Art.
Sport: Angeln, Tauchen, Schwimmen, Reiten, Golf (18-Loch-Platz), Tennis, Surfen, Segeln.
So sieht es aus: Traditionsreichstes Seebad der bundesdeutschen Ostseeküste, das mit seinem Hochhaus-Maritim-Hotel und dem Strandbad-Centrum moderne Akzente besitzt. Zum Kur- und Badebetrieb tritt der lebhafte Skandinavien-Fährverkehr vom Skandinavienkai am Stadtrand. Altstadt und Hafenpartie mit viel Kolorit, dazu jenseits der hier in die Ostsee mündenden Trave der Priwall (bis zur DDR-Grenze).
2800 Gästebetten in je 18 Hotels und Pensionen, 1 Kurbetrieb und Privatvermieter aller Kategorien.

Auskunft: Kurverwaltung, Strandpromenade 1b, 2400 Lübeck-Travemünde; Telefon 04502/804-0.

Ludwigsburg-Hoheneck

Heilbad

Zur Stadt Ludwigsburg (80000 E) am Neckar gehörendes Heilbad (Baden-Württemberg), 195 m ü.d.M. (Umland bis 365 m).
Heilanzeigen: Rheuma, Ischias, Abnutzungserscheinungen der Gelenke und der Wirbelsäule (Bandscheibenschäden), Frauenleiden, vegetative Störungen.
Kurmittel: Heilbad Hoheneck mit sulfathaltigen Solebädern, sonstige medizinische Bäder, Fango, Massagen, Inhalationen.
Kureinrichtungen: Heilbad mit Bewegungs- und Wannenbädern, 3 Badebecken mit zusammen 575 m^2 Wasserfläche, darunter sog. Mediterraneum mit 34° C und 4,2%iger Sole (sonst 2,2%).
Sport: Schwimmen, Tennis, Angeln, Wandern.
Unterhaltung: Besichtigungen in der Umgebung: Residenzschloß Ludwigsburg, Favorite, Monrepos, Ludwigsburger Schloßfestspiele zwischen Mai und Oktober.
So sieht es aus: Ludwigsburg mit dem größten deutschen Barockschloß (Gartenschau »Blühendes Barock«) führt die Tradition einer Residenzstadt fort. Hier stehen 700 Betten in 12 Hotels und 7 Gasthäusern zur Verfügung. Im Heilbad Hoheneck wird seit 80 Jahren die Sole genutzt.
Auskunft: Fremdenverkehrsamt der Stadt Ludwigsburg, Wilhelmstr. 12, 7140 Ludwigsburg; Telefon 07141/910252.

Lüneburg

Heilbad

Niedersächsische Stadt am Nordrand der Lüneburger Heide, 61000 E, 11 m ü.d.M.; 370 stationäre und 10100 ambulante Kurgäste (1984).
Heilanzeigen: Rheuma, Kreislaufstörungen, Kinder- und Frauenkrankheiten, Erkrankungen der Atemwege, Rehabilitation, Schuppenflechte.
Kurmittel: Solebäder (4%), Starksolebäder (bis 26%), Moorschlamm-

bäder und -packungen, Fango, medizin. Bäder, Massagen, Inhalationen, Solebewegungsbäder, Kneippsche Anwendungen, Trinkkuren.
Kureinrichtungen: Kurzentrum mit Solewellenbad, Solebewegungsbad, Hallenbad, Kurpark mit Gradierwerk. Spezialität: Psoriasis-Behandlung (Schuppenflechte) mit Starksole.
Unterhaltung: Stadttheater, Hobbykurse, Orgelkonzerte, Vortragsprogramm, Besichtigungen und Ausflüge, Gastspiele, bunte Abende, Tanz, Konzerte.
Sport: Schwimmen, Reiten, Tennis, Kegeln, Golf, Bootsfahrten.
So sieht es aus: Lüneburg, im Krieg unzerstört, gehört mit seinen Backstein-Treppengiebelbauten zu den schönsten deutschen Städten. Die Stadt gab der umliegenden Heidelandschaft den Namen. Bedeutendste Bauten und Sehenswürdigkeiten sind: das größte mittelalterliche Rathaus Deutschlands, Kloster Lüne, Kran, Johanniskirche, Häuser am Sand. Das Kurzentrum befindet sich südlich der Altstadt in grüner Umgebung an der Uelzener Straße. Die Landschaft der Heide (sie blüht im August) bietet vielerlei Wander- und Ausflugsmöglichkeiten.
Annähernd 1000 Gästebetten.
Auskunft: Kurverwaltung, 2120 Lüneburg,
Telefon 04131/42035/37.

Malente-Gremsmühlen

Kneippheilbad
Luftkurort

Meistbesuchtes Ziel der Holsteinischen Schweiz (Schleswig-Holstein), 7000 E, 30–86 m ü.d.M.; 64800 Urlaubs- und Kurgäste (1984).
Heilanzeigen: Herz- und Gefäßerkrankungen, organische und funktionelle Nervenleiden, rheumatische Erkrankungen und Verschleißerscheinungen der Gelenke, Stoffwechselstörungen, klimakterische Störungen, Erkrankungen der Atemwege, Rehabilitation.
Kurmittel: Kneippsche Anwendungen (nördlichstes Kneippheilbad Europas), Massagen, Trinkkuren, Elektrotherapie.
Kureinrichtungen: Kneippkurbetriebe, Kurkliniken, Hallenschwimmbad, Kurbadehäuser, Kurpark mit Wassertret- und Armbecken, Trinkkurstand.

Unterhaltung: Kurkonzerte, Theatergastspiele, Künstlerprogramme, Vorträge, Wildgehege mit Arboretum, Motorbootfahrten auf den Seen.
Sport: Schwimmen, Segeln, Surfen, Rudern, Paddeln, Angeln, Reiten, Kegeln, Tennis.
So sieht es aus: Inmitten der seenreichen Holsteinischen Schweiz liegt Malente-Gremsmühlen zwischen Diek- und Kellersee in 20 km Entfernung von den Stränden der Ostsee. In der Umgebung weite Buchenwälder und zahlreiche Wanderwege sowie die Schlösser von Eutin und Plön.
4500 Gästebetten, davon 1930 in Hotels und 1250 in Privatzimmern, dazu 320 Betten in Ferienwohnungen sowie 390 in Gasthäusern und Pensionen. 560 Betten in Kurbetrieben.
Auskunft: Kurverwaltung, 2427 Malente-Gremsmühlen;
Telefon 04523/2356.

Manderscheid

Heilklimatischer Kurort

Ort in der Vulkaneifel, nördlich von Wittlich (Rheinland-Pfalz), 1400 E, 400–500 m ü.d.M.; 2300 Kurgäste (1984), außerdem 23500 Urlaubsgäste.
Heilanzeigen: Herz- und Kreislaufstörungen (auch Bluthochdruck), Erkrankungen der oberen Luftwege, körperliche und nervöse Erschöpfungszustände, Rekonvaleszenz.
Kurmittel: Kneippsche Anwendungen, medizinische Bäder, Massagen, Moor- und Fangopackungen.
Kureinrichtungen: Kurhaus mit medizinischer Badeabteilung, 2 Kurmittelhäuser, 1 Kurklinik (LVA), Kurpark, Terrainkurwege.
Unterhaltung: Kurkonzerte, Vorträge, Hobbymalen, Tanz- und Unterhaltungsmusik, Orgelkonzerte, Ausflugsfahrten, Burgenbeleuchtung.
Sport: Angeln, Drachenfliegen, Kegeln, Schwimmen, Schießen, Tennis, Reiten.
So sieht es aus: Burgruinen ragen aus den grünen Hängen der Vulkaneifel empor und erinnern an Manderscheids Vergangenheit. Beinahe 2 Dutzend kleinere Orte reihen sich um Manderscheid als

Erholungsorte oder Eifeldörfer, als Ziele von Wanderungen, Ausflügen oder kulturträchtigen Besichtigungen, wie dem Eifeldom von Himmerod, den Zisterzienser Mönche betreuen.
1300 Betten, davon 300 in Kurbetrieben, verteilen sich auf 12 Hotels und Gasthäuser, ebenso viele Pensionen und 29 Privatvermieter.
Auskunft: Kurverwaltung, 5562 Manderscheid;
Telefon 0 65 72/23 77 + 7 71.

Marktschellenberg

→ Berchtesgadener Land.

Melle

Soleheilbad

Stadt im Grönegau, im Osnabrücker Land (Niedersachsen), 17 000 E, 80 m ü.d.M. (Umgebung bis 200 m); 17 500 Kurgäste (1984).
Heilanzeigen: rheumatische Erkrankungen, Magen-, Darm- und Gallenwegserkrankungen, Nachbehandlung von Unfallverletzungen und Operationen, Kinderkrankheiten.
Kurmittel: Solequelle zum Baden und Trinken, auch Inhalationen; Massagen, Fango.
Kureinrichtungen: Kurmittelhaus, Kurpark am Grönenberg.
Unterhaltung: Kurkonzerte, Heimatveranstaltungen, Kulturabende, Waldbühne.
Sport: Angeln, Tennis, Kegeln, Schwimmen.
So sieht es aus: Der Grönegau (= grüner Gau), wie das Meller Land seit über einem Jahrtausend genannt wird, liegt zwischen Teutoburger Wald und dem Wiehengebirge und ist eine stille, naturbeherrschte Landschaft. Zusammen mit dem Dorf *Wellingholzhausen* liegt hier auch das Solbad »ohne Kur-Rummel« von Melle-Mitte mit einigen Fachwerkbauten.
230 Gästebetten, die meisten in Hotels.
Auskunft: Solbad Melle, Rathaus, 4520 Melle 1;
Telefon 0 54 22/10 33 12.

Mölln

Kneippkurort

Stadt im Naturpark Lauenburgische Seen, südlich von Lübeck (Schleswig-Holstein), 16000 E, 19 m ü.d.M.; 42000 Urlaubs- und Kurgäste (1984).
Heilanzeigen: Herz- und Gefäßerkrankungen (Vorbeugung, Behandlung, Nachbehandlung), nervöse und seelische Störungen, Störungen der Verdauungsorgane – Magen, Darm, Leber, Gallenblase – und des Bewegungsapparats, Regeneration.
Kurmittel: Kneippsche Anwendungen, medizinische Bäder und Bewegungsbäder, Massagen, Moorpackungen, Fango.
Kureinrichtungen: Städtisches Kurmittelhaus mit Bewegungsbad, Kurpark, Wassertretstellen.
Unterhaltung: Kurkonzerte und sonstige Musikveranstaltungen, Theatergastspiele, Besuch des Wildparks, Tanzabende.
Sport: Angeln, Kegeln, Schießen, Ponyreiten, Reiten, Rudern, Schwimmen, Segelfliegen, Tennis, Wandern, Golf (5 km).
So sieht es aus: Beschauliche Stadt mit mittelalterlichem Markt, Kirche, Rathaus und Backsteingiebeln. Hier ist der Grabstein des angeblich 1350 hier verstorbenen Till Eulenspiegel. Mölln ist von Wäldern und Seen dicht umgeben.
1650 Gästebetten, davon 1/3 bei Privatvermietern, 290 in Hotels, 380 in Kurbetrieben.
Auskunft: Städtische Kurverwaltung, Hindenburgstr.,
2410 Mölln/Lauenburg; Telefon 04542/7090 und 7099.

Mössingen-Bad Sebastiansweiler

Heilquellenbetrieb

Zu Mössingen südlich von Tübingen (Baden-Württemberg), 14700 E, gehörende Kurklinik, 450–500 m ü.d.M., 2100 Kurgäste (1984).
Heilanzeigen: Erkrankungen des rheumatischen Formenkreises, Gicht, Gelenkveränderungen nach Unfällen und Verletzungen, Narbenbeschwerden, Schwäche von Muskeln und Bindegewebe, Durchblutungsstörungen, Schuppenflechte.
Kurmittel: starke Schwefelquelle zum Baden und Trinken, Massagen, Packungen, medizinische Bäder, Kneippsche Anwendungen.

Kureinrichtungen: Kurklinik mit 190 Betten, Kurpark.
Unterhaltung: Vorträge mit Lichtbildern, Hausmusik, Hobbypflege, Ausflüge.
Sport: nur Minigolf; in Mössingen Tennis, Schwimmen, Schießen.
So sieht es aus: Bad Sebastiansweiler besteht neben der Kurklinik nur aus wenigen Häusern und liegt am Rand der Schwäbischen Alb zwischen Feldern, Obstwiesen und Mischwald mit schönen Ausblikken, wobei Ruhe und Naturverbundenheit garantiert sind.
Auskunft: Schwefelbad-Kurklinik, Postfach 1306, 7406 Mössingen; Telefon 07473/8061.

Murnau

Moorheilbad
Luftkurort

Oberbayerische Stadt zwischen München und Garmisch-Partenkirchen am Staffelsee, 10500 E, 700 m ü.d.M.; 26000 Urlaubs- und Kurgäste (1984).
Heilanzeigen: rheumatische Krankheiten jeder Genese, degenerative Krankheiten der Wirbelsäule, Arthrosen und Arthritiden, Stoffwechselerkrankungen, Frauenleiden, Unfallfolgen.
Kurmittel: Moorbäder, medizinische Bäder, Massage.
Kureinrichtungen: Kurhäuser Ludwigsbad und Seidlpark, auch für Behandlung ambulanter Patienten, Kurpark.
Unterhaltung: Kurkonzerte, Veranstaltungskalender mit Angeboten von Grillwanderungen, Vorträgen, Bauerntheater, Konzerten, Tanzabenden und Parkfesten.
Sport: Angeln in 2 Seen, Schwimmen, Kegeln, Rudern, Segeln, Tennis, Surfen, Wandern; im Winter Skilanglauf, Eisstockschießen.
So sieht es aus: Oberbayerischer Marktort mit typischem Kolorit und einer seenreichen, hügeligen, grünen Landschaft am Rand der Alpen. In 10 km Entfernung das Oberbayerische Freilichtmuseum Glentleiten mit zahlreichen historischen bäuerlichen Bauten.
Der nahe, badewarme Staffelsee mit seinen Orten macht Murnau zum beliebten Urlaubsziel.
Insgesamt 1560 Betten, überwiegend bei Privatvermietern, aber auch 4 Kurhäuser, 3 Hotels, 6 Gasthäuser und 3 Pensionen.

Auskunft: Verkehrsamt, Postfach 1120, 8110 Murnau/Obb.; Telefon 08841/2074.

Nebel auf Amrum

Seebad

Die Orte auf Amrum sind zu einer Bädergemeinschaft zusammengeschlossen. Siehe die Angaben unter → Norddorf auf Amrum.

Neuharlingersiel

Seebad

Fischerdorf an der ostfriesischen Nordseeküste (Niedersachsen), 1600 E, auf Meereshöhe; 5000 Kurgäste (1984) außer Urlaubsgästen.
Heilanzeigen: chronische Krankheiten der Atemwege, Herz- und Gefäßkrankheiten, Hautkrankheiten, chronische Krankheiten des Bewegungsapparats, Frauenleiden, Kinderkrankheiten, Schwächezustände.
Kurmittel: Nordseeklima, kalte und warme Seebäder, Packungen und Bäder mit Meeresschlick, Meerwassertrinkkuren.
Kureinrichtungen: Kurmittelabteilung mit Bewegungsbad, Meerwasserhallenbad, private Kuranstalten, Kurpark und Kurgarten.
Unterhaltung: Konzerte, Vorträge, bunte Veranstaltungen, Bootsfahrten auf See, Wattlaufen.
Sport: Angeln, Kegeln, Reiten, Tennis.
So sieht es aus: Fischerdorf mit Kutterhafen und 20 ha Sandstrand vor dem Deich, hinter dem der Campingplatz liegt. Von Neuharlingersiel erfolgt die Überfahrt nach Spiekeroog (siehe dort).
Insgesamt 4000 Gästebetten in 7 Hotels, 12 Gasthäusern und 108 Pensionen, außerdem 3 Kurbetriebe und 240 Ferienwohnungen sowie 140 Privatvermieter.
Auskunft: Kurverwaltung, 2943 Nordseebad Neuharlingersiel; Telefon 04974/355.

Neuhaus im Solling

→ Holzminden-Neuhaus.

Neukirchen

Luftkurort
Kneippkurort

Hessische Stadt im Kurhessischen Bergland, 7500 E, 252 m ü.d.M. (Umgebung bis 500 m); 13200 Urlaubs- und Kurgäste (1984).
Heilanzeigen: funktionelle Herz- und Gefäßerkrankungen, vegetativnervale Funktionsstörungen, Funktionsstörungen der Verdauungsorgane, nichtentzündliche Erkrankungen des Bewegungsapparats, Abhärtung.
Kurmittel: Kneippsche Anwendungen, Fangopackungen, medizinische Bäder, Massagen, Bewegungstherapie, Chirogymnastik.
Kureinrichtungen: Wassertretbecken, Liegehalle, Kurpark, Kneippkurhotel mit Bewegungsbad, medizinischer Badeabteilung, Rehabilitationszentrum Urbachtal sowie Privatklinik für Tumornachbehandlung und Rehabilitation.
Unterhaltung: Heimatabende mit Schwälmer Trachtengruppen, Dia- und Filmabende, Konzerte, Tanz, Volksfeste, Theatergastspiele, Vorträge, Lichterfest, Wanderführungen.
Sport: Angeln, Kegeln, Reiten, Schwimmen, Tennis.
So sieht es aus: Die von 7 Dörfern umgebene Stadt Neukirchen liegt mit ihren Fachwerkhäusern am Südhang des Knüllgebirges und hat alle Vorzüge eines kleinen und ruhigen Kurorts.
800 Gästebetten in 2 Kurbetrieben mit 244 Betten, 2 Hotels und bei 39 Privatvermietern.
Auskunft: Kurverwaltung, Am Rathaus 10, 3579 Neukirchen; Telefon 06694/6033.

Neustadt in Holstein

Seebad

Stadt mit den Ostseebädern *Pelzerhaken* und *Rettin* an der Lübecker Bucht (Schleswig-Holstein), 16000 E, Meereshöhe; 153700 Urlaubs- und Kurgäste (1985).
Heilanzeigen: Regeneration und Stärkung von Blutkreislauf und Nerven.
Kurmittel: Ostseeklima.
Kureinrichtungen: Badestrand.

Unterhaltung: Strandfeste, Vorträge, Hochseefahrten.
Sport: Bootsfahrten, Schwimmen, Surfen, Tennis, Reiten.
So sieht es aus: Beschauliche Stadt an der Lübecker Bucht mit 2 ruhigen Ostseebädern (Pelzerhaken und Rettin), die durch eine Promenade mit der Stadt verbunden sind. Besondere Sehenswürdigkeiten sind das Backsteintor, das einzige Stadttor Holsteins, und die romanische Kirche im nahen Altenkrempe.
Etwa 5000 Gästebetten, davon 4700 in Ferienwohnungen oder bei Privatvermietern, 270 in Hotels, 50 in Pensionen.
Auskunft: Kurverwaltung, Strandpromenade,
2430 Neustadt/Holstein; Telefon 04561/7011.

Nieblum

Seebad

Ländliches Nordseebad auf Föhr, 900 E, Meereshöhe; 121 000 Kurgäste (1984).
Indikationen und Kurmittel bzw. Einrichtungen → Wyk auf Föhr.

Nidda-Bad Salzhausen

Heilbad

Ortsteil von Nidda (Hessen) in waldreicher Umgebung, 500 E, 150 m ü.d.M., 14 100 Kurgäste (1984).
Heilanzeigen: Rheuma, Herz- und Kreislauferkrankungen, Nervenleiden, Atemwegserkrankungen, allgemeine Erschöpfungszustände.
Kurmittel: 4 Natriumchloridquellen zum Baden, 3 Natriumchlorid-Hydrogenkarbonat-Quellen zum Trinken, Fango, Inhalationen, Massagen, Kneippsche Anwendungen, Bewegungstherapie, Elektrotherapie.
Kureinrichtungen: Kurmittelhaus, Solebewegungsbad mit Außen-, Innen- und Therapiebecken, Gradierwerk für Freiluftinhalation, Kurpark mit Naturlehrpfad.
Unterhaltung: Kurkonzerte, Tanz, verschiedene Veranstaltungen, Vorträge.
Sport: Angeln, Tennis, Kegeln, Segelfliegen, Schwimmen, Wandern.
So sieht es aus: Das hessische Staatsbad gehört zu den ruhigsten und

behaglichsten Badeorten, zumal die Ortsdurchfahrt für Autos gesperrt ist. So gehen auch die Kuranlagen mit ihrem reichen Baumbestand in die umliegenden Waldgebiete über.
1350 Gästebetten in einem Kurhaus, 6 Hotels, 8 Gasthäusern, 14 Pensionen und bei Privatvermietern sowie in 10 Ferienwohnungen.
Auskunft: Kurverwaltung, Postfach 2160, 6478 Nidda 11; Telefon 06043/561.

Nonnweiler

Heilklimatischer Kurort

Saarländische Gemeinde, im Schwarzwälder Hochwald der Saar, 9000 E, 50 m ü.d.M. (Umland 700 m); 37100 Urlaubs- und Kurgäste (1984).
Heilanzeigen: Magen- und Darmerkrankungen, Entgiftung und Gewichtsreduktion.
Kurmittel: Schrothkuren, Zelltherapie, Massagen, medizinische Bäder, Fango- und Heilerdepackungen.
Kureinrichtungen: Kurhaus Elim, Hallenbad.
Sport: Tennis, Sommerbobbahn; im Winter Skilauf.
So sieht es aus: Der kleine Kurort, zu dem weitere 7 Gemeindebezirke gehören, hat seinen therapeutischen Mittelpunkt in dem modernen Kurhaus mit 48 Betten. Nonnweiler liegt nahe dem Hunnenring, der größten prähistorischen Wallanlage Europas keltischen Ursprungs. Der Kurort verfügt über 400 Gästebetten.
Auskunft: Kur- und Verkehrsamt, Postfach 1162, 6696 Nonnweiler; Telefon 06873/833.

Norddorf auf Amrum

Nordseeheilbad

Einer von 3 Orten der nordfriesischen Insel Amrum (Schleswig-Holstein), 820 E, Meereshöhe; 27500 Urlaubs- und Kurgäste (1984).
Heilanzeigen: Verbesserung der Abwehrkraft, Hautkrankheiten, Rheuma jeder Art, chronische Bronchialkatarrhe, Unterleibserkrankungen von Mann und Frau, chronische Erkrankungen der Verdauungsorgane.

Kurmittel: Nordseeklima, warme Seebäder, Schlickbäder, Inhalationen, Massagen, Meerwassertrinkkur.
Kureinrichtungen: Kurmittelhaus, Meerwasserschwimmbad, Christliches Seehospiz.
Unterhaltung: Angebote laut Veranstaltungskalender.
Sport: Surfen, Schwimmen, Tennis, Segeln, Reiten.
So sieht es aus: Norddorf liegt – ebenso wie das Nordseebad Nebel – etwas abseits vom Dünen- und Strandbereich der Insel Amrum, die mit dem Kniepsand über den breitesten deutschen Strand verfügt. Friesenhäuser mit Reetdach herrschen vor. Zu den Hauptorten Wittdün, Nebel und Norddorf kommen die Nebenorte *Süddorf, Steenodde, Westerheide,* die alle zum Wattenmeer hin gelegen sind.
Das Dorf hat 3000 Gästebetten (Nebel 3500), die nur zu einem kleinen Teil auf Hotels entfallen – es herrschen Privatvermieter und Ferienwohnungen vor.
Auskunft: Bädergemeinschaft Amrum, Postfach 1247,
2278 Amrum; Telefon 04682/510; außerdem: Kurverwaltung,
Postfach 3120, 2279 Norddorf, Telefon 04682/811,
und Kurverwaltung der Gemeinde, Strunwai 8, Postfach 2140,
2278 Nebel auf Amrum, Telefon 04682/544.

Norden-Norddeich

Seebad

Seebad der Stadt Norden (25000 E) in Ostfriesland (Niedersachsen), Meereshöhe; 80000 Urlaubs- und Kurgäste (1984).
Heilanzeigen: chronische Krankheiten der Atemwege, Herz- und Gefäßkrankheiten, Hautkrankheiten, Kinderkrankheiten, allgemeine Schwächezustände.
Kurmittel: Nordseeklima, Schlickpackungen, Meerwasserbäder, medizinische Bäder, Inhalationen, Massagen, Fango, Meerwassertrinkkur.
Kureinrichtungen: Hallenwellenbad mit Kurmittelabteilung.
Unterhaltung: Diavorträge, Schiffsfahrten, Gastspiele von bekannten Künstlern, Bastelprogramme, Besichtigungen (»Dornkaat«).
Sport: Angeln, Bowling und Kegeln, Reiten, Schwimmen, Tennis, Surfen.

So sieht es aus: Norddeich ist bekannt als Sitz des Norddeich-Radios für Schiffe auf hoher See. Norden ist die nordwestlichste deutsche Stadt mit bäuerlich-ostfriesischer Tradition. Norddeichs Strand liegt als Sand- und Grünstrand vor dem Deich, ergänzt durch ein 3800 m^2 großes Meerwasserbecken. Reizvolle Seehundaufzucht- und -forschungsstation. 6000 Gästebetten, u.a. bei 800 Privatvermietern und in 36 Hotels und Gasthäusern sowie 40 Pensionen.
Auskunft: Kurverwaltung Norden-Norddeich, Postfach 1165, 2980 Norden 2; Telefon 04931/172-02.

Norderney

Nordseeheilbad

Eine der 7 Ostfriesischen Inseln (die zweitgrößte) und niedersächsisches Staatsbad, 8500 E, Meereshöhe; 141000 Urlaubs- und Kurgäste (1984).
Heilanzeigen: Erkrankungen der Atemwege, allergische Erkrankungen, Diathesen, Entwicklungsstörungen im Kindesalter, Vorbeugungs- und Abhärtungskuren, Rehabilitation.
Kurmittel: Nordseeklima, Meerwasserbäder, Meeresschlickanwendungen, Massagen, Inhalationen, Bewegungstherapie, Trinkkur.
Kureinrichtungen: Kurmittelhaus, Meerwasser-Wellenschwimmbad, Allergie- und Hautklinik, Kinderkrankenhaus, Kurklinik (LVA).
Unterhaltung: Kurkonzerte, Kirchenmusik, Gastspiele von Solisten und Ensembles, Vorträge, friesische Heimatabende, Gesellschaftsabende mit Tanz, Modenschauen, Ausflugsfahrten.
Sport: Angelfischerei, Golf (9-Loch-Dünenplatz), Kegeln, Reiten, Segeln, Schießen, Schwimmen, Tennis, Surfen.
So sieht es aus: Norderney war – nach englischem Vorbild – ab 1797 das erste deutsche Nordseebad und ist heute meistbesuchtes ostfriesisches Inselbad. Gepflegte ältere Bauten und moderne Anlagen finden sich nebeneinander. Die Stadt ist für den Autoverkehr, außer zum Gepäcktransport, gesperrt. Die verschiedenen Strandgebiete ziehen sich über insgesamt 14,5 km hin.
Etwa 16000 Gästebetten, dabei stehen Privatvermieter und Ferienwohnungen an 1. Stelle, außerdem gibt es 57 Hotels aller Kategorien und 114 Pensionen und Fremdenheime.

Auskunft: Kurverwaltung, Postfach 1355, 2982 Norderney; Telefon 04932/891-0.

Oberammergau

Luftkurort

Bayerisches Passionsspieldorf im Ammergebirge, 5000 E, 850 m ü.d.M. (Umgebung bis 1700 m); 162000 Urlaubs- und Kurgäste (1984).
Heilanzeigen: rheumatische Erkrankungen.
Kurmittel: Moorbäder, medizinische Bäder, Massagen, Bewegungstherapie, Elektrotherapie.
Kureinrichtungen: Rheumaklinik.
Unterhaltung: Heimatabende, Volksmusik, berühmte Passionsspiele (nächstes Spieljahr 1990), Besuch des Passionsspielhauses, des Heimatmuseums mit Weihnachtskrippen, Ausflüge nach Schloß Linderhof, Kloster Ettal und Schloß Neuschwanstein.
Sport: Freizeitzentrum Wellenberg mit Hallenbad, Heiß- und Sprudelbecken, Tennis, Sportschützenanlage, Bergtouren und -wanderungen, Drachenfliegen; im Winter Ski alpin (Sessel- und Kabinenseilbahn) und 90 km Langlaufloipen, Eisstockschießen, Eislaufen.
So sieht es aus: Oberammergau gehört mit seinen vielen oberbayerischen Häusern, von denen nicht wenige mit der sogenannten Lüftlmalerei verziert sind, zu den schönsten Dörfern Oberbayerns. Von hier aus sind alle Sehenswürdigkeiten der Alpen und Voralpen rasch zu erreichen. Im Ort zahlreiche Holzschnitzer.
Insgesamt 2530 Gästebetten (während der Passionsspiele werden viele Gäste im Umkreis untergebracht), davon 240 in der Rheumaklinik, 830 in Ferienwohnungen oder privat bzw. auf Bauernhöfen, 780 in Hotels, der Rest in Gasthäusern und Pensionen.
Auskunft: Verkehrsbüro der Arbeitsgemeinschaft Gemeinde Oberammergau und abr, Eugen-Papst-Str. 9a, 8103 Oberammergau; Telefon 08822/4921.

Oberstaufen

Heilklimatischer Kurort
Kneippkurort

Bayerische Gemeinde im Allgäu, westlich von Sonthofen, 6500 E, 800 m ü.d.M. (Umland bis 1833 m); 90000 Urlaubs- und Kurgäste (1984).

Heilanzeigen: Stoffwechselleiden, Herz- und Kreislaufkrankheiten, Rheuma und Abnutzungserscheinungen der Gelenke und Wirbelsäule, Drüsenfunktionsstörungen, Klimakteriumsbeschwerden, Hautleiden, chronische Entzündungen, Erkrankungen der Atemwege, Magen- und Darmleiden, Augenkrankheiten.

Kurmittel: Gebirgsklima, Naturheilverfahren nach Johann Schroth und Kneippsche Anwendungen, medizinische Bäder, Massagen, Inhalationen, Fango, Moor.

Kureinrichtungen: private Kurmittelhäuser, Kurhaus mit Kurpark, Liegehalle mit Liegewiese, Schwefelbad, 30 Hotelhallenbäder.

Unterhaltung: Heimatabende, Kurkonzerte, Bauerntheater, Spieltreff, Gästeprogramme, Tanz, Modenschauen, Bühnengastspiele, Waldlehrpfade, Ausflugsfahrten, Atelierbesuche.

Sport: Schwimmen, Kegeln, Tennis, Reiten, Bergwandern, Schießen, Squash; im Winter alle Arten von Wintersport, 120 km Langlaufloipen, 34 Skilifte, Kabinenseilbahn und 2 Sesselbahnen.

So sieht es aus: Schwerpunkt in Oberstaufen ist die Schrothkur, für die der Ort als einziger in der Bundesrepublik Deutschland seit 1959 anerkannt ist. Um die Kirche St. Peter und Paul liegt das romantische alte Dorf, während die Außenbezirke ein modernes Gesicht aufweisen, allerdings stets unter Wahrung der besonderen Allgäuer Bauweise.

16500 Gästebetten bei 400 Privatvermietern, in 105 Kurbetrieben, 70 Hotels, 60 Gasthäusern und 30 Pensionen.

Auskunft: Kurverwaltung, Postfach 10, 8974 Oberstaufen;
Telefon 08386/2024.

Oberstdorf

Heilklimatischer Kurort
Kneippkurort

Bayerische Gemeinde in den Allgäuer Alpen, 12000 E, 843 m ü.d.M. (Umgebung bis 2224 m); 196000 Urlaubs- und Kurgäste (1984).
Heilanzeigen: Erkrankungen der Atemwege, von Herz- und Kreislauf, Stoffwechselstörungen, Krankheiten des Nervensystems und Erkrankungen von Gelenken, Knochen und Muskeln.
Kurmittel: Gebirgsklima, Kneippsche Anwendungen, Schrothkur, Fango.
Kureinrichtungen: Kurmittelhaus, Kurhotels und Sanatorien, Kneipptretbecken. Kurpark mit Wandelhalle, Bewegungsbäder.
Unterhaltung: Kurkonzerte, Theaterveranstaltungen (u.a. Bauerntheater), sonstige öffentliche und gesellige Veranstaltungen, spezielle Wanderungen.
Sport: Angeln, Bergsteigen, Drachenfliegen, Golf (9-Loch-Platz), Kanufahren, Kegeln, Schießen, Schwimmen, Tennis; im Winter Curling, Eislaufen, Eisstockschießen, Rodeln, Skilaufen aller Art, Skibob.
So sieht es aus: Oberstdorf gehört zu den meistbesuchten deutschen Alpenorten und ist Ausgangspunkt für Ausflüge in 6 Gebirgstäler. Sein Angebot ist im Sommer und Winter gleich vielseitig. Die eindrucksvolle Bergkulisse umfaßt u.a. das Nebelhorn (2224 m), das durch eine Schwebebahn erreicht wird.
16500 Gästebetten verteilen sich auf rund 50 Hotels, davon 30 Garni-Betriebe, 32 Gasthäuser und 253 Pensionen. Neben 22 Kuranstalten vermieten auch 1550 Familien Privatzimmer.
Auskunft: Kurverwaltung + Verkehrsamt, Postfach 1320,
8980 Oberstdorf; Telefon 08322/700-0.

Olsberg

Kneippkurort

Großgemeinde im Hochsauerland (Nordrhein-Westfalen), 8000 E, 334 m ü.d.M. (Umgebung 843 m mit höchstem Berg Nordrhein-Westfalens); 16700 Urlaubs- und Kurgäste (1984).
Heilanzeigen: Herz- und Gefäßerkrankungen, chronisch-rheumatische Erkrankungen, Kreislaufstörungen, körperliche und nervöse

Erschöpfungszustände, Magen- und Darmerkrankungen, Stoffwechselstörungen, Rekonvaleszenz, altersbedingte Leiden.
Kurmittel: alle Kneippschen Anwendungen, Massagen, Bäder, Elektrotherapie, Inhalationen, Bewegungs- und Atemtherapie.
Kureinrichtungen: Kurmittelhaus mit Bewegungsbad, Kurpark, Kurterrainwege, Kur- und Konzerthalle, Kurhotels mit Bäderabteilung.
Unterhaltung: Kurkonzerte, öffentliche Veranstaltungen und Vorträge, Theater.
Sport: Angeln, Reiten, Tennis, Schwimmen, Wandern, Drachenfliegen; im Winter Skilanglauf, Skiabfahrt.
So sieht es aus: Von Bergen umrahmte Kleinstadt, die durch einen Kneippschüler schon 1894 ein Kneippsanatorium erhielt und als »Tor zum Hochsauerland« gilt. Die Stadt mit ihren Fachwerkhäusern wird durch die in der Umgebung befindlichen bizarren Bruchhauser Steine und den 748 m hohen Olsberg bereichert.
In der Kernstadt 1800, insgesamt 2800 Gästebetten, in (mit Umland) 25 Hotels und Gasthäusern, 3 Hotels mit Bäderabteilung, 37 Pensionen.
Auskunft: Kurverwaltung, Bahnhofstr. 4, 5787 Olsberg;
Telefon 02962/3051.

Ottobeuren

Kneippkurort

Bayerische Gemeinde sö. von Memmingen, im Allgäuer Voralpengebiet, 7400 E, 600 m ü.d.M. (Umgebung bis 800 m); 3100 Kurgäste (1984).
Heilanzeigen: Herz- und Gefäßerkrankungen, Funktionsstörungen der Verdauungsorgane, Streß- und Zivilisationsschäden, Wirbelsäulen- und Gelenkschäden, vegetative Fehlregulation.
Kurmittel: Kneippsche Anwendungen, Massagen, Bewegungstherapie.
Kureinrichtungen: 2 Kurkliniken, 3 Sanatorien, Kurmittelhaus, Bäder, Kurpark.
Unterhaltung: Konzertveranstaltungen, Heimatabende, Ausflugsfahrten, Führungen, Kurtanz, Vorträge.
Sport: Golf (18-Loch-Platz), Tennis, Schwimmen, Reiten, Wandern.

So sieht es aus: Ottobeuren, der Geburtsort des Pfarrers Kneipp (1821–1897), liegt mit seiner berühmten doppeltürmigen barocken Basilika und der Klosteranlage im Kranz waldiger Hügelketten. Seit 40 Jahren finden im Sommer alljährlich Kirchenkonzerte von Rang statt.
Es stehen 700 Gästebetten zur Verfügung, davon 220 in Hotels und Gasthäusern, 270 in Kurbetrieben und 210 privat.
Auskunft: Kurverwaltung, Marktplatz 14, 8942 Ottobeuren; Telefon 08332/6817.

Oy-Mittelberg

Kneippkurort
Luftkurort

Bayerische Gemeinde im Oberallgäu, 3900 E, 960 m ü.d.M.; 9000 Kurgäste (1984), insgesamt 8 Einzelorte.
Heilanzeigen: Herz- und Gefäßerkrankungen, vegetativ-nervale Funktionsstörungen, Funktionsstörungen der Verdauungsorgane, Erkrankungen des Bewegungsapparats.
Kurmittel: Kneippsche Anwendungen, Mineralquellen, verschiedene Bäder, Massagen, Moorbäder und -packungen.
Kureinrichtungen: insgesamt 7 Kneippkurheime, Wassertretstellen, Kurgärten, Kurhaus.
Unterhaltung Konzerte, Vorträge, Heimatabende, Unterhaltungsmusik, Wanderführungen.
Sport: Schwimmen und Wassersport, Wandern, Tennis, Kegeln; im Winter Skiwandern, Skiabfahrt mit 3 Skiliften, Rodelbahn, Eisstockschießen.
So sieht es aus: Oy-Mittelberg gehört zu den höchstgelegenen Urlaubs- und Kurorten der Bundesrepublik Deutschland und gilt als Aussichtsterrasse in das Voralpengebiet des Oberallgäu, umrahmt von Wäldern, Seen und Wiesen mit freiem Gebirgsblick und ländlicher Natur.
Annähernd 1000 Gästebetten in 9 Kurbetrieben, 5 Hotels und Gasthäusern, 10 Pensionen und bei 109 Privatvermietern.
Auskunft: Kur- und Verkehrsamt, 8967 Oy-Mittelberg; Telefon 08366/207.

Pellworm

Seebad

Nordfriesische Insel im Wattenmeer (Schleswig-Holstein), 37 km^2, 1200 E, 1,5 m unter d. M.; 14300 Urlaubs- und Kurgäste (1984).
Heilanzeigen: Krankheiten der Atemwege, Herz- und Gefäßkrankheiten, Hautkrankheiten, Erkrankungen des Bewegungsapparats, Kinderkrankheiten, Frauenleiden, Schwächezustände.
Kurmittel: Nordseeklima, Bäder, Massagen, Seewasserinhalation.
Kureinrichtungen: Kurmittelabteilung im Haus des Kurgastes im Kurzentrum, Hallenbad.
Unterhaltung: öffentliche Veranstaltungen, Filmvorführungen, Vorträge, Wattwanderungen.
Sport: Surfen, Tennis, Kegeln, Schwimmen.
So sieht es aus: Die grüne Insel Pellworm mit Grünstränden unterhalb des 8 m hohen und 28 km langen Seedeichs ist von der Landwirtschaft bestimmt. Sie erlaubt ruhigen Kuraufenthalt und hat als Sehenswürdigkeit die Alte Kirche mit einer Arp-Schnitger-Orgel.
2000 Betten, davon etwa 1400 bei privat und in Ferienwohnungen, etwa 600 in Hotels und Pensionen.
Auskunft: Kurverwaltung, Postfach 40, 2251 Pellworm;
Telefon 04844/544.

Petershagen-Bad Hopfenberg

Moorheilbad

Stadt nördlich von Minden mit der Weserlandklinik des Moorbads Hopfenberg (Nordrhein-Westfalen), 25 000 E, 45 m ü.d.M.
Heilanzeigen: chronische Gelenkleiden und Wirbelsäulenerkrankungen, Bandscheibenleiden, Frauenleiden, Prostataleiden, Schmerzzustände.
Kurmittel: Moorbäder und -packungen, medizinische Bäder, Kneippsche Anwendungen, Bewegungstherapie, Massagen.
Kureinrichtungen: Weserland-Klinik, Fachklinik für physikalische Medizin, Rheumatologie und Rehabilitation.
Unterhaltung: nach den Angeboten der Stadt, Vorträge.
Sport: Wassersport, Tennis, Reiten.

So sieht es aus: Petershagen, ehemalige bischöfliche Residenzstadt mit Fachwerkhäusern und Renaissanceschloß, liegt an der Weser. 300 Gästebetten in der Klinik, weitere 50 in der Umgebung.
Auskunft: Petershagen-Bad Hopfenberg, Kurverwaltung, Postfach, 4953 Petershagen-Weser; Telefon 05707/291.

Porta Westfalica-Hausberge

Luftkurort
Kneippkurort

Stadtteil von Porta Westfalica an der Weser (Nordrhein-Westfalen), 35000 E, 40 m ü.d.M. (Umgebung bis 300 m); 36500 Kur- und Erholungsgäste (1984).
Heilanzeigen: Herz-, Kreislauf-, Stoffwechselerkrankungen, rheumatischer Formenkreis, Wirbelsäulen- und Gelenkschäden.
Kurmittel: Kneippsche Anwendungen, medizinische Bäder, Massagen.
Kureinrichtungen: Kurmittelhaus, Kurklinik, Kurpark.
Unterhaltung: Vorträge, Hobbykurse, Freilichtbühne, Schiffsfahrten auf der Weser, Sonntagskonzerte und Serenadenabende.
Sport: Wassersport, Reiten, Segel- und Drachenfliegen, Tennis.
So sieht es aus: Der zwischen Wesergebirge und Wiehengebirge gelegene Kurort der Stadt Porta Westfalica weist moderne Kurbauten auf, die an eine einladende Landschaft grenzen. Nächste sehenswerte Stadt ist Minden mit seinen historischen Bauten.
Insgesamt rund 1000 Betten verteilen sich auf 2 Kurhäuser, 4 Hotels, 17 Gasthäuser und 27 Pensionen sowie Privatvermieter.
Auskunft: Amt für Wirtschaftsförderung und Fremdenverkehr, Haus des Gastes, 4952 Porta Westfalica; Telefon 0571/791280.

Preußisch Oldendorf

Luftkurort

Gemeinsam mit *Holzhausen* Stadt im Wiehengebirge (Nordrhein-Westfalen), 11000 E, 60 m ü.d.M. (Umgebung bis 300 m); 4600 Kurgäste und mehr als 8500 Urlaubsgäste (1984).
Heilanzeigen: Muskel- und Gelenkrheuma, Wirbelsäulenerkrankun-

gen, Frauenleiden, Erkrankungen der Gallenwege, Stoffwechselerkrankungen.
Kurmittel: Mineralbäder, Kalziumsulfatquelle zum Trinken, Inhalationen, Massagen, Moorbäder und -packungen.
Kureinrichtungen: 2 Kurmittelhäuser, Kurpark und Kurpromenade, 2 Hallen- und Bewegungsbäder.
Unterhaltung: Musikveranstaltungen, Hobbykurse, Kurwanderungen, Kurkonzert, Tanztee, Heimatabende, Theater und Folklore.
Sport: Schwimmen, Tennis, Reiten.
So sieht es aus: Die Orte im bis zu 300 m ansteigenden Wichengebirge liegen naturnah im Wiesental der Großen Aue und beim Naturschutzgebiet Limberg. Das ehemalige Rittergut Holzhausen wurde zum Haus des Gastes, ergänzt durch die Gutswassermühle Hudenbeck.
Wenig über 1000 Gästebetten in 2 Kurbetrieben, 10 Hotels, 8 Gasthäusern und bei 30 Privatvermietern sowie in 7 Pensionen.
Auskunft: Verkehrsamt, Postfach 1260, 4994 Preußisch Oldendorf; Telefon 05742/2011-2013.

Prien a. Chiemsee

Luftkurort
Kneippkurort

Bayerische Gemeinde am Chiemsee, östlich von Rosenheim, 9200 E, 520–610 m ü.d.M.; 64000 Urlaubs- und Kurgäste (1984).
Heilanzeigen: Herz- und Gefäßerkrankungen, vegetativ-nervale Funktionsstörungen, Störungen der Verdauungsorgane, Erkrankungen des Bewegungsapparats.
Kurmittel: Klima, Kneippsche Anwendungen, medizinische Bäder, Moor- und Fangopackungen, Massagen.
Kureinrichtungen: 3 Kurkliniken sowie Kurheime und Kurhotels, Kneippsche Tret- und Armbecken, Bewegungsbäder, Kurgärten und Kurparks, 3 Bewegungsbäder.
Unterhaltung: Kurkonzerte, sonstige Musikveranstaltungen, Heimat- und Brauchtumsabende, Bauerntheater, sonstiges Theater, Vorträge, Lesungen.
Sport: viele Arten Wassersport, Golf (9-Loch-Platz), Tennis, Angeln,

Reiten, Schießen, Klettern; im Winter Eisstockschießen, Skilanglauf, Eissegeln.
So sieht es aus: Prien a. Chiemsee bildet den Ausgangspunkt für Schiffsfahrten zu den Inseln Herren- und Frauenchiemsee mit ihren berühmten Bauten. Die Lage im Voralpengebiet mit herrlichen Ausblicken sowohl auf den größten bayerischen See wie aufs Hochgebirge ergänzen die behagliche Anlage der Stadt.
4500 Gästebetten, u. a. in 3 Kurkliniken mit mehr als 600 Betten sowie in 11 Hotels (800 Betten) und einigen Gasthäusern, dazu zahlreiche Privatvermieter.
Auskunft: Kurverwaltung, Rathausstr. 11, 8210 Prien a. Chiemsee; Telefon 08051/3031 und 3032.

Radolfzell-Mettnau

Kneippkurort

Kreisstadt am Bodensee (Baden-Württemberg), 23650 E, 400 m ü.d.M. (Umgebung bis 690 m); 4300 Kurgäste (1984) ohne Urlauber.
Heilanzeigen: Herz-Kreislauf-Störungen, Blutdruck-Regulationsstörungen, Psycho-vegetative Regulationsstörungen, Herzkrankheiten, Durchblutungsstörungen der Beine, Stoffwechselstörungen, Rekonvaleszenz, Erschöpfung.
Kurmittel: Kneippsche Anwendungen, Bewegungstherapie, medizinische Bäder, Inhalationen, Massagen, sogenannte Mettnau-Kur.
Kureinrichtungen: Kurmittelhaus im Kurzentrum, Herz-Kreislauf-Klinik, Schwimm- und Bewegungsbad, Kurpark.
Unterhaltung: Konzerte, Vorträge, Tanzabende, Theatergastspiele, Führungen, Hobbykurse. Im Juli traditionelles Hausherrenfest und Mooser Wasserprozession.
Sport: Angeln, Bootsfahrten, Drachenfliegen, Schwimmen, Kegeln, Reiten, Schießen, Segeln, Tennis, Surfen, Wandern.
So sieht es aus: Die Bodenseestadt an der Halbinsel Mettnau umfaßt 6 weitere Ortsteile abseits vom See. Das Kurzentrum ist auf der Halbinsel Mettnau gelegen.
Insgesamt 1500 Gästebetten, davon 400 für Kurzwecke in 3 Sanatorien und ihren Dependancen und 1100 in Urlaubsbetrieben mit 11 Hotels und 15 Gasthäusern.

Auskunft: Kultur- und Verkehrsamt, Marktplatz 2, 7760 Radolfzell; Telefon 07732/3800.

Ramsau

→ Berchtesgadener Land.

Randringhausen

→ Bünde-Randringhausen.

Rantum (Sylt)

Seebad

Gemeinde auf Sylt, 600 E, 0 m ü.d.M.; 35000 Urlaubs- und Kurgäste (1984).
Heilanzeigen: chronische Krankheiten der Atemwege, Hautkrankheiten, Herz- und Gefäßkrankheiten, chronische Krankheiten des Bewegungsapparats, Kinderkrankheiten, Schwächezustände.
Kurmittel: Nordseeklima, Meerwassertrinkkuren.
Kureinrichtungen: Meerwasser-Trinkkurhalle.
Unterhaltung: insbesondere im nahen Westerland (siehe dort).
Sport: Tennis, Wandern.
So sieht es aus: Nordseebad an der schmalsten Stelle der Insel Sylt, in idealer Dünenlage, auch FKK-Baden.
Auskunft: Kurverwaltung, Postfach 13, 2280 Rantum; Telefon 04651/6076–78.

Rengsdorf

Heilklimatischer Kurort

Ort im Westerwald nördlich von Neuwied (Rheinland-Pfalz), 2500 E, 300–350 m ü.d.M.; 16000 Urlaubs- und Kurgäste (1984).
Heilanzeigen: Herz- und Gefäßerkrankungen, Erkrankungen der Atmungsorgane, allgemeine Schwächezustände, Bluthochdruck.
Kurmittel: Kneippsche Anwendungen, Massagen.

Kureinrichtungen: 2 Kurbetriebe, Wassertretbecken, Kuranlagen, Montemare-Wellenbad, Terrainkurwege.
Unterhaltung: Kurkonzerte, Ausstellungen, Attraktionen im Wellenbad.
Sport: Schwimmen, Tennis, Kegeln, Wandern; im Winter Rodeln und Langlauf.
So sieht es aus: Der Ort liegt im Naturpark Rhein-Westerwald im Mittelgebirgsklima und grenzt an Buchen- und Mischwälder, die für Wanderer erschlossen sind.
Das Bettenangebot liegt bei 900 und umfaßt 14 Hotels, je 7 Gasthäuser und Pensionen sowie einige Privatvermieter.
Auskunft: Kurverwaltung, Westerwaldstr. 32a, 5455 Rengsdorf; Telefon 02634/2341.

Rodach b. Coburg

Kurort
Heilquellenbetrieb

Bayerische Stadt nw. von Coburg, nahe der DDR-Grenze, 5500 E, 298 m ü.d.M. (bis 404 m); 9500 Kurgäste (1984).
Heilanzeigen: Gelenkabnutzungserscheinungen, Erkrankungen des Bewegungsapparats, Bandscheibenleiden, Erkrankungen des rheumatischen Formenkreises und der Wirbelsäule.
Kurmittel: Thermalquelle, medizinische Bäder, Massagen, Fango, Elektrotherapie.
Kureinrichtungen: 1976 eröffnetes Thermalbad mit 208 m^2 großem Bewegungsbecken mit Freibecken (240 m^2) und Kurbecken (80 m^2), dazu medizinische Abteilung.
Unterhaltung: Konzerte, Vorträge, Führungen, Freilichtspiele auf der Waldbühne Heldritt.
Sport: Schwimmen, Kegeln, Tennis; im Winter Rodeln, Skilanglauf.
So sieht es aus: Das Städtchen mit ländlichem Akzent weist Fachwerkhäuser und das ehemalige herzogliche Jagdschloß auf. Das Thermalbad befindet sich außerhalb des Ortes als moderne Anlage im Grünen.
Insgesamt 700 Gästebetten, davon 1 Kurbetrieb, 4 Hotels und 95 Privatvermieter.

Auskunft: Fremdenverkehrsamt, Markt 1, 8634 Rodach;
Telefon 09564/1550 und 214.

Rothenuffeln

→ Hille-Rothenuffeln.

Rottach-Egern

Heilklimatischer Kurort

Oberbayerischer Ort am Tegernsee, 5500 E, 740 m ü.d.M.; 70400 Urlaubs- und Kurgäste (1984).
Heilanzeigen: Erschöpfungszustände, Rekonvaleszenz, Blutarmut, Erkrankungen der Atmungsorgane, Herz-, Gefäß- und Kreislauferkrankungen, Störungen der Schilddrüsenfunktion und innersekretorische Störungen.
Kurmittel: Gebirgsklima, Jod- und Solequelle, Moor, Massagen.
Kureinrichtungen: 5 Sanatorien bzw. Kliniken, Kurmittelhaus Tegernsee mit Benedictusquelle, Hallenschwimmbad.
Unterhaltung: regelmäßiger Veranstaltungskalender Tegernseer Tal mit vielseitigem Unterhaltungsprogramm aller Art, Bauerntheater, Pferdekutschfahrten, Schiffsrundfahrten zu den Uferorten Tegernsee, Bad Wiessee, Gmund.
Sport: Bergwandern, Rudern, Segeln, Angeln, Golf (Platz von Bad Wiessee, 5 km, 18 Loch), Kegeln, Schwimmen, Schießen, Surfen, Squash, Tennis; im Winter Skiloipen und Abfahrten, Schlittschuhlaufen, Pferdeschlitten, Rodeln, Eisstockschießen.
So sieht es aus: Oberbayerischer Urlaubsort »aus dem Bilderbuch« am Ufer des 6 km langen und 2 km breiten Tegernsees, größte Ufergemeinde.
Reiche Auswahl an Hotellerie und Gastronomie bei 3500 Gästebetten, davon u. a. 180 in Kurhäusern, 890 in Hotels und 390 in Garnihotels, dazu 850 Betten in Pensionen und Gästehäusern und 360 Betten bei Privatvermietern.
Auskunft: Kuramt, Postfach 100, 8183 Rottach-Egern;
Telefon 08022/26740.

Salzgitter-Bad

Heilquellenbetrieb

Teil einer Industriegroßstadt (Niedersachsen) im nördlichen Harzvorland, 23 000 E, 150 m ü.d.M.; 6000 stationäre Kurgäste (1984).
Heilanzeigen: Frauenleiden, Rheuma, Erkrankungen der Atmungsorgane, Nachbehandlung von Unfallverletzungen, Schuppenflechte.
Kurmittel: Thermalsolequelle zum Baden und Inhalieren, medizinische Bäder, Kneippsche Anwendungen, Massagen, Fango.
Kureinrichtungen: Thermalsolebad mit Kurmittelhaus, Solewellenbad, Kurpark, Wassertretanlagen.
Sport: Reiten, Tennis, Segelfliegen, Segeln, Surfen, Angeln, Schwimmen.
So sieht es aus: Der seit mehr als 100 Jahren besuchte Kur- und Erholungsort im landschaftlich reizvollen Vorharz hebt sich deutlich von der industriereichen Großstadt ab. Das gewachsene Ortsbild wird von modernen Kuranlagen und gastronomischen Betrieben ergänzt.
650 Gästebetten in 11 Hotels, 13 Gasthäusern, 1 Kurhaus, 45 Ferienhäusern sowie in einigen Pensionen und bei Privatvermietern.
Auskunft: Bäderverwaltung, Parkallee 3, Postfach 51 17 05,
3320 Salzgitter-Bad; Telefon 0 53 41/3 10 55/56.

Sankt Andreasberg

Heilklimatischer Kurort

Stadt im Harz östlich von Osterode (Niedersachsen), 4000 E, 600 m ü.d.M. (Umgebung bis 894 m); 63 000 Urlaubs- und Kurgäste (1984).
Heilanzeigen: chronische Erkrankungen der Atemwege, Herz- und Gefäßkrankheiten, allgemeine Schwächezustände.
Kurmittel: Mittelgebirgsklima, medizinische Bäder, Inhalationen, Massagen, Kneippsche Anwendungen, Packungen.
Kureinrichtungen: Kurmittelhaus, Kurpark, Hallenbad.
Unterhaltung: Heimatabende, Vorträge, Konzert- und Tanzveranstaltungen, sogenannte »Super-Rutschbahn«, Bergwerksbesichtigung.
Sport: Wandern, Schwimmen, Tennis, Kegeln; im Winter vielerlei Wintersportmöglichkeiten.
So sieht es aus: Die seit 1537 bestehende Bergstadt war die Heimat

der Kanarienvögel »Harzer Roller« und gehört heute zu den typischen und vielbesuchten Harzurlaubsorten. Die Umgebung mit weiten Waldgebieten ermöglicht zahlreiche Wanderungen und im Winter Skilanglauf.
2800 Gästebetten in 7 Hotels, 6 Gasthäusern, 14 Pensionen, 1 Sanatorium und bei Privatvermietern, in Ferienwohnungen und -häusern sowie in Hütten und Heimen.
Auskunft: Städtisches Kur- und Verkehrsamt, Am Glockenberg 12, 3424 St. Andreasberg; Telefon 05582/1012.

Sankt Blasien

Heilklimatischer Kurort
Kneippkurort

Stadt im Südschwarzwald (Baden-Württemberg), 4300 E, 760 m ü.d.M.; 13500 Urlaubs- und Kurgäste (1984).
Heilanzeigen: Erkrankungen der Atmungsorgane, Ödemerkrankungen, Vorsorge- und Rehabilitationskuren bei Herz- und Kreislauferkrankungen, vegetative Dystonien und psychosomatische Erkrankungen, Rekonvaleszenz, Erschöpfungszustände.
Kurmittel: Mittelgebirgsklima, Kneippsche Anwendungen, medizinische Bäder, Massagen.
Kureinrichtungen: Bäder- und Massageinstitut, Kurgarten, Kneippanlagen, 5 Fachkliniken und 1 Kneippkurheim.
Unterhaltung: Kurkonzerte, Vorträge, Heimatabende, Konzertveranstaltungen, Orgelkonzerte, Theaterabende.
Sport: Tennis, Schießen, Schwimmen, Kegeln, Reiten; im Winter Skilanglauf, Rodeln.
So sieht es aus: Spektakulärer Stadtmittelpunkt ist der Dom, die drittgrößte Kuppelkirche Europas, an die sich das barocke Kolleg, einstiges Benediktinerkloster, anschließt. Die Lage im Albtal mit den beiderseits aufsteigenden, bewaldeten Hängen verleiht dem Ort eine reizvolle Begrenzung, die zugleich auch Schutz vor rauhen Winden bedeutet.
1315 Gästebetten verteilen sich auf 6 Hotels, 3 Gasthäuser, 8 Pensionen, 6 Kurbetriebe und 78 Privatvermieter.
Auskunft: Kurverwaltung, Haus des Gastes, 7822 St. Blasien; Telefon 07672/41430–34.

Sankt Peter-Ording

Nordseeheilbad

Nordseeheilbad mit Schwefelsole an der Spitze der Halbinsel Eiderstedt (Schleswig-Holstein), 5400 E, 6 m ü.d.M.; insgesamt 124000 Urlaubs- und Kurgäste (1984).
Heilanzeigen: Krankheiten der Atmungsorgane, der Haut, der Bewegungsorgane, Kinderkrankheiten, Infektanfälligkeit, Rekonvaleszenz.
Kurmittel: Nordseeklima der Festlandküste, Meerwasserbäder, Schlickbäder und -packungen, Meerwasserinhalation, Massagen, Kneippsche Anwendungen, Schwefelsolewannenbäder.
Kureinrichtungen: Therapiezentrum mit Kurmittelhaus, Meerwasserthermal- und -wellenbad, 2 Kurkliniken, Halle für Meerwassertrinkkuren.
Unterhaltung: bunte Abende, heimatkundliche Vorträge, Tanz, Theatergastspiele, insgesamt 600 Veranstaltungen im Jahr.
Sport: Angeln, Golf (Platz St. Peter-Böhl, 9 Loch), Kegeln, Reiten, Schwimmen, Strandsegeln, Surfen, Tennis.
So sieht es aus: Das im Süden Nordfrieslands gelegene Küstenbad verfügt über einen insgesamt 12 km langen und bis 500 m breiten Strand, davor befindet sich das Wattenmeer mit Gelegenheit zu Wattwanderungen, dahinter liegt ein Waldgebiet. Der weitläufige Ort besteht aus 5 Ortsteilen, deren Häuser inmitten einer grünen Gartenlandschaft liegen.
7800 Betten stehen in gewerblichen Betrieben zur Verfügung, 7000 Betten bei privaten Vermietern, 3 Kurhäuser, 8 Hotels, 25 Pensionen.
Auskunft: Kurverwaltung, Postfach 100, 2252 St. Peter-Ording; Telefon 04863/830.

Sasbachwalden

Kneippkurort
Luftkurort

Ort im Nordschwarzwald, südlich von Baden-Baden (Baden-Württemberg), 2150 E, 300 m ü.d.M. (Umgebung bis 1164 m); 27000 Urlaubs- und Kurgäste (1985).
Heilanzeigen: Herz- und Gefäßkrankheiten, vegetative-nervale Funk-

tionsstörungen, Funktionsstörungen der Verdauungsorgane, nichtentzündliche Erkrankungen des Bewegungsapparats.
Kurmittel: Mittelgebirgsklima, Kneippsche Anwendungen, Schrothkur, Bäder und Massagen.
Kureinrichtungen: Kneippkurbad und Kurkliniken mit Solebewegungsbad und Kurmittelhaus, Wassertretbecken.
Unterhaltung: Kurkonzerte, heimatkundliche Veranstaltungen, Kellerbesichtigung, Hobbykurse, Wanderführungen, Vorträge.
Sport: Angeln, Schwimmen, Kegeln, Ponyreiten, Tennis, Wandern; im Winter Rodeln, Skilaufen.
So sieht es aus: Das Dorf an der Badischen Weinstraße weist im Sommer einen bemerkenswerten Blumenschmuck auf und war 1967 schönste Gemeinde Baden-Württembergs sowie Träger einer Goldplakette als schönstes Dorf auf Bundesebene. Zum Dorf gehören 1200 ha Wald und 100 ha Weinbaugebiet sowie Obstanbau (Kirschen für Schwarzwälder Kirsch). Ruhe und romantisch-behagliche Dörflichkeit machen Sasbachwalden vor den Bergen des Nordschwarzwalds (Hornisgrinde, Kniebis) besonders anziehend.
2000 Gästebetten, davon je 1/4 in Kurbetrieben und Hotels, 600 Betten in Ferienwohnungen und 300 privat.
Auskunft: Kurverwaltung, Talstr. 59, Postfach 11 08,
7595 Sasbachwalden; Telefon 0 78 41/10 35.

Scharbeutz-Haffkrug

Seeheilbad

Die beiden benachbarten Ostseeorte liegen an der Lübecker Bucht (Schleswig-Holstein), 11 500 E, 0–50 m ü.d.M.; 123 000 Urlaubs- und Kurgäste (1984).
Heilanzeigen: chronische Krankheiten der Atemwege, Herz- und Gefäßkrankheiten, Hautkrankheiten, allgemeine Schwächezustände, Erkrankungen im Kindesalter, Erkrankungen des Stütz- und Bewegungsapparats sowie rheumatische Erkrankungen.
Kurmittel: Ostseeklima, Massagen, Inhalationen mit Seewasser, Fangopackungen, Seewasserbäder und sonstige medizinische Bäder.
Kureinrichtungen: Kurmittelhaus mit Meerwasserwellenbad, Kurparkanlagen, Kurgebiet Pönitzer See.

Unterhaltung: Kurkonzerte, heimatlich-norddeutsche Abende, bunte Abende, Vorträge, Hobbykurse.
Sport: Angeln, Schwimmen, Bootsfahrten, Kegeln, Reiten und Ponyreiten, Schießen, Tennis, Segeln, Wasserski, Surfen.
So sieht es aus: Die beiden Badeorte ziehen sich nach Timmendorfer Strand nördlich an der Lübecker Bucht entlang und dehnen sich auch ins Hinterland aus. Haffkrug hat noch ein wenig Fischerdorfcharakter, wohingegen Scharbeutz typische Urlaubsbauten besitzt. Der Strand ist feinsandig und mehr als 6 km lang mit je einer Seebrücke in beiden Orten.
12500 Gästebetten werden zu zwei Dritteln von Privatvermietern angeboten, darunter auch viele Ferienwohnungen. Rund 1000 Betten in Hotels (mit Garni), 350 in Pensionen und 890 in Erholungsheimen.
Auskunft: Kurverwaltung, Strandallee 134, 2409 Scharbeutz; Telefon 04503/74255.

Scheidegg

Heilklimatischer Kurort
Kneippkurort

Bayerische Marktgemeinde im Allgäu, nö. von Lindau (Bodensee), 3700 E, 800–1000 m ü.d.M.; 35500 Kurgäste (1984).
Heilanzeigen: funktionelle Herz- und Gefäßerkrankungen, vegetativnervale Funktionsstörungen, organische und funktionelle Störungen der Verdauungsorgane, nichtentzündliche Erkrankungen des Bewegungsapparats, Erschöpfungszustände, chronische Erkrankungen der Atemwege.
Kurmittel: Hochgebirgsklima, Kneippsche Anwendungen, Schrothkur, Zelltherapie (Professor Niehans), medizinische Bäder, Massagen, Inhalationen, Fango.
Kureinrichtungen: Kurklinik, Kurhotels, Kneippkurhäuser, Kneipptretbecken, Kurpark, Terrainkurwege.
Unterhaltung: Kurkonzerte, Folkloreabende, bunte Abende, Tanz, Theater, Vorträge, Musikveranstaltungen.
Sport: Schwimmen, Angeln, Reiten, Tennis, Wandern; im Winter Skilanglaufzentrum, 2 Skilifte, Natureisbahn.
So sieht es aus: Scheidegg liegt zwischen Bodensee und Hochgebirge

auf dem Bergrücken des Pfänder in der Dreiländerecke Deutschland-Österreich-Schweiz. Die Hochgebirgslage vermittelt prächtige Ausblicke von dem in grüne Wiesen eingebetteten Marktort.
Von 2700 Betten entfällt ein Viertel auf Kurbetriebe, mehr als 1000 auf Pensionen, 800 auf Privatvermieter und Ferienwohnungen. Hotels und Gasthäuser stehen mit 425 Betten etwas zurück.
Auskunft: Kurverwaltung, Rathausplatz 4, 8999 Scheidegg; Telefon 08381/1451.

Schieder-Schwalenberg

Kneippkurort

Der mit Schwalenberg verbundene Ort liegt im westlichen Weserbergland (Nordrhein-Westfalen), 9000 E, 130–160 m ü.d.M.; 13200 Kurgäste (1984).
Heilanzeigen: funktionelle Herz- und Gefäßerkrankungen, vegetativ-nervale Funktionsstörungen, Störungen der Verdauungsorgane, nichtentzündliche Erkrankungen des Bewegungsapparats.
Kurmittel: Kneippsche Anwendungen, Quelle für Trinkkuren, medizinische Bäder, Massagen, Fango, Elektrotherapie, Inhalationen.
Kureinrichtungen: Kurmittelhaus mit Bewegungsbad, Kneippkurhotels, Wassertretbecken, Kurpark (früher fürstlicher Schloßpark).
Unterhaltung: Kurkonzerte, Veranstaltungsprogramm.
Sport: Kegeln, Wassersport auf dem Emmerstausee, Tennis, Reiten, Schwimmen.
So sieht es aus: Schieder mit seinem östlich anschließenden Nachbarort *Glashütte* und dem fachwerkreichen Schwalenberg grenzt an ausgedehnten Hochwald, der das Weserbergland mit dem Teutoburger Wald verbindet. Die umgebenden Berge steigen mit dem Winterberg auf 429 und mit dem Hohen Mörth auf 446 m an.
1000 Gästebetten, die auf 1 Kurbetrieb, 7 Hotels und Gasthäuser, 50 Pensionen und Fremdenheime sowie auf 10 Privatvermieter verteilt sind.
Auskunft: Kurverwaltung, 4938 Schieder-Schwalenberg 1; Telefon 05282/298.

Schlangenbad

Heilbad

Hessische Gemeinde im westlichen Taunus, 5700 E, 200 m ü.d.M. (Umland bis 500 m).
Heilanzeigen: Rheuma, Erkrankungen des vegetativen Nervensystems.
Kurmittel: Thermalquellen, Inhalationen, Hydrotherapie.
Kureinrichtungen: Medizinische Klinik (= Rheumazentrum), Thermalschwimmbad, Trinkhalle, Staatliches Kurhotel.
Unterhaltung: Kurkonzerte, Tanz, Veranstaltungsprogramm, Theater.
Sport: Schwimmen, Tennis.
So sieht es aus: Inmitten von Wäldern, die bis zum Ort reichen, im Tal gelegener Ort, dessen Quellen schon von den Römern benützt wurden. Hessisches Staatsbad, dessen Kurhotel mit Sanatorium (130 Betten) 1977 renoviert und durch moderne Kuranlagen bereichert wurde.
860 Betten, darunter auch Privatzimmer und Appartements sowie ein Dutzend Hotels.
Auskunft: Kur- und Verkehrsverein, 6229 Schlangenbad;
Telefon 06129/8821.

Schleiden-Gemünd

Kneippkurort

Die Stadt Schleiden (13500 E) mit dem Kurzentrum Gemünd (4500 E) liegt in der Eifel (Nordrhein-Westfalen), 320 m ü.d.M. (Umgebung bis 620 m).
Heilanzeigen: Herz-, Kreislauf-, Nerven-, Stoffwechselerkrankungen, Rheuma, außerdem Prävention, Rekonvaleszenz, Rehabilitation.
Kurmittel: Kneippsche Anwendungen, Massagen, medizinische Bäder, Fango, Elektrotherapie, Inhalationen.
Kureinrichtungen: Kurzentrum Gemünd mit Kurmittelanlage im Kurhaus, Kurpark am Urftufer, Wassertretbecken.
Unterhaltung: Kurkonzerte, Theateraufführungen, Musikveranstaltungen, Vorträge, Heimatabende, Wanderführungen.

Sport: Angeln, Kegeln, Reiten, Schwimmen, Tennis.
So sieht es aus: Zu Schleiden und Gemünd gehören noch weitere 15 kleine Eifelorte, die alle von den Bergen, Hochwäldern und Seen der Eifel umgeben sind. Nordwestlich von Gemünd befindet sich die waldumrahmte Urft-Talsperre.
Schleiden-Gemünd verfügt insgesamt über 800 Gästebetten, die sich auf 16 Hotels, 8 Gasthäuser, 10 Pensionen und 40 Privatvermieter verteilen.
Auskunft: Kurverwaltung, Kurhausstr. 6, 5372 Schleiden-Gemünd; Telefon 02444/2011 + 2012.

Schluchsee

Heilklimatischer Kurort

Ort im Hochschwarzwald südlich von Neustadt (Baden-Württemberg), 2600 E, 930 m ü.d.M. (Umgebung bis 1300 m); mehr als 100000 Urlaubs- und Kurgäste (1984).
Heilanzeigen: chronische Erkrankungen der Atmungsorgane, funktionelle Herz- und Kreislaufstörungen, neurovegetative Dystonie, essentielle Hypertonie, verzögerte Rekonvaleszenz, Erschöpfungszustände.
Kurmittel: Mittelgebirgsklima, Kneippsche Anwendungen, Massagen, medizinische Bäder, Fangopackungen, Trinkkuren.
Kureinrichtungen: Kurbad mit medizinischer Bäderabteilung, Wassertretstellen.
Unterhaltung: Bauerntheater, Konzerte, Vorträge, Folkloreabende, Kurkonzerte, Tanz.
Sport: Angeln, Schwimmen, Rudern, Segeln, Surfen, Reiten, Tennis, Squash; im Winter Rodeln, Eislauf, Skilanglauf und Ski alpin.
So sieht es aus: Der Schluchsee ist der größte (gestaute) Schwarzwaldsee, und der Ort schließt die kleinen Dörfer *Aha-Aeule, Blasiwald, Faulenfürst, Fischbach-Hinterhäuser, Seebrugg* und *Schönenbach* ein. Zur unverändert reizvollen Natur des Schwarzwalds sind die Angebote eines Kurorts und moderne Bauten getreten.
Insgesamt 4500 Gästebetten in 12 Hotels, 10 Gasthäusern, 24 Pensionen und bei 260 Privatvermietern, außerdem das Kurhotel mit 330 Betten.

Auskunft: Kurverwaltung, Postfach, 7826 Schluchsee; Telefon 07656/7732–33.

Schmallenberg-Fredeburg

Kneippkurort

Stadtteil von Schmallenberg (26000 E) im Hochsauerland (Nordrhein-Westfalen), 4000 E, 450 m ü.d.M. (Umgebung bis 818 m).
Heilanzeigen: funktionelle Herz- und Gefäßerkrankungen, vegetativ-nervale Funktionsstörungen, Funktionsstörungen der Verdauungsorgane, nichtentzündliche Erkrankungen des Bewegungsapparats.
Kurmittel: Kneippsche Anwendungen, Massagen, verschiedene medizinische Bäder, Inhalationen.
Kureinrichtungen: Kurmittelhaus und Kneipp- und Badeabteilung usw., Fachkliniken, Kurparks, Kneippkurgarten mit 4 Wassertretbekken und Armbad sowie weitere Kneippanlagen im Wald.
Unterhaltung: gesellige Abende, Konzerte, Sauerlandrundfahrten, Grillpartys.
Sport: Hallenbad und geheiztes Freibad, Tennis, Rollschuhlaufen.
So sieht es aus: Fredeburg als Stadtteil Schmallenbergs ist mit dem Dorf *Holthausen* (als schönstes der Bundesrepublik ausgezeichnet) verbunden und zeichnet sich durch zahlreiche anheimelnde Fachwerkhäuser aus. Die Wälder des Rothaargebirges und der Hunau grenzen dicht an die Wohngebiete.
1800 Gästebetten, 1/3 in Kurhäusern, 460 privat, 310 in Hotels und 356 in Pensionen.
Auskunft: Kurverwaltung, Postfach 2102, 5948 Schmallenberg-Fredeburg; Telefon 02974/7037.

Schömberg

Heilklimatischer Kurort

Gemeinde im nördlichen Schwarzwald, sw. von Pforzheim (Baden-Württemberg), 7000 E, 600–730 m ü.d.M.; 23000 Gäste (1984).
Heilanzeigen: chronische Entzündungen der Atemwege, Asthma bronchiale, funktionelle Kreislaufstörungen, psychosomatisch und vegetativ bedingte Erkrankungen, Rekonvaleszenz.

Kurmittel: Mittelgebirgsklima, medizinische Bäder, Massagen, Inhalationen, Fango.
Kureinrichtungen: Kurmittelhaus mit Wellenhallenbad, Kurpark, Terrainkurwege.
Unterhaltung: Veranstaltungen im Kurhaus mit Konzerten, Tanz, Vorträgen, Modenschauen; Wasserspiele im Kurpark.
Sport: Schwimmen, Tennis, Reiten, Schießen, Wandern; im Winter Skilaufen.
So sieht es aus: Schömberg umfaßt in seinen Ortsteilen auch die Erholungsorte *Langenbrand, Oberlengenhardt, Bieselsberg* und *Schwarzenberg* und liegt zwischen Enz und Nagold in einem Hochtal im Umkreis von Calw. Wälder reichen bis an den Ort heran.
1800 Gästebetten aller Kategorien.
Auskunft: Kurverwaltung, Lindenstr. 7, 7542 Schömberg; Telefon 07084/7111 oder 14123.

Schönau am Königsee

→ Berchtesgadener Land.

Schönberg (Holstein)

Seebad
Heilbad

Ort an der Ostsee, nö. von Kiel (Schleswig-Holstein), 4800 E, 0 m ü.d.M.; 53000 Urlaubs- und Kurgäste (1984).
Heilanzeigen: Herzkrankheiten und Erkrankungen der Atmungsorgane, rheumatische Erkrankungen, Schwächezustände.
Kurmittel: Ostseeklima, Kneippsche Anwendungen, Massagen, Inhalationen, Fango, medizinische Bäder, Solebrunnen Holm.
Kureinrichtungen: Kurmittelhaus mit Schwimmbad, Ostsee-Kurklinik.
Unterhaltung: Tanz- und Konzertabende, Vorträge, umfangreiches sonstiges Unterhaltungsangebot, Museumseisenbahn Schönberg – Schönberger Strand.
Sport: Tennis, Reiten, Schwimmen, Surfen, Segeln, Hochseeangeln.

So sieht es aus: Das um 1970 auf den Schönberger Salzwiesen dicht am Meer errichtete Ferienzentrum *Holm* ist seit 1984 als Heilbad anerkannt. Die zuständige Gemeinde Schönberg, deren Strand vor allem von Kieler Gästen besucht wurde, liegt im Hinterland als beschauliches Landstädtchen.
Es stehen 3880 Gästebetten zur Verfügung, die sich auf Schönberg selbst und eine Anzahl von Strandgebieten verteilen, darunter ein beträchtliches Angebot von Ferienwohnungen im Ferienzentrum Holm; dazu 5 Hotels, 5 Pensionen und 250 Privatvermieter.
Auskunft: Kurverwaltung, Knüll 4, Postfach 9,
2306 Schönberg; Telefon 04344/3835,
sowie: Ostseekurklinik Holm, Postfach, 2306 Schönberg;
Telefon 04344/2002.

Schönwald

Heilklimatischer Kurort

Ort im mittleren Schwarzwald, (Baden-Württemberg), 2400 E, 900 m ü.d.M. (Umgebung bis 1100 m); 36000 Urlaubs- und Kurgäste (1984).
Heilanzeigen: chronische Erkrankungen der Atemwege, funktionelle Kreislauferkrankungen, Diabetes, Fettsucht, Fettstoffwechselstörungen, Rekonvaleszenz.
Kurmittel: Mittelgebirgsklima, medizinische Bäder, Kneippsche Anwendungen, Massagen, sogenannte Schönwälder Kur gegen Zivilisationsschäden.
Kureinrichtungen: Kurmittelabteilung beim Hallenbad, Wassertretstelle, Kurgarten.
Unterhaltung: Heimatabende, Vorträge, Weinproben, bunte Abende und sonstiges Veranstaltungsprogramm.
Sport: Tennis, Reiten, Schwimmen, Wandern; im Winter Skilanglauf, Skiabfahrten, Skisprungschanze.
So sieht es aus: Schwarzwalddorf in schöner, freier Höhenlage in Wiesen und Wäldern mit neuzeitlichen Gastbetrieben und umfangreichem Angebot von Appartements bzw. Ferienwohnungen; außerdem Aufenthaltsmöglichkeiten in Schönwälder Bauernhöfen im typischen Schwarzwaldstil. 4000 Gästebetten in 16 Hotels, 18 Gasthäusern, 5 Pensionen und bei 300 Privatvermietern.

Auskunft: Kurverwaltung, Schubertstr. 3, 7741 Schönwald; Telefon 07722/4046 + 4047.

Sierksdorf

Seebad

Ostseedorf nahe Neustadt (Schleswig-Holstein), 1800 E, 0–20 m ü.d.M.; 10600 Urlaubsgäste (1984).
Heilanzeigen: Erschöpfungszustände, Rekonvaleszenz.
Kurmittel: medizinische Bäder, Massagen, Packungen, Kneippsche Anwendungen, Inhalationen.
Kureinrichtungen: privates Kurbad.
Unterhaltung: umfangreiches Veranstaltungsprogramm.
Sport: viele Arten Wassersport, Tennis, Schwimmen, Kegeln.
So sieht es aus: Das kleine Ostseebad hat durch das erhöht gelegene Panoramic-Hotel und den Freizeitpark Hansaland im letzten Jahrzehnt erheblich an Bedeutung und Betrieb gewonnen.
Auskunft: Kurverwaltung, Vogelsang 1, 2430 Sierksdorf; Telefon 04563/5141 + 433.

Sinzig-Bad Bodendorf

Heilbad

An Rhein und Ahr gelegener Stadtteil von Sinzig, östlich von Bad Neuenahr (Rheinland-Pfalz), 2600 E, 70 m ü.d.M.; 4500 Kurgäste (1984).
Heilanzeigen: Stoffwechsel, Gicht, Diabetes, Leber-, Galle-, Herz- und Kreislauferkrankungen, Durchblutungsstörungen, rheumatische Erkrankungen.
Kurmittel: Thermalquelle (St.-Josef-Sprudel) zum Trinken und Baden, Fango, Massagen.
Kureinrichtungen: Kurmittelhaus für Thermalbäder, Kurpark, 2 Sanatorien.
Unterhaltung: Veranstaltungen, Besuch von Sehenswürdigkeiten, Rotweinwanderweg durchs Ahrtal nach Altenahr.
Sport: Schwimmen, Angeln, Schießen, Tennis, Bogenschießen, Wandern.

So sieht es aus: Ruhiges Kleinstädtchen mit Fachwerkhauszentrum in waldreicher Umgebung des Ahrtals mit Weinbergen.
300 Betten, davon etwa 60 in Sanatorien, 100 in Hotels und 140 in Privatunterkünften.
Auskunft: Verkehrsamt, Pavillon am Kurgarten,
5485 Bad Bodendorf/Ahr; Telefon 02642/42601.

Sobernheim

Felkekurort

Ort an der Nahe, sw. von Bad Kreuznach (Rheinland-Pfalz), 7500 E, 153 m ü.d.M. (Umgebung bis 618 m); 2400 Kurgäste (1984).
Heilanzeigen: allgemeine Erschöpfung, Zivilisationsschäden, Herz-, Kreislauf- und Blutdruckstörungen, Wirbelsäulen- und Gelenkerkrankungen, Verdauungsstörungen und Darmträgheit, Stoffwechselerkrankungen, Allergien und Hautleiden, Rekonvaleszenz; Skoliose (Rückgratverkrümmung)
Kurmittel: entsprechend der Felketherapie Lehm- und Luftbäder, außerdem Bäder, Trinkkuren mit der Felkequelle (Natriumchlorid), Diät und Fasten, Kneippsche Anwendungen.
Kureinrichtungen: 3 Felkekuranstalten mit Kurmittelhäusern, Licht-Luft-Parks, Bewegungsbäder, Quellenpavillon, Wassertretstellen, Krankenanstalt (Katharina-Schroth-Klinik) für Skoliosekranke mit Gymnastik- und Schwimmhallen.
Unterhaltung: Kur- und Kirchenkonzerte, Vorträge, Hobbyabende, Führungen und Besichtigungen, Theatergastspiele.
Sport: Reiten, Tennis, Angeln, Segelfliegen.
So sieht es aus: Die Gemeinde umfaßt insgesamt 19 Orte im Umkreis und liegt an den südlichen Ausläufern des Hunsrück. Sobernheim ist von Weinhängen begrenzt und hat hübsche Fachwerkhäuser, eine mittelalterliche Kirche mit modernen Meistermann-Fenstern und war ab 1915 Wohnsitz des in der Naturheilkunde erfolgreichen Pastors Felke.
620 Gästebetten, u.a. in 4 Kurbetrieben, 5 Hotels und Gasthäusern sowie bei einigen Privatvermietern.
Auskunft: Verkehrsamt, Haus des Kurgastes, 6553 Sobernheim; Telefon 06751/81241.

Spiekeroog

Nordseeheilbad

Eine der 7 Ostfriesischen Inseln, 14 km² (Niedersachsen), 870 E, 0–23 m ü.d.M.; 39500 Urlaubs- und Kurgäste (1984).
Heilanzeigen: chronische Krankheiten der Luft- und Atemwege, Bronchialasthma, Allergien der Haut und der Schleimhäute, Ekzeme, Funktionsstörungen an Herz, Kreislauf und Verdauungsorganen, Rachitis, Leistungsminderung, Erschöpfungszustände.
Kurmittel: Nordseeklima, Seewasserbäder, Inhalationen, Massagen, Fango- und Schlickpackungen, Kneippsche Anwendungen.
Kureinrichtungen: Kurmittelhaus, Meerwasserhallenbad.
Unterhaltung: Veranstaltungsprogramm mit Vorträgen, Konzerten, Lesungen, Ausstellungen, Filmabenden (März bis Oktober), Hobbykurse.
Sport: Angeln, Schwimmen, Reiten, Tennis.
So sieht es aus: Spiekeroog, zwischen Langeoog und Wangerooge gelegen, gilt als »grüne Insel«, weil sie den größten Baum-Waldbestand aller 7 Inseln aufweist. Außerdem steht hier die 1696 erbaute älteste Kirche der Inseln. Das Strandgebiet ist 10 km lang, 100 m breit und von schönen Dünen begrenzt. Wattwanderungen werden mit Führung organisiert. Ruhe und beschauliche Natur kennzeichnen Spiekeroog, das frei von Autos ist.
4000 Gästebetten in 322 Ferienwohnungen, 7 Hotels und Gasthäusern, 58 Pensionen und bei einigen Privatvermietern.
Auskunft: Kurverwaltung, 2941 Spiekeroog; Telefon 04976/235.

Suttgart-Bad Cannstatt

Heilquellenkurbetrieb

Großstadt (580000) mit Kurbad-Betrieb im Stadtteil Bad Cannstatt (63000 E), bis 549 m ü.d.M.; 14500 Kurgäste (1984).
Heilanzeigen: Herz- und Gefäßerkrankungen, rheumatische Erkrankungen, Magen-, Darm-, Leber- und Gallenwegserkrankungen, Stoffwechselerkrankungen, Erkrankungen der Atmungsorgane, des Nervensystems.
Kurmittel: mehrere Quellen und Thermalsole für Bäder, Inhalatio-

nen und Trinkkuren, medizinische Bäder, Fango, Massagen, Bewegungstherapie, Kneippsche Anwendungen, Elektrotherapie.
Kureinrichtungen: 2 Kurmittelhäuser, Trinkkurhalle, Gymanstikhalle, Kurpark, Mineralbäder Cannstatt und Leuzre.
Unterhaltung: Besuch der Sehenswürdigkeiten Stuttgarts, Konzerte und sonstige Veranstaltungen in der Stadt.
Sport: Schwimmen, Tennis.
So sieht es aus: Trotz der Nähe der Großstadt zeigt Bad Cannstatt mit seinem anheimelnden Marktplatz und den großzügigen Kuranlagen im Tal des Neckar viel Kolorit.
Von 6000 Gästebetten in Stuttgart entfallen freilich nur 300 auf Bad Cannstatt.
Auskunft: Kur- und Bäderamt, Taubenheimstr. 24,
7000 Stuttgart-Bad Cannstatt; Telefon 0711/216-4660.

Tegernsee

Heilklimatischer Kurort

Bayerischer Ort am Tegernsee, 5000 E, 732 m ü.d.M. (Umgebung bis 1264 m); 36000 Urlaubs- und Kurgäste (1984).
Heilanzeigen: chronische und akute Erkrankungen der Atemwege, Herz- und Gefäßkrankheiten, allgemeine Schwächezustände, Schilddrüsenerkrankungen, Durchblutungsstörungen, degenerative und altersbedingte Erkrankungen der Augen.
Kurmittel: Alpenklima, Trinkbrunnen der Jod- und Solequelle, Moorbreipackungen und -bäder, Massagen, Bewegungstherapie, medizinische Bäder, Augensprühbehandlungen.
Kureinrichtungen: Kurmittelhaus mit Hallenschwimmbad, 2 Privatkliniken und Sanatorien.
Unterhaltung: Kurkonzerte, Theateraufführungen, Bauerntheater, Schloß- und Kirchenkonzerte, Seefest, im September Tegernseer Woche für Brauchtum und Kultur.
Sport: Schwimmen, Segeln, Rudern, Surfen, Reiten, Tennis, Golf, Schießen, Angeln, Wandern und Bergsteigen; im Winter Skiabfahrt, Skilanglauf, Eisstockschießen, Schlittschuhlaufen, Rodeln.
So sieht es aus: Berühmter dörflicher Ort am 6,5 km langen, 2 km breiten und bis 72 m tiefen Tegernsee mit bedeutender Kirche und

vielbesuchtem Bräuhaus. Das hügelige Ortsgelände führt in mäßiger Steigung in eine waldreiche Gebirgslandschaft bis zur Höhe von 1264 m. Seilschwebebahn zum Wallberg (1624 m).
Insgesamt 2070 Gästebetten, davon 630 in Hotels aller Kategorien, 614 in Pensionen, 250 in Sanatorien und Klinik, 275 in Ferienwohnungen und 86 in Gasthäusern sowie 210 bei Privatvermietern.
Auskunft: Kuramt, Hauptstr. 2, Postfach 1451, 8180 Tegernsee; Telefon 08022/3985.

Thyrnau-Kellberg

Heilquellenkurbetrieb

Klinik im zu Thyrnau (3200 E) gehörenden Dorf Kellberg, am Bayerischen Wald, 12 km von Passau, 450 m ü.d.M.; 2000 Kurgäste (1984).
Heilanzeigen: Herz- und Kreislauf, Krebsnachsorge.
Kurmittel: Kohlensäure- und Luftsprudelbäder, Moorbäder, Kneippsche Anwendungen, Inhalationen, Bewegungstherapie.
Kureinrichtungen: Kurklinik Dr. Schedel, Hallenschwimmbad, Parkanlagen.
Unterhaltung: keine Angaben.
Sport: Tennis, Kegeln, Schwimmen; im Winter Eisstockbahnen.
So sieht es aus: In dem kleinen Dorf Kellberg (Luftkurort) befindet sich eine moderne Kurklinik inmitten grüner Umwelt.
Auskunft: Klinik Dr. Schedel, 8391 Kellberg b. Passau; Tel. 08501/212.

Timmendorfer Strand/Niendorf

Ostseeheilbad

Benachbarte Ostseebäder mit gemeinsamer Kurverwaltung in der Lübecker Bucht (Schleswig-Holstein), 11400 E, 0 m ü.d.M.; 180000 Urlaubsgäste (1984).
Heilanzeigen: chronische Erkrankungen der Atemwege, Herz- und Gefäßkrankheiten, Hautkrankheiten, chronische Krankheiten des Bewegungsapparats, Krankheiten im Kindesalter, Schwächezustände.
Kurmittel: Ostseeklima, warme Seebäder, Meerwasserinhalationen, Trinkkuren mit Meerwasser, Kneippsche Anwendungen, Fango.

Kureinrichtungen: Kurmittelhäuser in beiden Bädern, Trinkkurhalle, Meerwasserschwimmbäder, Kurparks, Spezialklinik zur Rehabilitation nach Herzkrankheiten, Kurbad.
Unterhaltung: Kurkonzerte, umfangreiches Veranstaltungsprogramm, Tanz, Solistenabende, Theater, Vorträge, Modenschauen.
Sport: Angeln und Hochseeangeln, Bowling, Tennis- und Eissportzentrum im Kurpark, Golf (2 Plätze mit je 18 Loch), Kegeln, Reiten, Tennis, Wassersport jeder Art.
So sieht es aus: Die beiden Ostseebäder, das elegantere Timmendorfer Strand und das bürgerlichere Niendorf, ziehen sich an der Ostsee entlang und gehen ineinander über. Der Strand hat insgesamt eine Länge von etwa 8 km und ist bis zu 60 m breit, dahinter läuft kilometerlang die Strandpromenade. Das Kurzentrum ist vom Durchgangsverkehr freigehalten.
Es stehen 12000 Gästebetten zur Verfügung, zahlreiche Hotels und Pensionen aller Kategorien sowie viele Privatzimmer.
Auskunft: Kurverwaltung, Strandallee 73a,
2408 Timmendorfer Strand; Telefon 04503/4061.

Titisee-Neustadt

Heilklimatischer Kurort
Kneippkurort

Großgemeinde mit 12000 E im Hochschwarzwald (Baden-Württemberg), 860 m ü.d.M. (Umgebung bis 1200 m).
Heilanzeigen: Übergewicht und Stoffwechselkrankheiten, Rehabilitation von Herz- und Kreislaufkranken, Asthma bronchiale, chronische Bronchitiden, Verschleißerscheinungen des Bewegungsapparats, Allergien, klimakterische Beschwerden, Erschöpfungszustände.
Kurmittel: Mittelgebirgsklima, Kneippsche Anwendungen, medizinische Bäder, körperliche Aktivierung, Heilpackungen, Massagen, Inhalationen.
Kureinrichtungen: Kneipp-Kurmittelhaus, 3 Gastbetriebe mit Kureinrichtungen und Bäderabteilungen, Kurparks, Terrainkurwege, Hallenbäder, Wassertretstellen.
Unterhaltung: bunte Abende, Tanz, Kurkonzerte, Heimatabende, Theateraufführungen, Vorträge, Seenachts- und Sommerfeste.

Sport: Wandern, Segeln, Surfen, Schwimmen, Rudern, Tennis; im Winter Skilanglauf und Skiabfahrten.
So sieht es aus: Der Titisee ist einer der schönsten Schwarzwaldseen und wird von bewaldeten Bergen mit dem Hochfirst (1190 m) überragt. Er ist ein beliebtes Ziel nicht nur für Kur, sondern auch für Urlauber und Wochenendausflügler, so daß hier zeitweise viel Betrieb ist. Angegliedert sind 3 Dörfer und der Erholungsort *Waldau.* 4500 Gästebetten verteilen sich auf Titisee (3000), *Neustadt* (800) und Umgebung, unter anderem 1322 Betten in Hotels, 662 in Gasthäusern, über 700 in Pensionen und 850 bei Privatvermietern.
Auskunft: Kurverwaltung, Postfach, 7820 Titisee-Neustadt;
Telefon Kurbüro Titisee 07651/8101 – 8104,
Kurbüro Neustadt 07651/5666 und 7321.

Todtmoos

Heilklimatischer Kurort

Gemeinde im südlichen Hochschwarzwald (Baden-Württemberg) 2300 E, 800 m ü.d.M. (Umgebung bis 1200 m); über 50000 Urlaubs- und Kurgäste (1984).
Heilanzeigen: chronische Erkrankungen der Atemwege, Herz- und Gefäßkrankheiten, vegetative Regulationsstörungen, Rekonvaleszenz.
Kurmittel: Mittelgebirgsklima, Kneippsche Anwendungen, Schrothkur (in 2 Gastbetrieben), Trinkkur, Atmungstherapie, Massagen, medizinische Bäder, Elektrotherapie, Inhalationen.
Kureinrichtungen: Kurmittelhäuser, Kurhaus (Trinkkur-Ausschank aus Selters), Kurbad bei Gastbetrieb.
Unterhaltung: Kurkonzerte, Theatergastspiele, Vorträge, Tanz- und Heimatabende, Veranstaltungen im Kurhaus (Wehratalhalle).
Sport: Tennis, Reiten, Schwimmen, Wandern; im Winter Skiabfahrt und Langlauf, Schlittenhunderennen.
So sieht es aus: In einem idyllischen Schwarzwaldtal am Schnittpunkt von 5 Höhenstraßen liegt der industriefreie Ort windgeschützt und nebelfrei. Einige hier noch vorhandene große Schwarzwaldhöfe geben dem Dorf, das aus 13 Ortsteilen besteht, sein typisches Kolorit. 3800 Gästebetten, darunter 1840 in Ferienwohnungen, 450 in Hei-

men, 420 in Hotels, 200 in Gasthäusern, 243 in Pensionen und 546 bei Privatvermietern, dazu 88 in Kurbetrieben.
Auskunft: Kurverwaltung, Postfach 30, 7867 Todtmoos; Telefon 07674/534.

Traben-Trarbach-Bad Wildstein Heilbad

Stadt an der Mosel (Rheinland-Pfalz), 7000 E, 110 m ü.d.M. (Umgebung bis 400 m).
Heilanzeigen: Erkrankungen der Bewegungsorgane und der ableitenden Harnwege, Erschöpfung, Aufbraucherscheinungen, Rheuma.
Kurmittel: Thermalquelle, medizinische Bäder, Heilpackungen, Massagen, Bewegungstherapie, Kneippsche Anwendungen, Inhalationen, Elektrotherapie.
Kureinrichtungen: Kurmittelhaus Bad Wildstein, Therapiestation »Ida-Becker-Haus«, Thermalhallenbad in Traben-Trarbach mit der Wildsteinquelle.
Unterhaltung: Heimatveranstaltungen und Weinfeste, Tanz, Platzkonzerte in den Moselanlagen, Weinproben und Kellerbesichtigungen, Vorträge, Konzerte, Theater.
Sport: Schwimmen, Tennis, Segel- und Motorflug, Wassersport, Angeln.
So sieht es aus: Der bekannte Weinort Traben-Trarbach im Tal der Mosel mit seinen Festungen und Burgen und seinem stimmungsvollen Stadtbild besitzt 5 Ortsteile, von denen Bad Wildstein mit seiner Thermalheilquelle östlich von Stadt und Mosel liegt.
Insgesamt 1400 Gästebetten in 20 Hotels und Gasthäusern, 10 Pensionen und bei 90 Privatvermietern.
Auskunft: Kurverwaltung, Bahnstr. 22, 5580 Traben-Trarbach, Telefon 06541/9011/12, und Kurmittelhaus Bad Wildstein GmbH, 5580 Traben-Trarbach; Telefon 06541/9384.

Travemünde

→ Lübeck-Travemünde

Triberg im Schwarzwald

Heilklimatischer Kurort

Stadt im mittleren Schwarzwald (Baden-Württemberg), 6200 E, 600 m ü.d.M. (Umgebung bis 1000 m) 45 000 Urlaubs- und Kurgäste (1984).
Heilanzeigen: Erschöpfungszustände, funktionelle Kreislaufstörungen, neurovegetative Übererregbarkeit, überhöhter oder niedriger Blutdruck, Bronchitis und Bronchialasthma, Allergien der Atemwege.
Kurmittel: Mittelgebirgsklima, Kneippsche Anwendungen, medizinische Bäder, Massagen, Fango, Schrothkuren.
Kureinrichtungen: Kurhaus, Kurpark, Kurmittelabteilung mit Bewegungsbad, Kneippstelle.
Unterhaltung: Kurkonzerte, Vorträge mit Dias, Heimatabende, Tanz, Künstlergastspiele, Wanderführungen, Filmvorführungen.
Sport: Schwimmen, Tennis, Reiten, Angeln, Kegeln; im Winter Rodeln, Skiabfahrten und Skilanglauf.
So sieht es aus: Triberg ist bekannt geworden durch den oberhalb des Ortes gelegenen größten deutschen Wasserfall (162 m Fall) und durch seine Tradition als Uhrenstadt. Als »kleine Stadt im großen Wald« charakterisiert, zeigt sich Triberg als typische Schwarzwaldstadt. Die Wälder beginnen am Stadtrand und schließen die Ortsteile *Nußbach* und *Gremmelsbach* mit ein.
1800 Gästebetten sind verfügbar.
Auskunft: Kurverwaltung, Kurhaus, Luisenstr., 7740 Triberg; Telefon 07722/81230/31.

Überlingen

Kneippheilbad

Stadt am Bodensee (Baden-Württemberg), 18000 E, 404 m ü.d.M. (Umland bis 650 m); 9600 Kurgäste (1984).
Heilanzeigen: Kreislaufstörungen, Herzerkrankungen, Erkrankungen der Verdauungsorgane, Leber und Gallenblase, Bandscheiben, Arthrosen, Stoffwechselstörungen, Rheuma, Verschleißkrankheiten der Wirbelsäule und Gelenke, Frauenleiden, Erschöpfung, Übergewicht, Rehabilitationen.
Kurmittel: Kneippsche Anwendungen, Moorbäder, medizinische Bäder, Massagen, Atemtherapie, Heilgymnastik.

Kureinrichtungen: Kurmittelhaus mit Hallenschwimmbad, Therapiebecken, Wassertretbecken, Kurgarten und Gartenanlagen am See, Kneippsanatorien und -kurheime, Fachkliniken und Sanatorien für verschiedene Therapien.
Unterhaltung: Kurkonzerte, Stadtführungen, Weinprobe, Tanz, Wunschkonzert, Vorträge, Hobbykurse, Bodensee-Ausflüge.
Sport: Angeln, Paddeln und Rudern, Kegeln, Reiten, Schießen, Tennis, Segeln, Surfen.
So sieht es aus: Architektonisch-historisch eindrucksvolle Bodenseestadt mit mittelalterlichem Stadtkern, insbesondere die Münsterkirche St. Nikolaus und das Rathaus, die beide aus dem 14. und 15. Jahrhundert stammen. Alte Tore und Türme beleben das Stadtbild, während die Seepromenade beinahe südländische Vegetation und Stimmung vermittelt.
3000 Gästebetten, von denen 1/3 auf Privatzimmer entfällt, dazu 1275 Betten in Hotels, Gasthäusern und Pensionen sowie 740 in Kurhäusern bzw. Sanatorien.
Auskunft: Städtische Kurverwaltung, Postfach 1180,
7770 Überlingen; Telefon 07551/4041 und 87291.

Utersum auf Föhr

Seebad

Ort auf der Insel Föhr (Nordfriesland, Schleswig-Holstein), 550 E; 8600 Urlaubs- und Kurgäste (1984).
Heilanzeigen: Rekonvaleszenz, Erschöpfung.
Kurmittel: Nordseeklima.
Kureinrichtungen: keine.
Unterhaltung: Lichtbilder- und Filmvorträge, Dorfabende mit Trachtengruppe, Halligfahrten, Wattwanderungen.
Sport: Schwimmen, Tennis, Reiten, Segeln.
So sieht es aus: Am Südweststrand der Insel Föhr gelegenes Nordseebad mit Friesenhäusern und Sandstrand zum Wattenmeer.
1250 Gästebetten, keine Hotels, aber 71 Privatvermieter, 28 Pensionen und 6 Gasthäuser.
Auskunft: Kurverwaltung, 2270 Utersum auf Föhr;
Telefon 04683/346 und 364.

Vallendar

Kneippkurort

Stadt am Mittelrhein, nö. von Koblenz (Rheinland-Pfalz) 10500 E, 70 m ü.d.M. (Umgebung bis 250 m); 4000 Kurgäste (1984).
Heilanzeigen: Nervenleiden organischer und funktioneller Art, neurologische Ausfallerscheinungen, organische Psychosyndrome und Aphasien, Herz- und Kreislaufstörungen, Bandscheibenschäden, Wirbelsäulensyndrome, rheumatische Erkrankungen, Drüsenstörungen, Erkrankungen der Atmungsorgane, Stoffwechselstörungen.
Kurmittel: Massagen, Bewegungstherapie, Heilpackungen, Elektrotherapie, medizinische Bäder, Kneippsche Anwendungen, Inhalationen.
Kureinrichtungen: neurologische Klinik und Kneippbetriebe.
Unterhaltung: Vereinsveranstaltungen, Weinproben, Schiffsfahrten, Theatergastspiele.
Sport: Angeln, Tennis, Schwimmen.
So sieht es aus: Zwischen Rhein und Westerwald gelegenes Städtchen mit rheinischem Fachwerk, Wallfahrtskirche und Marienburg.
153 Gästebetten, 7 Hotels, 4 Kurbetriebe.
Auskunft: Verbandsgemeinde, Eulerstr. 12, 5414 Vallendar; Telefon 0261/66033.

Varel-Dangast

Heilquellenkurbetrieb
Seebad

Am Jadebusen, südlich von Wilhelmshaven gelegenes Nordseebad der Stadt Varel (24000 E) (Niedersachsen), 740 E, Meereshöhe; 31800 Kurgäste (mit Feriengästen, 1984).
Heilanzeigen: degenerative rheumatische Erkrankungen von Gelenken und Wirbelsäule, Frauenleiden, Erkrankungen der Atmungsorgane, Herz- und Gefäßerkrankungen, Hautkrankheiten, Kinderkrankheiten, Schwächezustände allgemeiner Art.
Kurmittel: Jod-Schwefel-Sole für Bäder und Inhalationen, Schlickpackungen, Meerwassertrinkkuren, Nordseeklima.
Kureinrichtungen: Nordsee-Kuranlage Deichhörn, Trinkkurhalle, Meerwasserquellbad.

Unterhaltung: Veranstaltungsprogramm, Wattwanderungen, Ausflüge zu Lande und mit dem Schiff.
Sport: Schwimmen, Tennis, Surfen, Segeln, Angeln, Wasserski.
So sieht es aus: Das älteste Seebad der deutschen Nordsee-Festlandküste (seit 1797), am südlichen Jadebusen gelegen, ist von ländlichem Charakter, besitzt jedoch moderne Kuranlagen und Unterkünfte. Mit der nahegelegenen Stadt Varel erhält Dangast mit seiner Wehrkirche eine städtische Kulisse.
1970 Betten, davon 102 in Hotels und mehr als 1500 privat.
Auskunft: Nordsee-Kuranlage Deichhörn, Am Alten Deich 4, 2930 Varel-Dangast; Tel. 04451/81021.

Villingen-Schwenningen

Kneippkurort

Stadt im mittleren Schwarzwald (Baden-Württemberg), 40000 E, 660 m ü.d.M. (Umgebung bis 975 m); 1200 Kurgäste (1984).
Heilanzeigen: Herz- und Gefäßerkrankungen, Durchblutungsstörungen, Venenerkrankungen, Diabetes, Stoffwechselerkrankungen, Gicht, Erkrankungen der Verdauungsorgane, Nierenerkrankungen, Erkrankungen der Atmungsorgane, des vegetativen Nervensystems, Allergien, Erkrankungen des rheumatischen Formenkreises, Schuppenflechte.
Kurmittel: Mittelgebirgsklima, Kneippsche Anwendungen, Fangopackungen, Bewegungstherapie, Massagen.
Kureinrichtungen: Kurkliniken, Kneippbadehäuser, Wassertretanlagen, Kurpark.
Unterhaltung: Theater für Schaupsiel, Oper, Operette, Musical und Ballett, Meisterkonzerte, Kurkonzerte, Heimatabende, Stadtführungen.
Sport: Tennis, Squash, Kegeln, Schwimmen, Reiten, Schießen.
So sieht es aus: Doppelstadt Villingen-Schwenningen mit 9 ländlichen Ortsteilen, dem zweitgrößten Stadtwald Baden-Württembergs und einem der höchstgelegenen Rosengärten Europas. Das Kurgebiet befindet sich in Villingen mit einem malerischen alten Stadtbild, 3 Stadttoren, bedeutendem Münster und barocker Benediktinerkirche sowie spätgotischem Rathaus.

1620 Gästebetten, u. a. in 2 Kurkliniken, 3 medizinischen Badeanstalten, 38 Hotels und bei 61 Privatvermietern.
Auskunft: Verkehrsamt, Romäusring 2,
7730 Villingen-Schwenningen; Telefon 07721/82232 oder 82311.

Vlotho-Bad Seebruch

Luftkurort Moor

Zur Stadt Vlotho (21000 E) (Nordrhein-Westfalen) gehörendes Moorbad, 50 m ü.d.M.
Heilanzeigen: Krankheiten des rheumatischen Formenkreises, Frauenleiden.
Kurmittel: Moorbäder und -packungen, medizinische Bäder, Trinkkuren.
Kureinrichtungen: Kursanatorium, Badehaus, Weserland-Klinik, Hallenbad.
Unterhaltung: Veranstaltungen im Kurhaus, Hobbykurse.
Sport: Schwimmen, Reiten, Angeln, Tennis, Segelfliegen.
So sieht es aus: Rings um das Kursanatorium und das Badehaus gelegene Pensionen in ruhiger Lage abseits vom Verkehr und unweit von Bad Oeynhausen.
Insgesamt 485 Gästebetten.
Auskunft: Kurverwaltung, 4973 Bad Seebruch b. Vlotho/Weser; Telefon 05733/7910.

Waldkirch

Kneippkurort

Stadt im Elztal des südlichen Schwarzwalds, nö. von Freiburg im Breisgau (Baden-Württemberg), 18500 E, 243 m ü.d.M. (Umgebung bis 1243 m); 12400 Urlaubs- und Kurgäste (1984).
Heilanzeigen: Herz- und Gefäßerkrankungen, rheumatische Erkrankungen, Erkrankungen der Atmungsorgane, chronische Unterleibserkrankungen, nervöse Störungen.
Kurmittel: Kneippsche Anwendungen, medizinische Bäder, Massagen, Packungen, Mineralquelle für Trinkkuren.
Kureinrichtungen: Kurmittelhaus, Bewegungsbad, Bruder-Klaus-

Krankenhaus, Herz-Kreislauf-Klinik, Wassertretanlage, Kurpark mit Quellenhäuschen.
Unterhaltung: Kurkonzerte, Heimatabende, Vorträge, Theatergastspiele, Schwarzwaldzoo.
Sport: Schwimmen, Tennis, Kegeln, Reiten, Drachenfliegen, Schießen, Angeln.
So sieht es aus: Unterhalb des 1241 m hohen Kandel gelegene anmutige Stadt mit der Burgruine Kastelburg und umweltfreundlicher Industrie (Spielorgeln, Edelsteinschleiferei usw.). Die Stadt wird von der (wenig bekannten) Schwarzwald-Panoramastraße berührt.
1250 Gästebetten, davon 378 privat, 321 in 8 Hotels, 233 in 10 Gasthäusern und 240 in der Klinik.
Auskunft: Kurverwaltung, Marktplatz 21, 7808 Waldkirch;
Telefon 0 76 81/32 92.

Wangels-Weißenhäuser Strand

Seebad
Schwefelbad

Zur Gemeinde Wangels (2500 E) gehörendes, um 1970 entstandenes Ferienzentrum an der Ostsee (Schleswig-Holstein), 3 m ü.d.M.; 55 000 Urlaubs- und Kurgäste (1984).
Heilanzeigen: rheumatische Erkrankungen, Herz- und Gefäßerkrankungen, Hautkrankheiten, chronische Erkrankungen der Atemwege.
Kurmittel: Ostseeklima, Schwefelwasserbäder, sonstige medizinische Bäder, Kneippsche Anwendungen, Massagen, Fangopackungen, Inhalationen, Meerwassertrinkkur.
Kureinrichtungen: Kurmittelhaus, Hallenbad.
Unterhaltung: Animationsteam, Hobbykurse, bunte Abende, Theatergastspiele, Ausflüge, Grillpartys, Musikveranstaltungen, Vorträge.
Sport: Schwimmen, Tennis, Reiten, Surfen.
So sieht es aus: Das Ferienzentrum entstand hinter einem schönen Dünengebiet (und neben einem Truppenübungsplatz) um 1970 und hat den Vorzug, daß es keine Hochhäuser aufweist. Durch die Erschließung einer Schwefelquelle wurde das Urlaubsangebot therapeutisch erweitert. Als Attraktion wurde Europas längste überdachte Wasserrutschbahn angelegt.

3500 Gästebetten werden in Appartements und Bungalows sowie 1 Hotel angeboten.
Auskunft: Kurverwaltung, Seestr. 1, 2440 Weißenhäuser Strand; Telefon 04361/4901.

Wangerland-Horumersiel

Nordseeheilbad

Niedersächsischer Küstenort an der Nordsee, Ortsteil von Wangerland (10300 E), auf Meereshöhe; 143000 Urlaubs- und Kurgäste (1984).
Heilanzeigen: Atemwegserkrankungen, Herz- und Gefäßkrankheiten, Hautkrankheiten, chronische Erkrankungen des Bewegungsapparats, Krankheiten im Kindesalter, allgemeine Schwächezustände.
Kurmittel: Nordseeklima, Wattlaufen, Seebäder (kalt und warm), Meeresschlickbäder und -packungen, Meerwassertrinkkuren.
Kureinrichtungen: Kurmittelhaus mit Meerwasserbewegungsbad, Meerwasser-Brandungsfreibad und Meerwasserhallenbad.
Unterhaltung: Veranstaltungsprogramm mit Theater, Konzerten, Tanz, Vorträgen, Wattwandern.
Sport: Angeln, Tennis, Reiten, Schwimmen, Segeln, Kegeln.
So sieht es aus: Im Bereich der Landschaft Wangerland an der Jademündung, nördlich von Wilhelmshaven liegende Vereinigung der Orte Horumersiel und *Schillig* mit Sand- oder Grünstrand. Die grüne friesische Landschaft mit den kanalartigen früheren Wattenprielen im Hinterland wird ergänzt durch Kutterhafen und viehreiche Höfe.
4000 Gästebetten, überwiegend bei Privatvermietern, 24 Hotels, Gasthäuser und Pensionen.
Auskunft: Kurverwaltung Wangerland,
Nordseeheilbad Horumersiel, Postfach, 2949 Wangerland 2;
Telefon 04426/1511 + 1512.

Wangerooge

Norseeheilbad

Niedersächsisches Staatsbad auf der östlichsten der 7 Ostfriesischen Inseln, 1950 E, 0 m ü.d.M.; 61 000 Urlaubs- und Kurgäste (1984).
Heilanzeigen: chronische Krankheiten der Atemwege, Herz- und Gefäßkrankheiten, Hautkrankheiten, chronische Krankheiten des Bewegungsapparats, Kinderkrankheiten, Schwächezustände.
Kurmittel: Nordseeklima, Meerwasserbäder und medizinische Bäder, Massagen, Schlick- und Fangopackungen, Kneippsche Anwendungen.
Kureinrichtungen: Kurmittelhaus mit Therapiebecken, Meerwasserhallenbad.
Unterhaltung: Kurkonzerte, Theatergastspiele, Diavorträge, Tanz, Modenschau, Wattwanderungen, kreative Hobbykurse.
Sport: Schwimmen, Surfen, Segeln, Reiten, Tennis, Ponyreiten.
So sieht es aus: Die nahe der Deutschen Bucht liegende Insel ist 4,7 km^2 groß, 10 km lang und bis zu 1,5 km breit und hat 9 km feinsandigen Strand mit schönen Dünen; kein Autoverkehr auf der Insel. 8500 Gästebetten, insbesondere 680 Ferienwohnungen, dazu 8 Hotels, 46 Pensionen und 29 Privatvermieter.
Auskunft: Gemeinde- und Kurverwaltung, Postfach 620, Peterstr., 2946 Wangerooge; Telefon 04469/1411.

Weiskirchen

Heilklimatischer Kurort

Saarländische Gemeinde im Schwarzwälder Hochwald, sö. von Trier, 6400 E, 350 m ü.d.M. (Umgebung bis 700 m); 10 000 Urlaubs- und Kurgäste (1984).
Heilanzeigen: Erkrankungen des Bewegungsapparats, des Stoffwechsels und des Herz-Kreislauf-Systems, Übergewicht, Migräne, rheumatologische Krankheiten.
Kurmittel: Mittelgebirgsklima, medizinische Bäder, Massagen, Kneippsche Anwendungen, Moorpackungen, Inhalationen, Elektrotherapie.
Kureinrichtungen: Kurzentrum, Kurkliniken, Kurpark, Hallenschwimmbäder, Wassertretanlage.

Unterhaltung: Theaterfahrten nach Saarbrücken und Trier, Kurkonzerte, Tanz, öffentliche Veranstaltungen in Hochwaldhalle oder Saarlandhalle von Weiskirchen.
Sport: Angeln, Kegeln, Reiten, Segelfliegen, Tennis, Schwimmen, Wandern, verschiedene Arten von Wassersport auf Stauseen; im Winter Skilanglauf, Skiwandern und Rodeln.
So sieht es aus: Junger Kurort im Schwarzwälder Hochwald des nördlichen Saarlands mit Mischwäldern, Bachtälern und Höhen bis zu 700 m. Zu Weiskirchen gehören noch 4 Ortsteile, und die Gemeinde liegt an der sogenannten Eichenlaubstraße und in der Nähe mehrerer Stauseen.
800 Gästebetten, davon 500 in den Kliniken und 165 in Hotels und Gasthäusern, der Rest in Pensionen oder privat.
Auskunft: Hochwald-Kurbetriebsgesellschaft, Trierer Str. 22, 6649 Weiskirchen; Telefon 06876/7311 + 7312 + 7313.

Weißenhäuser Strand

→ Wangels-Weißenhäuser Strand.

Wenningstedt

Nordseeheilbad

Gemeinde auf der Insel Sylt, zwischen Westerland und Kampen (Schleswig-Holstein), 2400 E, 0 m ü.d.M.; 54000 Urlaubs- und Kurgäste (1984).
Heilanzeigen: Erkrankungen der Luftwege, allergische Erkrankungen, chronische Erkrankungen der Wirbelsäule und Gelenke, Hautkrankheiten, Frauen- und Kinderkrankheiten, Überlastung und Rekonvaleszenz.
Kurmittel: Nordseeklima, warme Meerwasserwannenbäder, Schlickpackungen, Massage, Meerwasserinhalationen, -trinkkuren.
Kureinrichtungen: Kurmittelhaus für alle Behandlungen.
Unterhaltung: Vorträge, musikalische Veranstaltungen, gemeinsame Foto-, Watt- und Dünenwanderungen, Kirchenmusik, Spielbank (Westerland).

Sport: Golf (18-Loch-Platz Wenningstedt-Kampen), Reiten, Segelfliegen, Schwimmen, Tennis, Trampolinspringen, Surfen.
So sieht es aus: Das mit dem im Binnenland gelegenen ländlichen *Braderup* verbundene Wenningstedt (Sylt) liegt zwischen dem Roten Kliff, Dünen und Heide, dazu gehört ein 2,6 km langer Sandstrand; ruhiger als Westerland und lebendiger als Kampen (Sylt).
7000 Gästebetten aller Kategorien.
Auskunft: Kurverwaltung, Strandstr. 25,
2283 Wenningstedt-Braderup; Telefon 04651/41081.

Westerland

Nordseeheilbad

Hauptstadt der nordfriesischen Insel Sylt (Schleswig-Holstein)
10000 E, 0 m ü.d.M.
Heilanzeigen: Erkrankungen der Atemwege und des rheumatischen Formenkreises, Funktionsstörungen der Haut, vegetativ-dystonischer Symptomenkomplex, Erkrankungen und Entwicklungsstörungen im Kindesalter.
Kurmittel: Nordseeklima, Meerwasserwannenbäder, sonstige medizinische Bäder, Massagen, Fango-Schlick-Packungen, Inhalationen, Kneippsche Anwendungen.
Kureinrichtungen: Kurmittelhaus (1981 errichtet) für alle Therapien, Meerwasser-Wellenhallenbad.
Unterhaltung: Kurmusik, Konzerte, Vorträge, Theater, Kabarett, Unterhaltungs- und Tanzveranstaltungen, Spielbank.
Sport: Segeln, Surfen, Reiten, Tennis, Schwimmen.
So sieht es aus: Westerland stellt eine originelle Mischung von bodenständiger friesischer Bauweise in Alt-Westerland und moderner Architektur im Kurzentrum dar. Mit seinen Geschäften, exzellenten Eßlokalen und Spitzenhotels hat Westerland beinahe Großstadtflair, da die Einwohnerzahl durch Gäste erheblich ansteigt.
18000 Gästebetten verteilen sich auf zahlreiche Ferienwohnungen, 9 Hotels, 3 Kurbetriebe, 1000 Privatvermieter und 233 Gasthäuser, Pensionen und Garnihotels.
Auskunft: Kurverwaltung, Strandstr. 33, 2280 Westerland;
Telefon 04651/81224.

Wieda

Heilklimatischer Kurort

Niedersächsische Gemeinde im Harz, 2000 E, 321 m ü.d.M. (Umgebung bis 731 m); 8700 Urlaubs- und Kurgäste (1984).
Heilanzeigen: chronische Erkrankungen der Atemwege, Herz- und Gefäßkrankheiten, Hautkrankheiten und allgemeine Schwächezustände, Rekonvaleszenz.
Kurmittel: medizinische Bäder, u.a. mit Sole und Moor, Massagen, Kneippsche Anwendungen, Inhalationen.
Kureinrichtungen: Kurhaus Wieda mit Kurmittelabteilung.
Unterhaltung: Konzerte, bunte Abende, Heimatabende, Vorträge, Filmabende, Wildbeobachtung.
Sport: Tennis, Schwimmen, Schießen, Wandern.
So sieht es aus: Zwischen Braunlage und Bad Lauterberg gelegenes Dorf, ringsum von viel Buchenwald und Mischwäldern umgeben, die an den Hängen aufsteigen. Das Dorf gehört zum Naturpark Harz und weist keine Industrie auf, so daß man hier, wie behauptet wird, die sauberste Luft im ganzen Harz gemessen hat. Die Umgebung ist reich an Wandermöglichkeiten.
800 Gästebetten, u.a. in 5 Hotels.
Auskunft: Kurverwaltung, Postfach 80, 3426 Wieda;
Telefon 05586/311 + 222.

Wiesbaden

Heilbad

Hessische Landeshauptstadt am Rhein, 270000 E, 115 m ü.d.M; 8200 Kurgäste (1984).
Heilanzeigen: rheumatische Erkrankungen, insbesondere auch chronische Polyarthritis, Spondylitis, degenerative Erkrankungen der Gelenke und der Wirbelsäule, Gelenkveränderungen durch Gicht, Nachbehandlung nach Verletzungen, Erkrankungen der Atmungsorgane.
Kurmittel: 26 Thermalquellen zum Baden, Trinken und Inhalieren, Bewegungsbäder, medizinische Bäder, Massagen, Elektrotherapie, Kneippsche Anwendungen, Packungen.
Kureinrichtungen: Kurmittelhaus Kaiser-Friedrich-Bad, Thermalschwimmbad mit Außenbecken, Brunnenkolonnade mit Trink- und

Wandelhalle, Rheumakliniken und weitere Kurkliniken, verschiedene private Thermalbadehäuser, auch in Verbindung mit Gastbetrieben, Deutsche Klinik für Diagnostik, Kurpark.
Unterhaltung: die vielfältigen Möglichkeiten einer Großstadt mit eigenem Theater und anderen Kultureinrichtungen, Spielbank.
Sport: Golf (18-Loch-Platz), Tennis, Reiten, Schwimmen.
So sieht es aus: Wer seine Kur mit den vielfältigen Angeboten einer Großstadt verbinden will, ist hier richtig. Wiesbaden liegt nicht nur sehr reizvoll am Rand des Taunus und am Rhein, sondern besitzt außerdem ebenso traditionsreiche wie moderne Kureinrichtungen. 4400 Gästebetten, u.a. in 65 Hotels aller Kategorien.
Auskunft: Kurbetriebe Verkehrsbüro, Postfach 3840,
6200 Wiesbaden; Telefon 06121/312845 + 312847 +
374353 + 312848.

Wildbad im Schwarzwald

Heilbad

Baden-Württembergisches Staatsbad im Sachwarzwald östlich von Baden-Baden, 10500 E, 430 m ü.d.M. (Umgebung bis 750 m); 37000 Urlaubs- und Kurgäste (1984).
Heilanzeigen: Rheuma, Erkrankungen des Bewegungsapparats, Lähmungen, allgemeine Aufbraucherscheinungen, Rekonvaleszenz.
Kurmittel: Wildbadtherme zum Baden und zur Bewegungstherapie, Massagen, medizinische Bäder, Naturfangopackungen, Inhalationen, Elektrotherapie.
Kureinrichtungen: 3 Behandlungszentren des Neuen Eberhardsbades mit 4 Thermal-Hallenbewegungsbädern und einem Thermalfreibad, Trinkbrunnen und Trinkhalle, Institute für Physiotherapie, Sanatorien, Kurpark zu beiden Seiten der Enz.
Unterhaltung: Theatergastspiele, Tanz, Konzerte, Kurse für kreatives Gestalten, Kurmusik.
Sport: Tennis, Schwimmen, Reiten, Angeln, Wandern; im Winter Langlaufloipen, Skiwandern, Abfahrten (Skilift).
So sieht es aus: Wildbad liegt im Tal der Enz und umfaßt auch den Luftkurort *Calmbach* sowie 6 weitere Orte im Umkreis. Westlich von Wildbad liegt der 784 m hohe, aussichtsreiche Sommerberg.

4530 Gästebetten sind verfügbar und verteilen sich auf 24 Hotels und Gasthäuser, 70 Pensionen, 4 Kurhäuser und 65 Privatvermieter.
Auskunft: Kurverwaltung, König-Karl-Str. 5–7, 7548 Wildbad; Telefon 07081/14250.

Wildemann

Kneippkurort

Stadt im Harz, westlich von Clausthal-Zellerfeld (Niedersachsen), 1400 E, 380–450 m ü.d.M. (Umland bis 615 m); 26000 Urlaubs- und Kurgäste (1984).
Heilanzeigen: Herz- und Kreislauferkrankungen, vegetativ-nervale Funktionsstörungen, chronische Atemwegserkrankungen, Erschöpfungszustände, Stoffwechselerkrankungen, Rekonvaleszenz.
Kurmittel: Kneippsche Anwendungen, medizinische Bäder, Massagen, Inhalationen, Atemgymnastik, Bewegungstherapie.
Kureinrichtungen: Kurmittelhaus, Kneipp- und Kurheime, Wassertretstellen, Tautretwiese.
Unterhaltung: Heimatabende, Konzerte, Tanz, Theatergastspiele, Vorträge, Wanderführungen.
Sport: Schwimmen, Angeln, Tennis, Kegeln, Wandern; im Winter Skilaufen, Rodeln, Schlittschuhlaufen.
So sieht es aus: Wildemann im westlichen Oberharz liegt in einem schmalen Tal, durch das die Innerste fließt, und steigt nach mehreren Seiten hin an. An den sagenhaften »Wilden Mann« aus der Anfangszeit des Bergbaus erinnert eine Linde mit einem Abbild des Mannes. 1600 Gästebetten in 6 Hotels, 44 Pensionen, 22 Cafés und Gaststätten, 54 Ferienwohnungen und bei 40 Privatvermietern sowie in 3 Kurbetrieben.
Auskunft: Kurgeschäftsstelle, Bohlweg 39, 3391 Wildemann; Telefon 05323/6111.

Wilhelmshaven

Seebad

Stadt am Jadebusen der Nordsee, 100 000 E, 0 m ü.d.M.; 23 Kurgäste (1984).
Heilanzeigen: degenerative Gelenkerkrankungen, Wirbelsäulenschäden, Rheuma, Frauenkrankheiten, Nachbehandlung nach Unfällen und Operationen, Dermatosen, Kreislaufstörungen.
Kurmittel: Schlickbäder, Meerwasserbäder, Massagen, medizinische Bäder.
Kureinrichtungen: Kurbad »Gesundbrunnen« mit Meerwasserbewegungsbad.
So sieht es aus: Die in Wilhelmshaven, der »grünen Stadt am Meer«, verabreichten Schlickbäder haben ihr den Spitznamen »Schlicktown« verschafft. Der bedeutende Handels- und Marinehafen hat rund 1300 Gästebetten, davon 2/3 in Hotels.
Auskunft: Wilhelmshaven-Information, Postfach 428,
2940 Wilhelmshaven; Telefon 04421/26261.

Willingen (Upland)

Heilklimatischer Kurort
Kneippheilbad

Hessische Gemeinde im Hochsauerland, insgesamt 7000 E, 600 m ü.d.M. (Umgebung bis 843 m); 30 000 Urlaubs- und Kurgäste (1984).
Heilanzeigen: Erschöpfungszustände, Blutarmut, Bluthochdruck, Rekonvaleszenz, Herzmuskelschäden, Haltungsschwäche von Kindern, vegetative Dystonie.
Kurmittel: Mittelgebirgsklima, Kneippsche Anwendungen, medizinische Bäder, Inhalationen, Massagen, Packungen, Bewegungstherapie, Trinkkuren.
Kureinrichtungen: Kurmittelhäuser sowie Kurhotels und Kurheime, Kurpark mit Brunnenausschank, Solebewegungsbad, Fachklinik.
Unterhaltung: Kurkonzerte, Theateraufführungen, Musikveranstaltungen, Tanz, kulturelle Programme, Ausflüge, Besuchsbergwerk.
Sport: Angeln, Tennis, Schwimmen; im Winter Skilaufen, 9 Skilifte, Langlaufloipen, 3 Sprungschanzen, Eislaufhalle.
So sieht es aus: Die Großgemeinde Willingen (Upland) besteht seit

1974 aus 9 Ortschaften mit dem Kneippheilbad Willingen und dem heilklimatischen Kurort *Usseln,* die in dem bis zu 843 m hohen Waldecker Upland liegen. Der Ort ist von bewaldeten Hängen begrenzt. Willingen und Usseln bieten gemeinsam 6500 Gästebetten an, dabei gibt es 10 Hotels, 300 Ferienhäuser und Ferienwohnungen, 40 Pensionen und 20 Privatvermieter.
Auskunft: Kurverwaltung, 3542 Willingen (Upland) 1;
Telefon 05632/6023, 6024 und 6019.

Winterberg

Heilklimatischer Kurort

Stadt im Hochsauerland mit 15 zusammengeschlossenen Orten (Nordrhein-Westfalen) 15000 E, höchste Stadt Nordwestdeutschlands 650–841 m ü.d.M.
Heilanzeigen: Herz-, Gefäß- und Kreislaufstörungen, Infarktnachbehandlung, Katarrhe der oberen Luftwege, Erkrankungen der Atmungsorgane, nervöse Erschöpfung, Rekonvaleszenz.
Kurmittel: Mittelgebirgsklima, medizinische Bäder, Inhalationen, Massagen, Fangopackungen, Bewegungstherapie, Kneippsche Anwendungen.
Kureinrichtungen: Diagnostikzentrum, Inhalatorium, 2 Schwimmhallen, Kurübungswege, Kurpark.
Unterhaltung: Kurkonzerte, zweimal wöchentlich Veranstaltungen, Tanz, Theatergastspiele, Filmvorträge.
Sport: Schwimmen, Reiten, Tennis, Golf (9-Loch-Platz), Angeln, Schießen, Rollschuhlaufen, Kegeln, Wandern; im Winter alle Arten Wintersport.
So sieht es aus: Die Stadt liegt am Fuße des Kahlen Asten und wird im Sommer wie im Winter gleichermaßen stark besucht. Winterberg war der 1. anerkannte heilklimatische Kurort Nordrhein-Westfalens und hat seinen führenden Rang mit 1,1 Millionen Übernachtungen im Jahr behauptet. Hauptorte des Kurgebiets sind Winterberg selbst, *Altastenberg* und *Elkeringhausen.*
Insgesamt 12000 Gästebetten in 94 Hotels und Gasthäusern, 97 Pensionen, 38 Kurheimen und Sanatorien und bei etwa 500 Privatvermietern.

Auskunft: Kurverwaltung, Hauptstr. 1, 5788 Winterberg; Telefon 02981/1857 + 2252.

Wittdün

Nordseeheilbad

Hauptort der nordfriesischen Insel Amrum (Schleswig-Holstein) 700 E, 0 m ü.d.M.; 25000 Urlaubs- und Kurgäste (1984).
Heilanzeigen: chronische Krankheiten der Atemwege, Herz- und Gefäßkrankheiten, Hautkrankheiten, chronische Krankheiten des Bewegungsapparats, Kinderkrankheiten, Schwächezustände.
Kurmittel: Nordseeklima, warme und kalte Seebäder, Meeresschlickbäder und Schlickpackungen, Meerwasserinhalation, Massagen.
Kureinrichtungen: Kurmittelhaus, Meerwasserschwimmbad mit Therapiebecken.
Unterhaltung: Blasmusik, Vorträge mit Filmen oder Dias, naturkundliche Exkursionen.
Sport: Schwimmen, Segeln, Surfen, Reiten, Wandern, Angeln.
So sieht es aus: Auf der Südseite der Insel Amrum gelegener Ort mit schönem Sandstrand, Dünen, Wald und Heide. Die älteren Häuser erinnern an die künstliche Anlage des Ortes vor etwa 90 Jahren.
2600 Gästebetten 6 Hotels, 47 Ferienwohnungen, 17 Pensionen und bei 86 Privatvermietern.
Auskunft: Kurverwaltung, 2278 Wittdün; Telefon 04682/861.

Wittmund-Carolinensiel-Harlesiel

Seebad

Zur Stadt Wittmund (19300 E) gehörendes Nordseebad in Ostfriesland (Niedersachsen), auf Meereshöhe; 70500 Kurgäste (1984).
Heilanzeigen: chronische Erkrankungen der Atemwege, Herz- und Gefäßkrankheiten, Hautkrankheiten, chronische Krankheiten des Bewegungsapparats, Kinderkrankheiten, Schwächezustände.
Kurmittel: Solebäder, Meeresschlick, Massagen, Meerwasserbäder, Nordseeklima.
Kureinrichtungen: Haus des Gastes mit Solebewegungsbad, medizinischer Bäderabteilung.

Unterhaltung: Veranstaltungen verschiedener Art, Wattwandern, Ausflüge, Bastelnachmittage.
Sport: Schwimmen, Surfen, Segeln, Wandern, Angeln.
So sieht es aus: Fischerdorf mit Binnen- und Außenhafen, mit Sandstrand in typisch ostfriesischem Umland. Sitz des Sielhafenmuseums »Groot Hus«, das den Charakter des Ortes künftig prägen soll. 2640 Gästebetten, je 5 Hotels und Gasthäuser, viele Privatzimmer.
Auskunft: Nordseebad Carolinensiel-Harlesiel GmbH, Postfach 160, 2944 Wittmund 2; Tel. 04464/309 und 8014.

Witzenhausen-Ziegenhagen

Kneippkurort
Luftkurort

Zu Witzenhausen (17500 E) gehörender dörflicher Ortsteil (Hessen), 500 E, 200 m ü.d.M. (Umgebung bis 580 m).
Heilanzeigen: Herz- und Kreislaufleiden, Durchblutungsstörungen der Herzkranzgefäße, Bluthoch- und Blutunterdruck, periphere Durchblutungsstörungen, Venenleiden, Krampfadern, vegetative Dystonie, Spondylosen, chronisch rheumatische Erkrankungen.
Kurmittel: Kneippsche Anwendungen, Massagen, Packungen.
Kureinrichtungen: Kurmittelhaus, Hallenbewegungsbad, Wassertretstellen.
Unterhaltung: gesellige Veranstaltungen, Konzerte, bunte Gästeabende, Vorträge.
Sport: Schwimmen, Ponyreiten.
So sieht es aus: Der im Kaufunger Wald liegende preiswerte »kleinste Kneippkurort«, der keinen Durchgangsverkehr aufweist, bietet 300 Gästebetten an. Hier ist »die Welt noch in Ordnung«, und eine kleine Schrift weist darauf hin, daß Ziegenhagen eine »Naturapotheke« sei.
Auskunft: Kurverwaltung, 3431 Ziegenhagen; Telefon 05545/555.

Wünnenberg

Kneippkurort

Stadt am Rande des Sauerlands, südlich von Paderborn (Nordrhein-Westfalen), 9500 E, 315 m ü.d.M. (Umland bis 480 m).
Heilanzeigen: Herz- und Gefäßerkrankungen, vegetativ-neurale Funktionsstörungen, chronische Atemwegserkrankungen, Störungen der Verdauungsorgane, Erkrankungen des Bewegungsapparats, postoperative Zustände, Stoffwechselleiden, Verbrauchs- und Alterungserscheinungen.
Kurmittel: Kneippsche Anwendungen, medizinische Bäder, Heilpackungen, Massagen.
Kureinrichtungen: Kneipp-Kurmittelhaus, Hallenbad.
Unterhaltung: Filmabende, Grillabend, Tanz, Musikveranstaltungen, Vorträge, Planwagenfahrten.
Sport: Schießen, Tennis, Kegeln, Reiten.
So sieht es aus: Wünnenberg umfaßt 7 Ortsteile und ist von Mischwald umgeben. Die Aabachtalsperre ist nur 3 km entfernt. Der ländliche Kur- und Erholungsort wird all denen gerecht, die auf Betrieb und Hektik verzichten und hier am Sauerland und Eggegebirge an der Natur Freude haben wollen.
1100 Gästebetten in 178 Gastbetrieben aller Art.
Auskunft: Verkehrsamt/Kurverwaltung, Im Aatal 3,
4798 Wünnenberg 2; Telefon 02953/1720.

Wyk auf Föhr

Nordseeheilbad

Hauptort der nordfriesischen Insel Föhr (Schleswig-Holstein), 5300 E, 0 m ü.d.M.; 65000 Urlaubs- und Kurgäste (1984).
Heilanzeigen: chronische Krankheiten der Atemwege, Herz- und Gefäßkrankheiten, Hautkrankheiten, chronische Krankheiten des Bewegungsapparats, Kinderkrankheiten, Schwächezustände.
Kurmittel: Nordseeklima, warme Seewasserbäder, Schlickpackungen, Inhalationen, Meerwassertrinkkuren.
Kureinrichtungen: Kurmittelhaus, Kurliegehalle, Meerwasserwellen-Hallenbad.

Unterhaltung: Kurkonzerte, Wattwanderungen mit Musik, Vorträge, bunte Abende, Wanderführungen.
Sport: Golf (9-Loch-Platz), Reiten, Kegeln, Schießen, Tennis, Surfen.
So sieht es aus: Wyk auf Föhr ist Hafenstädtchen und Seebad zugleich und weist nahe dem Sandwall malerische Winkel in nordfriesischem Charakter auf. Bedeutendste Sehenswürdigkeit ist das Friesenmuseum. Der Ort besitzt einen 4 km langen Sandstrand und ist mit seinen Geschäften und Lokalen Zentrum des Insellebens.
9600 Gästebetten bei 1500 Privatvermietern sowie in 10 Hotels, 10 Pensionen und 4 Kurbetrieben.
Auskunft: Kurverwaltung, Hafenstr. 23, 2270 Wyk auf Föhr; Telefon 04681/3040.

Ziegenhagen

→ Witzenhausen-Ziegenhagen.

ETB-GESAMTVERZEICHNIS ECON RATGEBER

Gesundheit

Maximilian Alexander
Die (un)heimlichen Krankmacher
Vorbeugen, erkennen, heilen
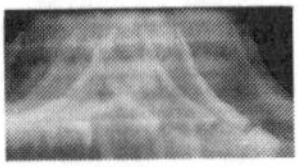
ECON Ratgeber
ETB 20039 **DM 9,80**
Originalausgabe,
144 Seiten

Wolf Ulrich
Allergien sind heilbar
Hilfe bei Heuschnupfen und anderen allergischen Krankheiten
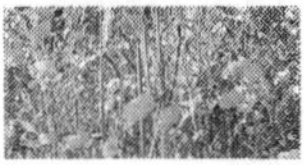
ECON Ratgeber
ETB 20023 **DM 8,80**
159 Seiten,
14 Zeichnungen

Maximilian Alexander
Rheuma ist heilbar
Neueste Naturheilmethoden
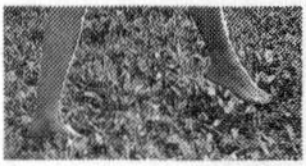
ECON Ratgeber
ETB 20017 **DM 7,80**
142 Seiten

Bernard A. Bäker
Gelenkerkrankungen
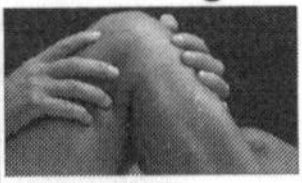
Arthritis, Arthrose, Gelenkrheuma
ECON Ratgeber
ETB 20080 **DM 8,80**
141 Seiten,
57 Zeichnungen,
12 Fotos

Gerhard Leibold
Das Kreuz mit dem Kreuz
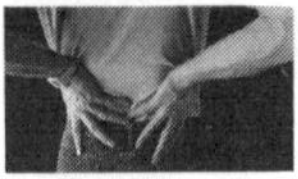
Bandscheibenschäden vorbeugen und heilen
ECON Ratgeber
ETB 20133 **DM 7,80**
Originalausgabe,
ca. 144 Seiten,
15 Zeichnungen

Bernard A. Bäker
Migräne und Kopfschmerzen sind heilbar
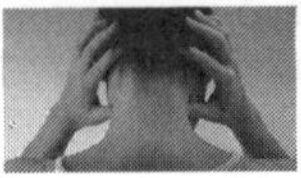
ECON Ratgeber
ETB 20063 **DM 7,80**
115 Seiten,
6 Zeichnungen

Werner Zenker
Mit Asthma leben lernen
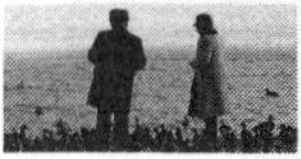
ECON Ratgeber
ETB 20049 **DM 7,80**
Originalausgabe,
173 Seiten

Werner Zenker
Mein Kind hat Asthma
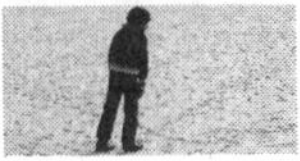
ECON Ratgeber
ETB 20037 **DM 9,80**
Originalausgabe,
202 Seiten

Martin Schwartz
Stottern ist heilbar
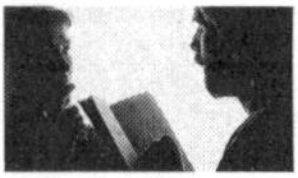
Erfolgreiche Behandlungsmethoden
ECON Ratgeber
ETB 20057 **DM 7,80**
176 Seiten

Gerhard Leibold
Die Schilddrüse
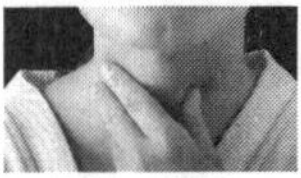
Krankheiten vorbeugen und behandeln
ECON Ratgeber
ETB 20106 **DM 7,80**
Originalausgabe,
ca. 128 Seiten,
4 Zeichnungen

Bernard A. Bäker
Brustkrebs
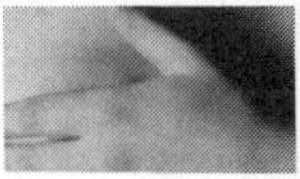
Vorbeugen, erkennen, handeln
ECON Ratgeber
ETB 20107 **DM 8,80**
Originalausgabe,
ca. 176 Seiten,
Zeichnungen

Gerhard Leibold
Risikofaktor Cholesterin
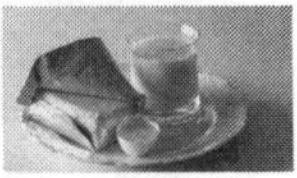
Erkennen und vorbeugen
ECON Ratgeber
ETB 20083 **DM 7,80**
Originalausgabe,
138 Seiten, 5 Zeichnungen

Michael Eisenberg
Magenkrank?
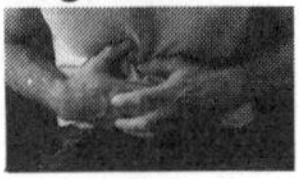
Behandlung und Heilung
ECON Ratgeber
ETB 20068 **DM 8,80**
159 Seiten,
14 Zeichnungen

Angela Kilmartin
Blasenentzündung
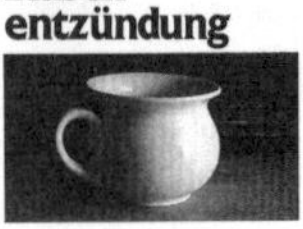
Vorbeugen und selbst behandeln
ECON Ratgeber
ETB 20072 **DM 8,80**
164 Seiten,
18 Zeichnungen

Wolf Ulrich
Zellulitis ist heilbar
Orangenhaut – vorbeugen und selbst behandeln
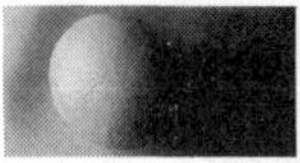
ECON Ratgeber
ETB 20012 **DM 6,80**
128 Seiten,
51 Fotos

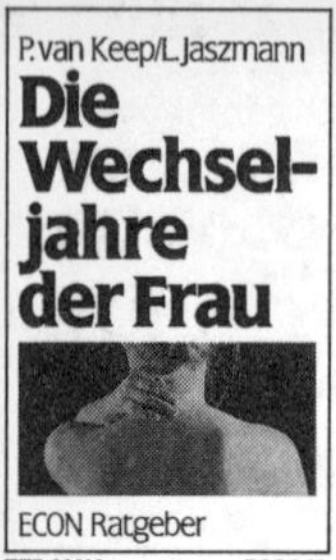

ETB 20013 **DM 6,80**
139 Seiten,
6 Zeichnungen

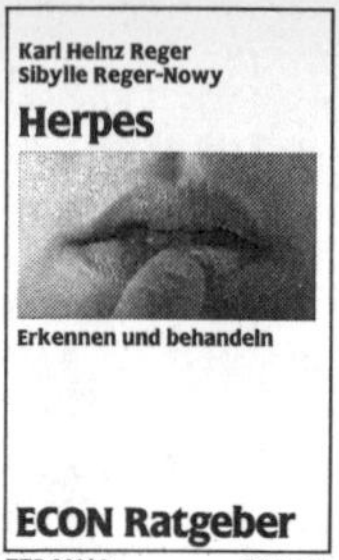

ETB 20096 **DM 8,80**
Aktualisierte und erweiterte Neuausgabe,
160 S., 16 Zeichnungen, 8 Fotos

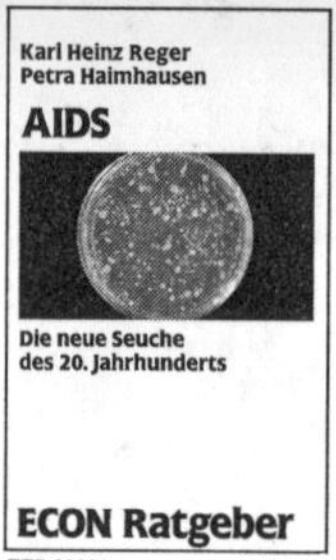

ETB 20084 **DM 8,80**
Aktualisierte und erweiterte Neuausgabe,
134 Seiten

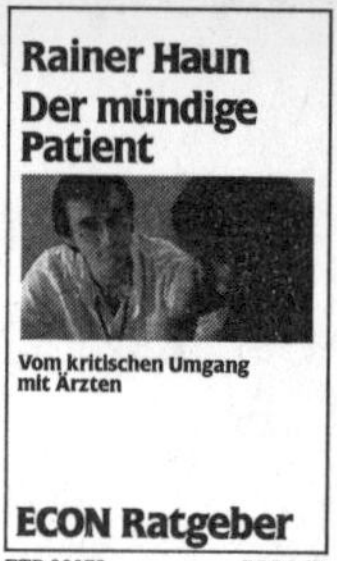

ETB 20078 **DM 9,80**
222 Seiten

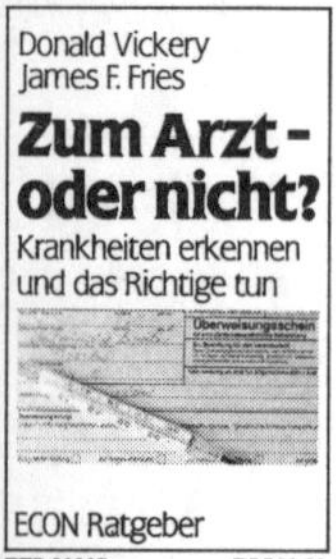

ETB 20007 **DM 12,80**
304 Seiten,
67 Graphiken

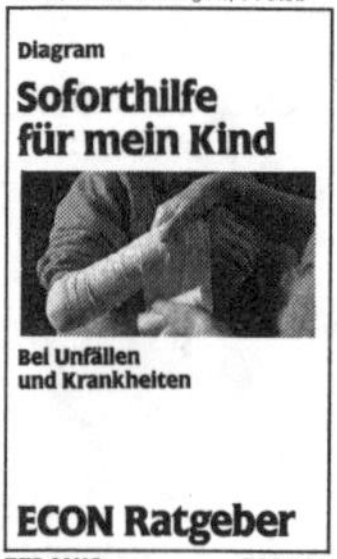

ETB 20115 **DM 7,80**
Deutsche Erstausgabe,
128 Seiten,
200 Zeichnungen

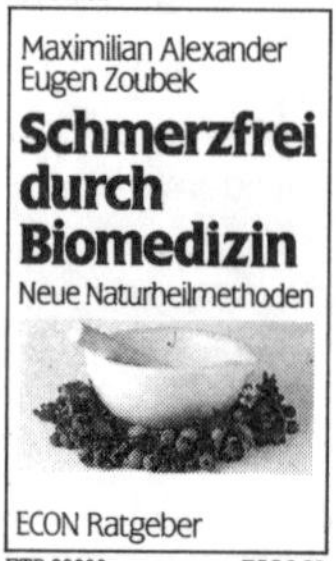

ETB 20000 **DM 6,80**
143 Seiten

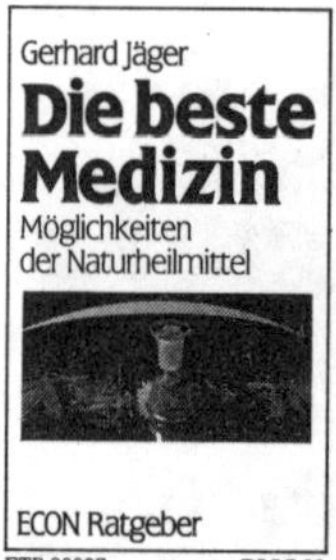

ETB 20027 **DM 7,80**
142 Seiten,
9 Zeichnungen

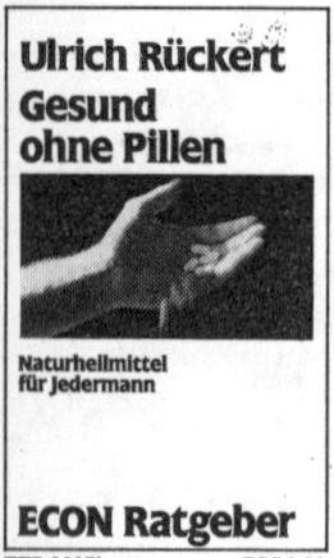

ETB 20071 **DM 9,80**
Originalausgabe,
207 Seiten,
23 Zeichnungen

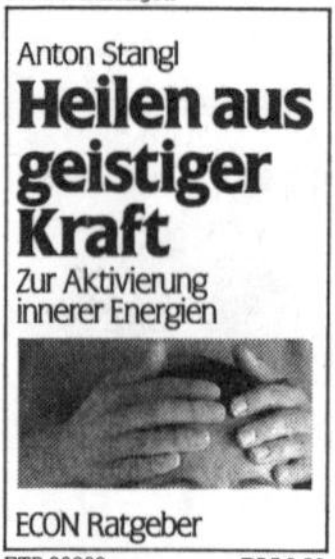

ETB 20029 **DM 6,80**
143 Seiten

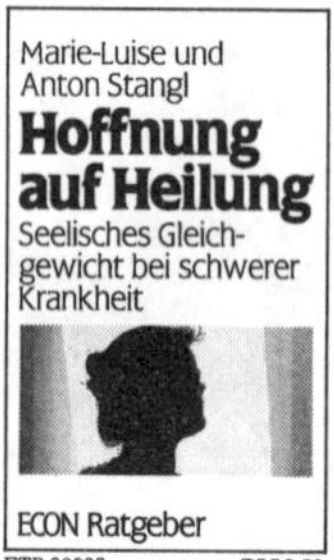

ETB 20035 **DM 9,80**
Originalausgabe,
234 Seiten

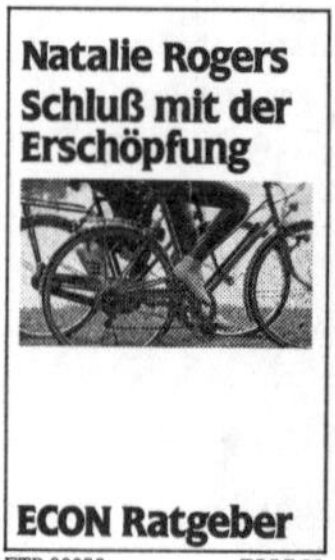

ETB 20058 **DM 7,80**
Deutsche Erstausgabe,
141 Seiten

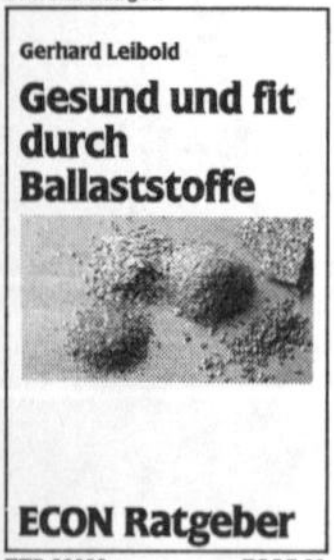

ETB 20082 **DM 7,80**
Originalausgabe,
140 Seiten,
5 Zeichnungen

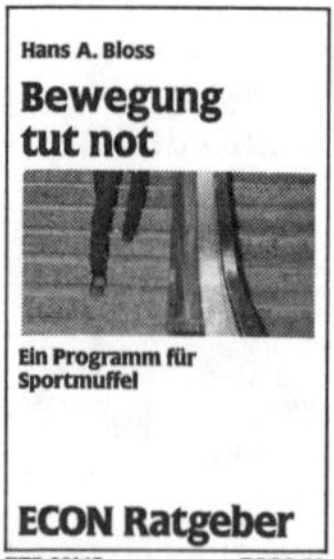

ETB 20145 **DM 9,80**
Originalausgabe,
ca. 160 Seiten,
20 Zeichnungen

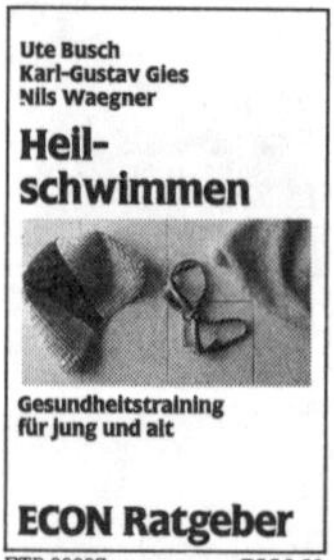

ETB 20097 **DM 9,80**
Originalausgabe,
ca. 208 Seiten

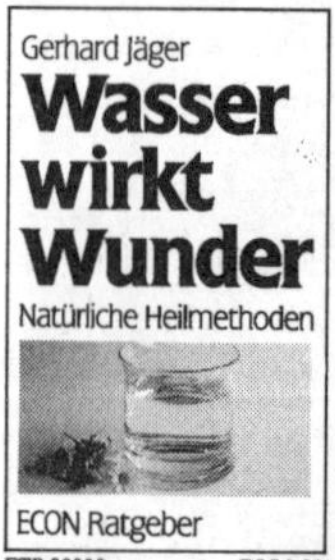

ETB 20006 **DM 6,80**
159 Seiten,
26 Fotos

A. Werner
Wege weg vom Alkohol

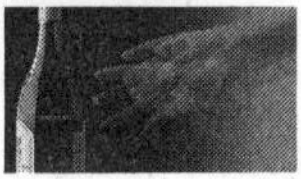

ECON Ratgeber

ETB 20075 **DM 9,80**
Originalausgabe,
215 Seiten

Hans Ewald
Akupressur für Jeden

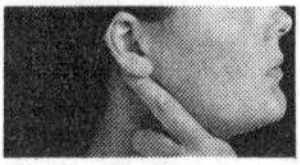

ECON Ratgeber

ETB 20020 **DM 6,80**
111 Seiten,
41 Zeichnungen,
55 Fotos

Hans Ewald
Akupunktur für Jeden
Eine Anleitung in Bildern

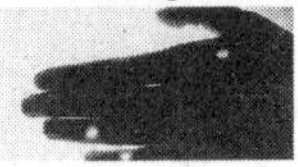

ECON Ratgeber

ETB 20005 **DM 6,80**
112 Seiten,
35 Zeichnungen,
43 Fotos

Alfred Bierach
Reflexzonentherapie
Krankheiten erkennen und selbst behandeln

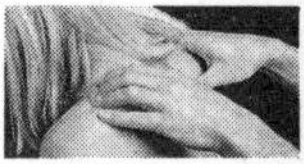

ECON Ratgeber

ETB 20002 **DM 6,80**
123 Seiten,
89 Zeichnungen,
46 Fotos

Chris Stadtlaender
Selbstmassage

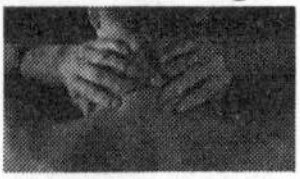

Gesund und schön durch eigene Kraft

ECON Ratgeber

ETB 20067 **DM 8,80**
Originalausgabe,
160 Seiten,
29 Zeichnungen

Yukiko Irwin
Shiatzu

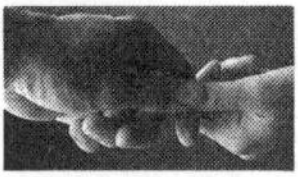

Mit 10 Fingern gegen 1000 Krankheiten

ECON Ratgeber

ETB 20140 **DM 9,80**
160 Seiten,
177 Zeichnungen

Hartmut Weiss
Yoga Meditation
Schulung zur Selbstverwirklichung

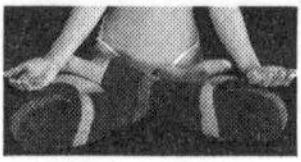

ECON Ratgeber

ETB 20030 **DM 5,80**
126 Seiten,
36 Zeichnungen

Stella Weller
Natürliche Geburt durch Yoga

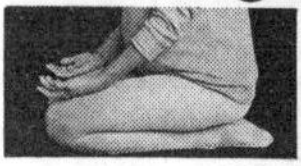

ECON Ratgeber

ETB 20014 **DM 7,80**
160 Seiten,
64 Fotos

Gisela Eberlein
Gesund durch Autogenes Training

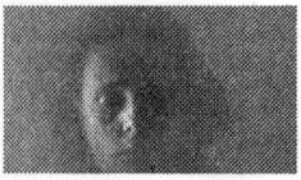

ECON Ratgeber

ETB 20141 **DM 7,80**
132 Seiten,
6 Zeichnungen

Gisela Eberlein
Autogenes Training mit Kindern

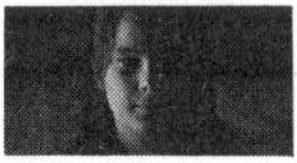

ECON Ratgeber

ETB 20004 **DM 6,80**
112 Seiten

Gisela Eberlein
Autogenes Training mit Jugendlichen

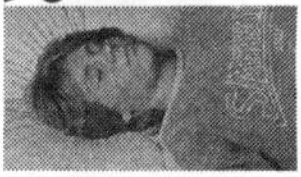

Ziel, Sinn, Praxis

ECON Ratgeber

ETB 20061 **DM 7,80**
126 Seiten

Gisela Eberlein
Autogenes Training für Fortgeschrittene

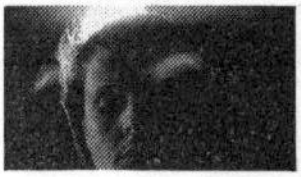

ECON Ratgeber

ETB 20098 **DM 7,80**
120 Seiten

Cornelia Dunkel
H. Schulz
Boxgymnastik für Frauen

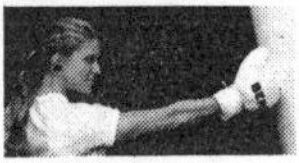

Das neue Fitneßprogramm für den ganzen Körper

ECON Ratgeber

ETB 20149 **DM 8,80**
Originalausgabe,
112 Seiten,
102 Fotos

Frieder Anders
Tai Chi Chuan

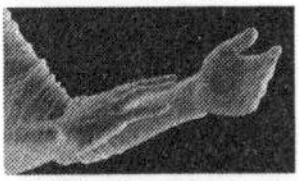

Meditation in Bewegung zur Steigerung des Körpergefühls und zur Festigung der Gesundheit

ECON Ratgeber

ETB 20065 **DM 9,80**
155 Seiten,
217 Fotos,
5 Zeichnungen

Chris Stadtlaender
Natürlich schön durch Bio-Kosmetik

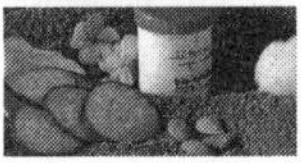

ECON Ratgeber

ETB 20025 **DM 9,80**
174 Seiten, 16 Zeichnungen,
5 Farbfotos,
253 Rezepte

Essen und Trinken

Ilse Sibylle Dörner
Das grüne Kochbuch
Handbuch der naturbelassenen Küche

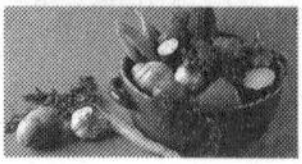

ECON Ratgeber

ETB 20026 **DM 12,80**
270 Seiten,
20 Zeichnungen,
382 Rezepte

Helma Danner
Biologisch kochen und backen
Das Rezeptbuch der natürlichen Ernährung

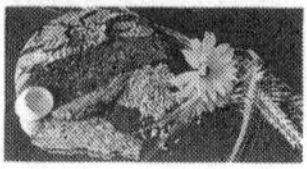

ECON Ratgeber

ETB 20003 **DM 14,80**
288 Seiten,
8 Farbtafeln,
425 Rezepte

Ilse Sibylle Dörner
Diät mit Bio-Kost
Schlank, gesund und fit

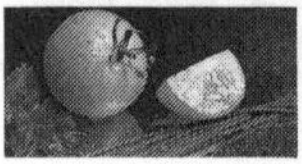

ECON Ratgeber

ETB 20019 **DM 9,80**
Originalausgabe,
189 Seiten, 16 Zeichnungen,
232 Rezepte

Helma Danner
Bio-Kost für mein Kind

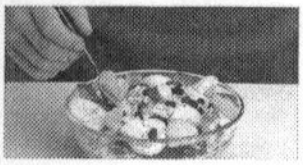

ECON Ratgeber

ETB 20050 **DM 8,80**
160 Seiten,
20 Zeichnungen

Anneliese und Gerhard Eckert
Selbst räuchern

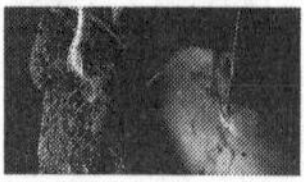

Fische, Fleisch und Wurst ... Rezepte

ECON Ratgeber

ETB 20087 **DM 9,80**
Originalausgabe,
144 Seiten,
Zeichnungen

Veronika Müller
Käse und Joghurt selbst herstellen

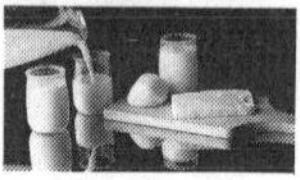

Mit 100 Rezepten zum Kochen
Originalausgabe

ECON Ratgeber

ETB 20136 **DM 8,80**
Originalausgabe,
ca. 128 Seiten,
20 Zeichnungen

Heidemarie Freund
Marmeladen, Konfitüren und Gelees

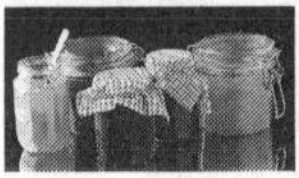

150 Rezepte
Originalausgabe

ECON Ratgeber

ETB 20144 **DM 9,80**
Originalausgabe,
ca. 128 Seiten,
Zeichnungen

Ilse Sibylle Dörner
Kochen und heilen mit Honig

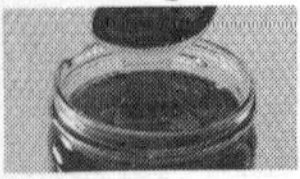

ECON Ratgeber

ETB 20070 **DM 9,80**
221 Seiten,
15 Zeichnungen,
516 Rezepte

Peter Espe
Tips für den Weinkauf

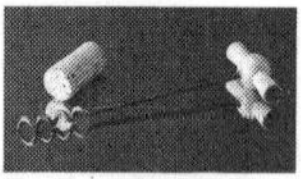

Band 1: Das Grundwissen

ECON Ratgeber

ETB 20148 **DM 8,80**
168 Seiten,
20 Zeichnungen

Katharina Buss
Leib- und Magen-elixiere
Selbstgemachte Liköre und Schnäpse

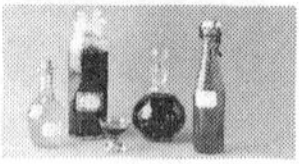

ECON Ratgeber

ETB 20018 **DM 8,80**
Originalausgabe,
144 Seiten, 30 Zeichnungen,
4 Farbtafeln, 167 Rezepte

Peter C. Hubschmid
Tee – für Kenner und Genießer

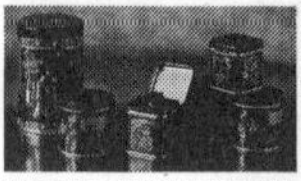

Ein Brevier mit 40 Teerezepten

ECON Ratgeber

ETB 20073 **DM 8,80**
Originalausgabe,
144 Seiten,
20 Zeichnungen

Gini Rock
Aus der Bohne wird Kaffee
80 Rezepte zur Zubereitung eines klassischen Getränks

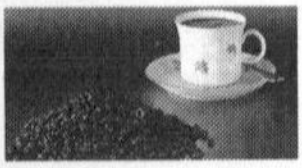

ECON Ratgeber

ETB 20048 **DM 8,80**
Originalausgabe,
168 Seiten,
37 Abbildungen

Natur

Heidrun und Friedrich Jantzen
Das Gartenjahr im Gemüsegarten

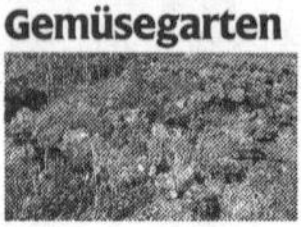

ECON Ratgeber

ETB 20108 **DM 9,80**
Originalausgabe,
ca. 128 Seiten,
ca. 100 Zeichnungen und Fotos

Ina Jung
Biologisch düngen

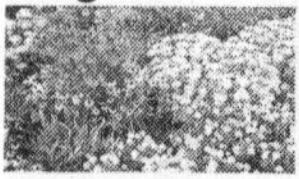

Gesunder Boden, weniger Schadstoffbelastung, mehr Ertrag

ECON Ratgeber

ETB 20134 **DM 9,80**
Originalausgabe,
ca. 128 Seiten,
ca. 50 Zeichnungen

Ina Jung
Der ökologische Wassergarten

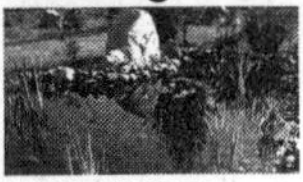

Ein Biotop im Garten

ECON Ratgeber

ETB 20142 **DM 9,80**
Originalausgabe,
ca. 144 Seiten,
ca. 50 Zeichnungen

Ina Jung
Der Ökogarten für Kinder

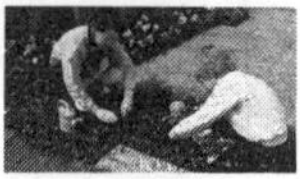

Natur verstehen auf kleinstem Raum

ECON Ratgeber

ETB 20099 **DM 9,80**
Originalausgabe,
128 Seiten,
50 Zeichnungen

Gustav Schoser
Pflanzen überwintern

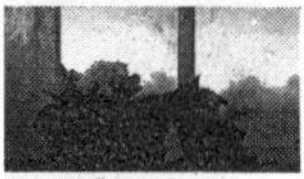

Immergrüne und laubabwerfende Gehölze, krautige Pflanzen

Originalausgabe

ECON Ratgeber

ETB 20085 **DM 9,80**
Originalausgabe,
ca. 144 Seiten,
ca. 50 Zeichnungen

Gustav Schoser
Zimmerpflanzen unter Kunstlicht

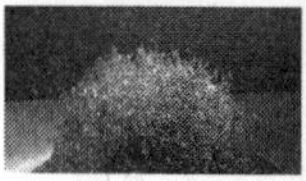

ECON Ratgeber

ETB 20116 **DM 9,80**
Originalausgabe,
ca. 144 Seiten, 4 Farbtafeln,
30 Fotos und Zeichnungen

Katharina Buss
Der Nutzgarten im Blumentopf

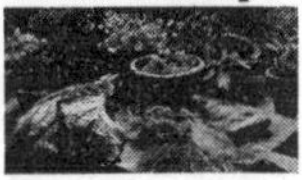

Kräuter und Gemüse statt Zierpflanzen

ECON Ratgeber

ETB 20059 **DM 9,80**
205 Seiten,
66 Zeichnungen

Brigitte Eilert-Overbeck
Meine Katze

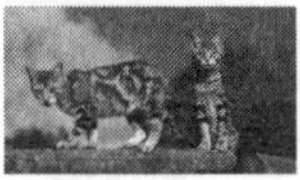

Verhalten, Ernährung, Pflege

Begleitbuch zur ZDF-Serie »Mit Tieren leben«

ECON Ratgeber

ETB 20151 **DM 8,80**
Originalausgabe,
140 Seiten,
24 Zeichnungen

Arnt-Günter Nimz
Mein Hund

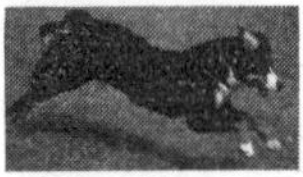

Verhalten, Erziehung, Pflege

Begleitbuch zur ZDF-Serie »Mit Tieren leben«

ECON Ratgeber

ETB 20150 **DM 8,80**
Originalausgabe,
128 Seiten,
ca. 30 Zeichnungen

Udo B. Brumpreiksz
Mein Dackel

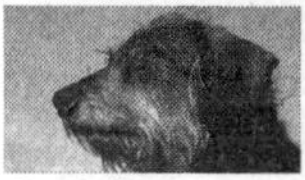

Pflege, Ernährung, Krankheiten

ECON Ratgeber

ETB 20086 **DM 8,80**
Originalausgabe,
ca. 144 Seiten,
ca. 30 Abbildungen

Rolf Spangenberg
Klassehunde ohne Rasse

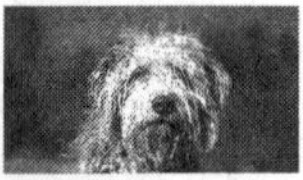

Freundschaft, die nie enttäuscht

ECON Ratgeber

ETB 20109 **DM 9,80**
224 Seiten,
30 Fotos

Horst Schall
Mein Kaninchen

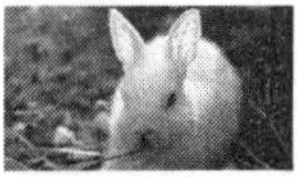

Herkunft, Verhalten, Pflege

Begleitbuch zur ZDF-Serie »Mit Tieren leben«

Originalausgabe

ECON Ratgeber

ETB 20135 **DM 8,80**
Originalausgabe,
ca. 160 Seiten,
30 Fotos und Zeichnungen

Hans J. Mayland
Aquarium für Anfänger

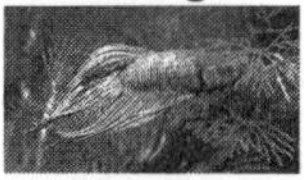

Beckenarten, Aquarientechnik, Bepflanzung, Fische

ECON Ratgeber

ETB 20100 **DM 9,80**
Originalausgabe,
144 Seiten,
30 Farbfotos, 60 Zeichnungen

Gaby Karmann
Detlef Ost
Naturheilkunde für Katzen

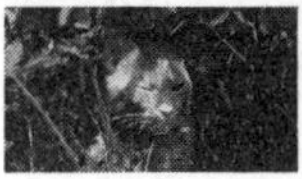

ECON Ratgeber

ETB 20077 **DM 7,80**
Originalausgabe,
96 Seiten,
31 Zeichnungen

I. Ghosh
Naturheilkunde für Hunde

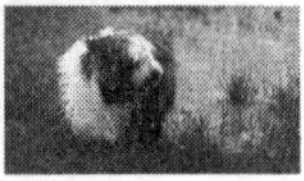

ECON Ratgeber

ETB 20076 **DM 7,80**
Originalausgabe,
120 Seiten,
14 Zeichnungen

Walter Salomon
Naturheilkunde für Pferde

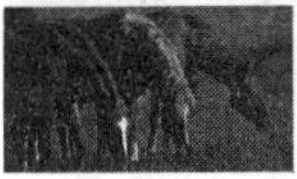

ECON Ratgeber

ETB 20117 **DM 9,80**
Originalausgabe,
ca. 208 Seiten,
40 Fotos und Zeichnungen

Marga Drossard
Ursula Letschert
Naturheilkunde für Kleintiere

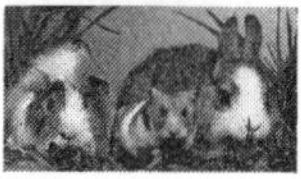

ECON Ratgeber

ETB 20118 **DM 9,80**
Originalausgabe,
ca. 160 Seiten,
ca. 40 Zeichnungen

Hobby

Heidemarie Freund
Schöne Geschenke selbst gebastelt

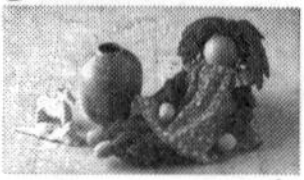

Originalausgabe
ECON Ratgeber

ETB 20088 **DM 8,80**
Originalausgabe,
112 Seiten,
ca. 70 Zeichnungen

Heidemarie Freund
Basteln mit Kindern

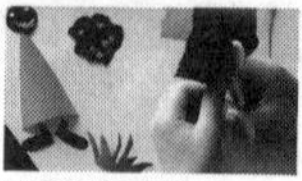

Zauberhafte Ideen für 4- bis 10jährige
Originalausgabe
ECON Ratgeber

ETB 20101 **DM 8,80**
Originalausgabe,
112 Seiten,
ca. 70 Zeichnungen

Christel Keller
Seidenmalerei

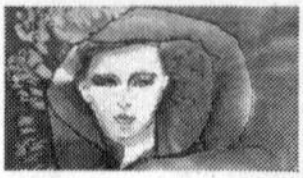

ECON Ratgeber

ETB 20137 **DM 14,80**
Originalausgabe,
112 Seiten,
ca. 30 Fotos, 16 Farbtafeln

Eva Gabisch
Chinesische Malerei
Anleitung für ein schöpferisches Hobby

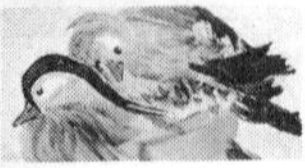

ECON Ratgeber

ETB 20011 **DM 5,80**
95 Seiten,
3 Farbtafeln,
70 Zeichnungen

Annette Arnold
Kerzen und Figuren aus Bienenwachs

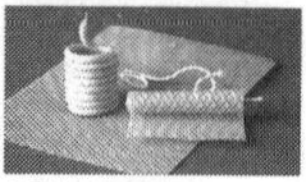

Anleitung zum Selbermachen
ECON Ratgeber

ETB 20110 **DM 9,80**
Originalausgabe,
128 Seiten,
ca. 50 Fotos und Zeichnungen

Edda Biesterfeld
Kleine Kunst auf weißem Gold
Ein Kurs zum Erlernen der Porzellanmalerei

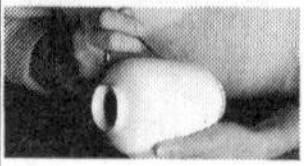

ECON Ratgeber

ETB 20009 **DM 8,80**
157 Seiten,
16 Farbfotos,
80 Zeichnungen

Dieter Heitmann
Holz - das natürlichste Spielzeug der Welt
Ideen zum Selbermachen

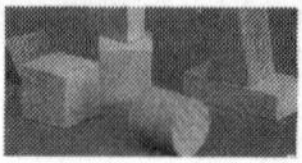

ECON Ratgeber

ETB 20034 **DM 12,80**
122 Seiten,
68 Fotos, 13 Farbfotos,
100 Zeichnungen

Klaus Oberbeil
Kaufen und verkaufen auf dem Flohmarkt

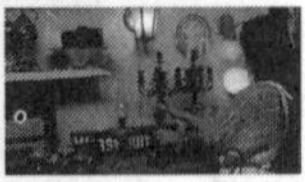

ECON Ratgeber

ETB 20079 **DM 8,80**
Originalausgabe,
160 Seiten

Heiner Vogelsang
Trödel sammeln und restaurieren
1000 Tips für den Umgang mit alten Stücken

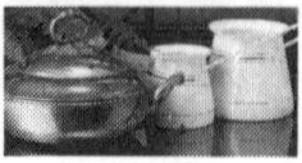

ECON Ratgeber

ETB 20042 **DM 12,80**
Originalausgabe,
174 Seiten, 8 Farbtafeln,
36 Zeichnungen

Helmut-Maria Glogger
Kunst und Antiquitäten sachkundig kaufen

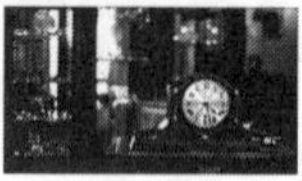

ECON Ratgeber

ETB 20089 **DM 14,80**
Originalausgabe,
ca. 180 Seiten,
ca. 40 Zeichnungen

Siegfried Sterner
Hausmusik
Vergnügen in Dur und Moll

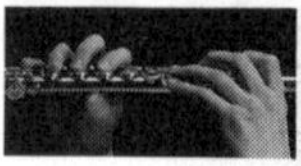

ECON Ratgeber

ETB 20036 **DM 9,80**
187 Seiten,
31 Zeichnungen

Spiele und Unterhaltung

H. Otake
S. Futakuchi
Go

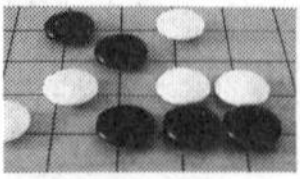

Das Einführungsbuch des Deutschen Go-Bundes
ECON Ratgeber

ETB 20103 **DM 9,80**
Deutsche Erstausgabe,
200 Seiten,
250 Diagramme

Alfred Schwarz
Backgammon

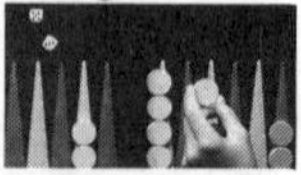

Das offizielle Regelbuch des Deutschen Backgammon-Bundes
ECON Ratgeber

ETB 20112 **DM 9,80**
Originalausgabe,
ca. 128 Seiten,
116 Zeichnungen

Ruth Dirx
Kinderspiele von Januar bis Dezember
Unterhaltung für Mädchen, Jungen und Eltern

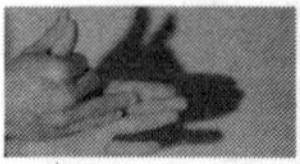

ECON Ratgeber

ETB 20032 **DM 7,80**
175 Seiten,
55 Zeichnungen,
198 Spielideen

Isolde Kiskalt

Wir feiern eine Kinderparty

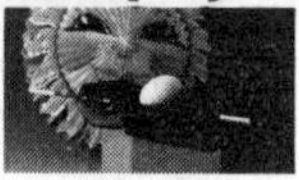

Spiele, Rezepte, Zaubereien für 4- bis 10jährige

ECON Ratgeber

ETB 20102 **DM 7,80**
Originalausgabe,
128 Seiten,
86 Zeichnungen

Martin Weghorn

1000 Fragen zur Umwelt

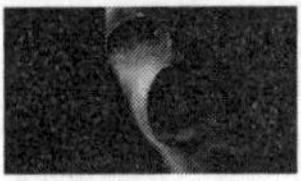

Ein Quizbuch für Wissen und Unterhaltung

ECON Ratgeber

ETB 20090 **DM 7,80**
Originalausgabe,
128 Seiten,
ca. 100 Zeichnungen

Martin Weghorn

1000 Fragen zur Geographie

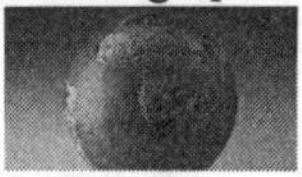

Ein Quizbuch für Wissen und Unterhaltung

ECON Ratgeber

ETB 20111 **DM 7,80**
Originalausgabe,
ca. 128 Seiten,
ca. 10 Zeichnungen

Martin Weghorn

1000 Fragen zur Geschichte

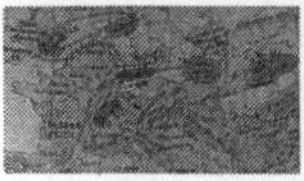

Ein Quizbuch für Wissen und Unterhaltung

ECON Ratgeber

ETB 20138 **DM 7,80**
Originalausgabe,
ca. 128 Seiten

Reden, Briefe, deutsche Sprache

Edith Hallwass

Gutes Deutsch in allen Lebenslagen

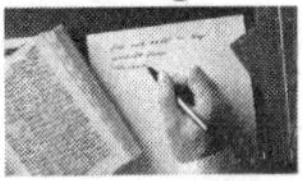

ECON Ratgeber

ETB 20139 **DM 14,80**
530 Seiten

Heidemarie Müller

Die schönsten Poesiealbum-verse

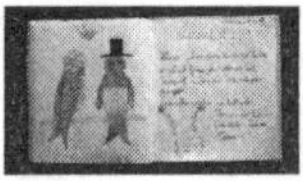

ECON Ratgeber

ETB 20092 **DM 6,80**
Originalausgabe,
111 Seiten

Frank Hercher

Ansprachen, Reden, Toasts

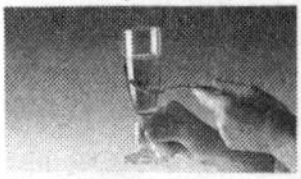

Für alle Gelegenheiten

ECON Ratgeber

ETB 20093 **DM 9,80**
224 Seiten

Franz Bludau

Liebesbriefe

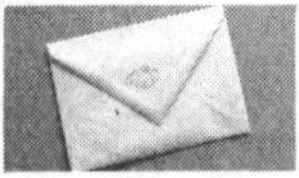

Musterbriefe für Verliebte

ECON Ratgeber

ETB 20105 **DM 7,80**
Originalausgabe,
ca. 128 Seiten

Brigitte Otto

Vornamen

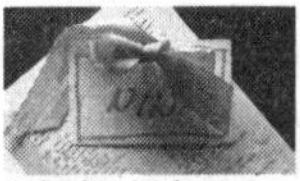

Herkunft und Bedeutung
Von Abigail bis Zygmunt

Originalausgabe

ECON Ratgeber

ETB 20113 **DM 7,80**
Originalausgabe,
ca. 160 Seiten

Lebenshilfe

Peter Lauster

Lassen Sie sich nichts gefallen

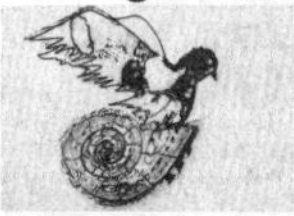

Die Kunst, sich durchzusetzen
Mut zum Ich

ECON

ETB 20081 **DM 12,80**
285 Seiten,
33 Zeichnungen

Anton und Marie-Luise Stangl

Lebenskraft

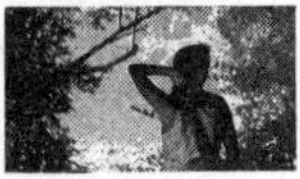

Selbstverwirklichung durch Eutonie und Zen

ECON Ratgeber

ETB 20094 **DM 12,80**
296 Seiten

Marie-Luise Stangl

Jede Minute sinnvoll leben

Vertrauen zu sich selbst gewinnen

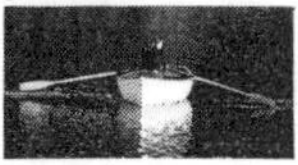

ECON Ratgeber

ETB 20015 **DM 5,80**
123 Seiten

Marie-Luise Stangl

Die Welt der Chakren

Praktische Übungen zur Seins-Erfahrung

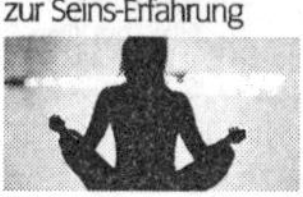

ECON Ratgeber

ETB 20022 **DM 5,80**
Originalausgabe,
107 Seiten,
49 Zeichnungen

Joseph Wolpe

Unsere sinnlosen Ängste

Wege zu ihrer Überwindung

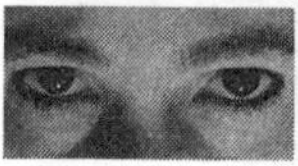

ECON Ratgeber

ETB 20031 **DM 8,80**
204 Seiten

Bernhard Müller-Elmau
Kräfte aus der Stille
Die transzendentale Meditation

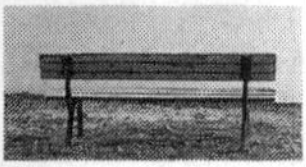

ECON Ratgeber

ETB 20021 **DM 7,80**
191 Seiten

Gerhard Leibold
Körpertherapie

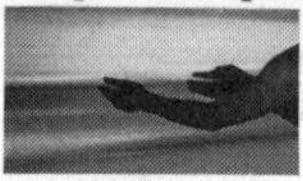

Einklang von Körper, Geist und Psyche

ECON Ratgeber

ETB 20114 **DM 7,80**
Originalausgabe, ca. 160 Seiten, 15 Zeichnungen

Marianne Schneider-Düker
Gruppenpsychotherapie
Methoden, Probleme, Erfolge

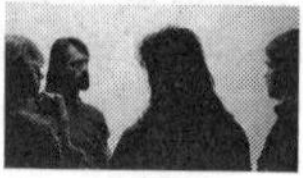

ECON Ratgeber

ETB 20055 **DM 7,80**
135 Seiten, 6 Abbildungen

Peter Lauster
Statussymbole

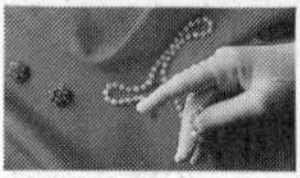

Wie jeder jeden beeindrucken will

ECON

ETB 20104 **DM 9,80**
204 Seiten, 25 Zeichnungen

Maximilian Alexander
Schein und Wirklichkeit der Sekten

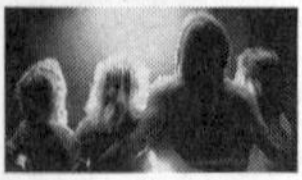

ECON Ratgeber

ETB 20069 **DM 9,80**
Originalausgabe, ca. 192 Seiten

Alfred Bierach
Schlank im Schlaf durch vertiefte Entspannung
Die SIS-Methode

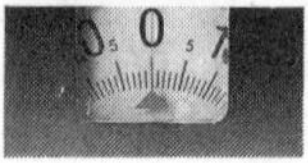

ECON Ratgeber

ETB 20008 **DM 6,80**
144 Seiten, 1 Graphik

Waltraud Simon
Praxis der Eheinstitute

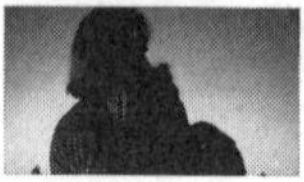

ECON Ratgeber

ETB 20062 **DM 8,80**
Originalausgabe, 139 Seiten

Mavis Klein
Ein Partner für mich
Wege zu Freundschaft und Liebe

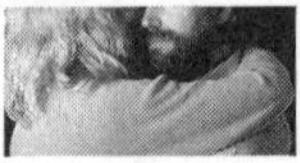

ECON Ratgeber

ETB 20028 **DM 7,80**
156 Seiten, 21 Graphiken

Debora Phillips
Robert Judd
Das Ende einer Zweierbeziehung

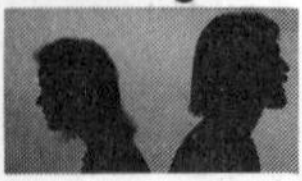

Auf dem Weg zum neuen Ich

ECON Ratgeber

ETB 20066 **DM 8,80**
Deutsche Erstausgabe, 143 Seiten

Stephen M. Johnson
Nach der Trennung wieder glücklich

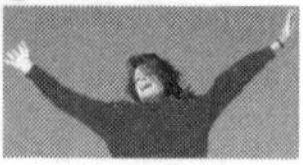

ECON Ratgeber

ETB 20041 **DM 9,80**
287 Seiten

Roland Kopping
Träume und ihre Deutung

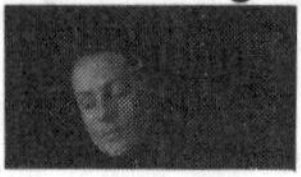

ECON Ratgeber

ETB 20120 **DM 9,80**
Originalausgabe, ca. 200 Seiten

Georg Götte
Ahnenforschung

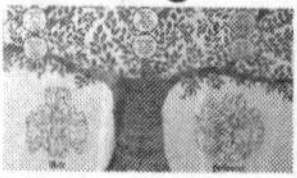

So erstellt man seinen Stammbaum

ECON Ratgeber

ETB 20119 **DM 8,80**
Originalausgabe, ca. 144 Seiten, 10 Zeichnungen

Manfred Lucas
Hören, um gehört zu werden

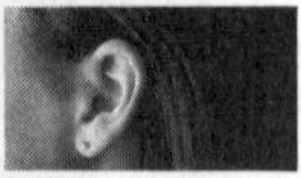

Die Kunst des richtigen Zuhörens

ECON Ratgeber

ETB 20146 **DM 8,80**
Originalausgabe, ca. 128 Seiten

Bernd Kirchner
Die trügerische Sicherheit
Tips für den Umgang mit Versicherungen

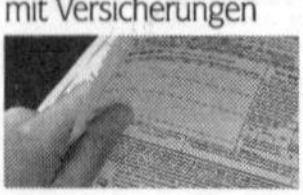

ECON Ratgeber

ETB 20053 **DM 9,80**
205 Seiten

Kinder- und Schülerhilfen

W. Zeise/J. A. Stöhr
Kinder-Medizin, Pädagogik, Psychologie
Ein Lexikon

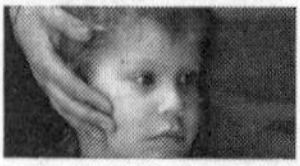

ECON Ratgeber

ETB 20043 **DM 16,80**
Aktualisierte Neuausgabe, 534 Seiten, 111 Zeichnungen

Emil und Octavia Wieczorek
So fördere ich mein Kind
100 psychopädagogisch erprobte Spiele
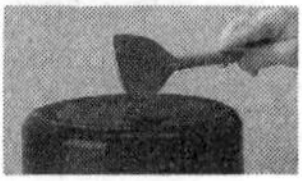
ECON Ratgeber
ETB 20054 **DM 8,80**
Originalausgabe,
182 Seiten

Hannes Lachenmair
Eltern-initiativen
Wir organisieren einen Kindergarten
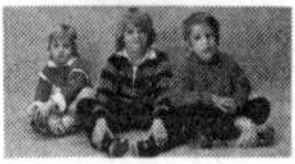
ECON Ratgeber
ETB 20046 **DM 9,80**
Originalausgabe,
204 Seiten

Fitzhugh Dodson
Väter sind die besten Mütter
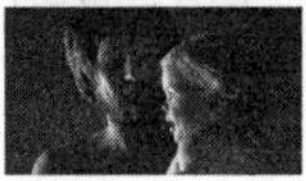
Kinder brauchen ihre Väter
ECON Ratgeber
ETB 20056 **DM 9,80**
280 Seiten

Günther Beyer
So lernen Schüler leichter
Gedächtnis- und Konzentrationstraining
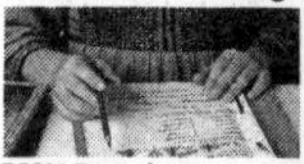
ECON Ratgeber
ETB 20001 **DM 6,80**
128 Seiten,
92 Zeichnungen,
49 Übungen

Arnold Grömminger
Kinder wollen lesen
Über die sinnvolle Auswahl von Büchern
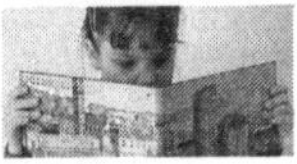
ECON Ratgeber
ETB 20033 **DM 7,80**
112 Seiten

Uwe-Jörg Jopt
Schlechte Schüler - faule Schüler?
Wie Eltern helfen können
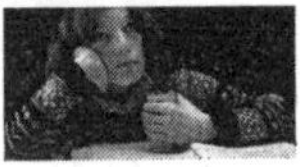
ECON Ratgeber
ETB 20045 **DM 7,80**
143 Seiten

Rudolf Meinert
Mein Kind in der Pubertät
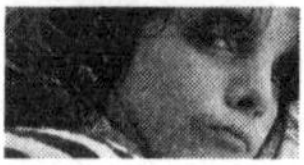
ECON Ratgeber
ETB 20047 **DM 7,80**
136 Seiten

Gisela Eberlein
Ängste gesunder Kinder
Praktische Hilfe bei Lernstörungen
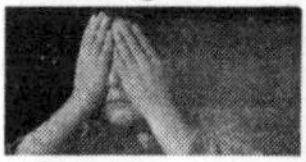
ECON Ratgeber
ETB 20010 **DM 7,80**
158 Seiten

Joan Freeman
Erziehung und Intelligenz
Natürliche Anlagen erkennen und fördern
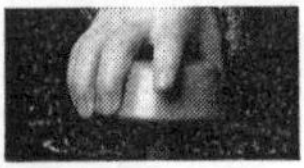
ECON Ratgeber
ETB 20044 **DM 9,80**
191 Seiten

Jerry Jacobs
Ich weiß keinen Ausweg mehr
Hilfe für selbstmordgefährdete Jugendliche
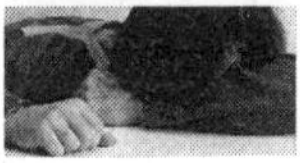
ECON Ratgeber
ETB 20040 **DM 9,80**
176 Seiten

Astrologie

Hanns-Manfred Heuer
Mein Kind ist Widder
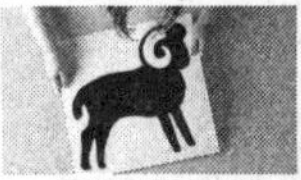
Vom 21. März bis 20. April
ECON Ratgeber
ETB 20121 **DM 6,80**
112 Seiten,
10 Zeichnungen

Hanns-Manfred Heuer
Mein Kind ist Stier
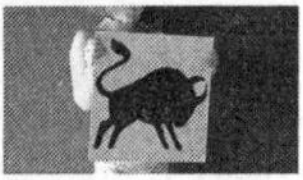
Vom 21. April bis 20. Mai
ECON Ratgeber
ETB 20122 **DM 6,80**
112 Seiten,
10 Zeichnungen

Hanns-Manfred Heuer
Mein Kind ist Zwilling

Vom 21. Mai bis 21. Juni
ECON Ratgeber
ETB 20123 **DM 6,80**
112 Seiten,
10 Zeichnungen

Hanns-Manfred Heuer
Mein Kind ist Krebs
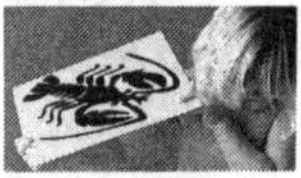
Vom 22. Juni bis 22. Juli
ECON Ratgeber
ETB 20124 **DM 6,80**
112 Seiten,
10 Zeichnungen

Hanns-Manfred Heuer
Mein Kind ist Löwe
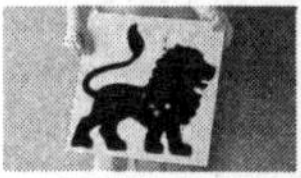
Vom 23. Juli bis 23. August
ECON Ratgeber
ETB 20125 **DM 6,80**
112 Seiten,
10 Zeichnungen

Hanns-Manfred Heuer

Mein Kind ist Jungfrau

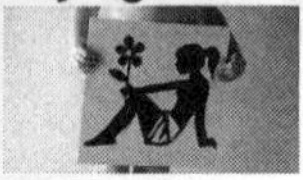

Vom 24. August bis 23. September

ECON Ratgeber

ETB 20126 **DM 6,80**
112 Seiten,
10 Zeichnungen

Hanns-Manfred Heuer

Mein Kind ist Waage

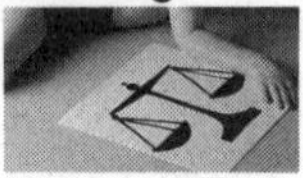

Vom 24. September bis 23. Oktober

ECON Ratgeber

ETB 20127 **DM 6,80**
112 Seiten,
10 Zeichnungen

Hanns-Manfred Heuer

Mein Kind ist Skorpion

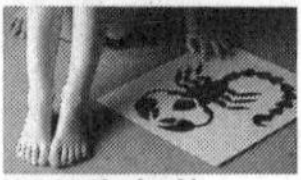

Vom 24. Oktober bis 22. November

ECON Ratgeber

ETB 20128 **DM 6,80**
112 Seiten,
10 Zeichnungen

Hanns-Manfred Heuer

Mein Kind ist Schütze

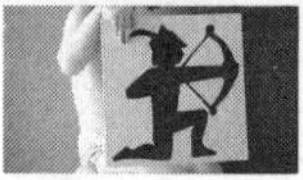

Vom 23. November bis 21. Dezember

ECON Ratgeber

ETB 20129 **DM 6,80**
112 Seiten,
10 Zeichnungen

Hanns-Manfred Heuer

Mein Kind ist Steinbock

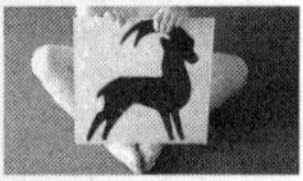

Vom 22. Dezember bis 20. Januar

ECON Ratgeber

ETB 20130 **DM 6,80**
112 Seiten,
10 Zeichnungen

Hanns-Manfred Heuer

Mein Kind ist Wassermann

Vom 21. Januar bis 19. Februar

ECON Ratgeber

ETB 20131 **DM 6,80**
112 Seiten,
10 Zeichnungen

Hanns-Manfred Heuer

Mein Kind ist Fisch

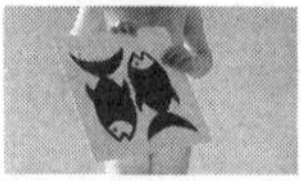

Vom 20. Februar bis 20. März

ECON Ratgeber

ETB 20132 **DM 6,80**
112 Seiten,
10 Zeichnungen

Umwelt, Ökologie

Sabine Bahnemann Alltagsökologie

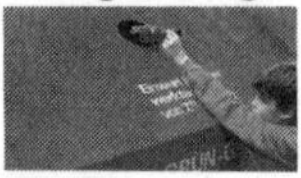

Global denken – lokal handeln

ECON Ratgeber

ETB 20064 **DM 9,80**
Originalausgabe,
222 Seiten,
über 100 Zeichnungen

Robert Müller

Giftige Stoffe im Haushalt

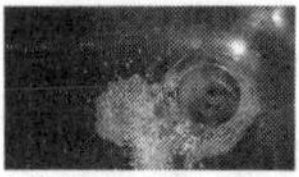

Verhaltensempfehlungen und Richtlinien

Originalausgabe

ECON Ratgeber

ETB 20095 **DM 8,80**
Originalausgabe,
160 Seiten,
ca. 10 Abbildungen

E. Dölle/W. Koch

Selbstversorgung – aber wie

Unabhängigkeit für Stadt- und Landbewohner

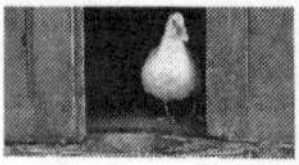

ECON Ratgeber

ETB 20051 **DM 9,80**
Originalausgabe,
191 Seiten,
68 Zeichnungen

Praxis

Edgar Forster

Sich selbständig machen – gewußt wie

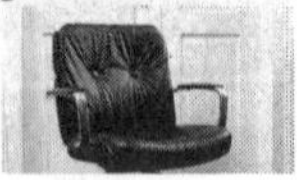

ECON Praxis

ETB 21001 **DM 9,80**
Originalausgabe,
192 Seiten

Heiner Kurt Wülfrath

Sich erfolgreich bewerben und vorstellen

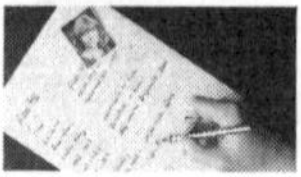

Ein praktischer Ratgeber für Stellensuchende

ECON Praxis

ETB 21004 **DM 5,80**
Originalausgabe,
90 Seiten

Manfred Lucas

Bewerbungsgespräche erfolgreich führen

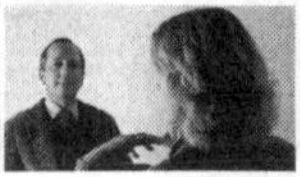

ECON Praxis

ETB 21020 **DM 8,80**
Originalausgabe,
ca. 128 Seiten

Manfred Lucas

Arbeitszeugnisse richtig deuten

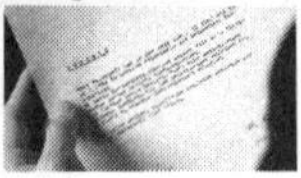

ECON Praxis

ETB 21016 **DM 8,80**
Originalausgabe,
ca. 128 Seiten

Manfred Bosse

Was tun bei Kündigung?

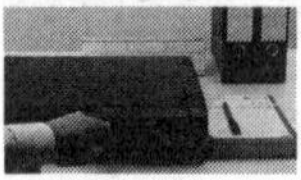

Rechte und Möglichkeiten des Arbeitnehmers

ECON Praxis

ETB 21014 **DM 9,80**
Originalausgabe,
298 Seiten

Axel Winterstein

Vorankommen durch Weiterbildung

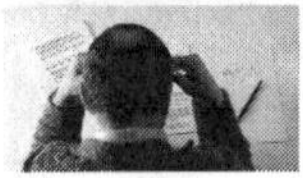

ECON Praxis

ETB 21015 **DM 9,80**
Originalausgabe,
ca. 160 Seiten

Axel Winterstein

Abitur – was dann?

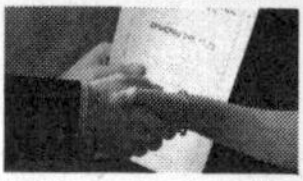

Berufschancen mit und ohne Studium

Mit Eignungstest

ECON Praxis

ETB 21018 **DM 9,80**
Originalausgabe,
ca. 176 Seiten

C.V. Rock

Berufsalternativen für arbeitslose Lehrerinnen und Lehrer

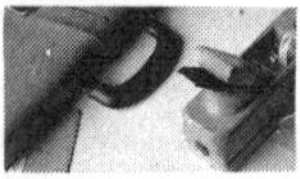

Möglichkeiten in selbständigen und nichtselbständigen Bereichen

ECON Praxis

ETB 21006 **DM 9,80**
Originalausgabe,
191 Seiten

Renate Gorges

Job-Sharing

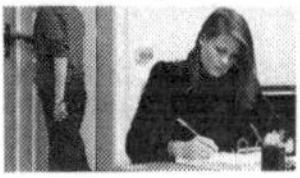

Möglichkeiten für Arbeitsteilung und Arbeitszeitorganisation

ECON Praxis

ETB 21002 **DM 9,80**
Originalausgabe,
170 Seiten

Harry Holzheu

Gesprächspartner bewußt für sich gewinnen

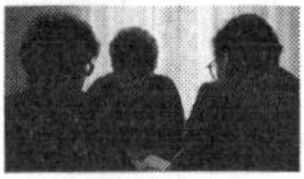

Psychologie und Technik des partnerorientierten Verhaltens

ECON Praxis

ETB 21003 **DM 8,80**
Originalausgabe,
192 Seiten

Anton Stangl

Das Buch der Verhandlungskunst

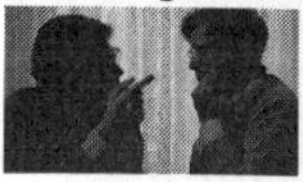

Psychologisch richtig verkaufen

ECON Praxis

ETB 21008 **DM 12,80**
376 Seiten

Gerd Ammelburg

Die Rednerschule

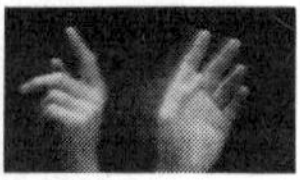

Reden, verhandeln, überzeugen

ECON Praxis

ETB 21010 **DM 12,80**
192 Seiten,
11 Fotos,
26 Zeichnungen

Wolfgang Zielke

Informiert sein ist alles

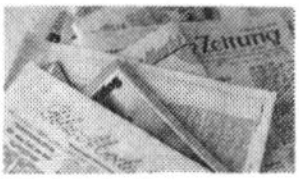

Die Papierflut sinnvoll nutzen

ECON Praxis

ETB 21007 **DM 8,80**
185 Seiten

Ullrich Sievert

Mehr Zeit für das Wichtige

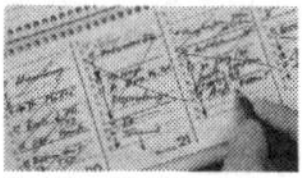

Prinzipien, Methoden, Techniken

ECON Praxis

ETB 21013 **DM 9,80**
154 Seiten

Rolf W. Schirm

Kürzer, knapper, präziser

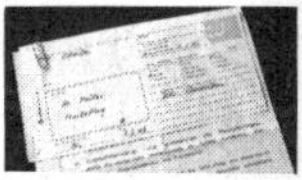

Erfolgreiche Kommunikation im Büro

ECON Praxis

ETB 21023 **DM 8,80**
112 Seiten

Jürgen Bleis
Hellmut W. Hofmann

Schach und Management

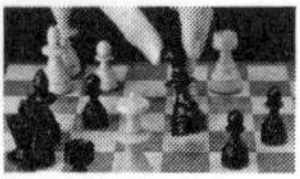

Wie man zum Zuge kommt

ECON Praxis

ETB 21009 **DM 14,80**
248 Seiten,
37 Diagramme

Antony Jay

Management und Machiavelli

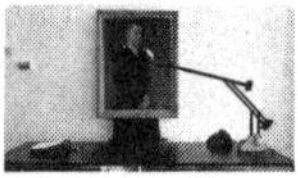

Von der Kunst, oben zu bleiben

ECON Praxis

ETB 21017 **DM 9,80**
264 Seiten

Anton Stangl

Verkaufen muß man können

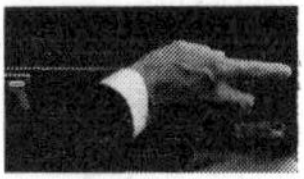

Eine praktische Verkaufs- und Verhandlungsstrategie

ECON Praxis

ETB 21012 **DM 8,80**
127 Seiten

Klaus Oberbeil

Verkaufen mit Video

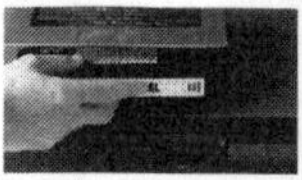

Möglichkeiten, Erfahrungen, Zukunftschancen

ECON Praxis

ETB 21005 **DM 12,80**
Originalausgabe,
171 Seiten

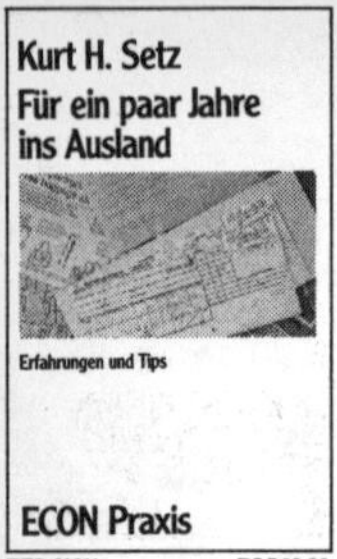

ETB 21011 **DM 12,80**
Originalausgabe,
205 Seiten

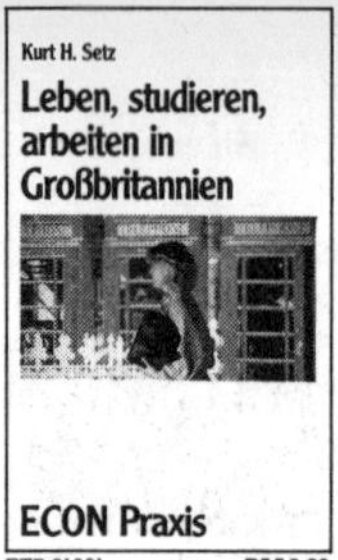

ETB 21021 **DM 8,80**
Originalausgabe,
ca. 128 Seiten

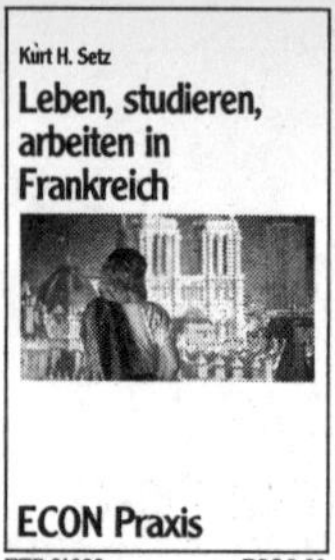

ETB 21022 **DM 8,80**
Originalausgabe,
ca. 128 Seiten

Bestellschein ETB

Ich bestelle hiermit aus dem ECON Taschenbuch Verlag, Postfach 9229, 4000 Düsseldorf 1, durch die Buchhandlung:

Buchhandlung:

Ex. Ex.

Ex. Ex.

Ex. Ex.

Ex. Ex.

Ex. Ex.

Name:

Straße: Ort:

Datum: Unterschrift:

Preisänderungen und Irrtum vorbehalten. Stand 1. 8. 1985

Autogenes Training zum Wohl der Gesundheit.

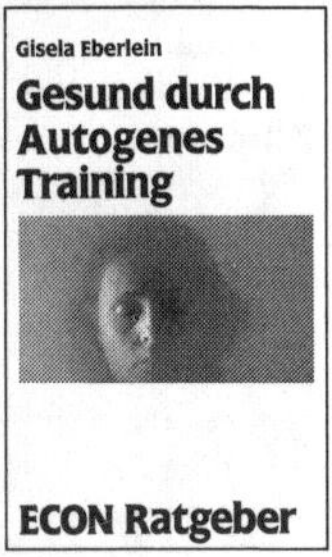

Eberlein, Gisela
Gesund durch Autogenes Training
132 Seiten
6 Zeichnungen
7,80 DM
ISBN 3-612-20141-7
ETB 20141

Das Buch
Alltagsstreß, nervöse Störungen an Herz, Kreislauf, Magen und Darm können durch Autogenes Training behoben werden.
Auch bei Schlafstörungen, depressiven Verstimmungen und Angstzuständen hilft Autogenes Training.
Die Autorin zeigt anhand von eindrucksvollen Beispielen aus ihrer Praxis, welche Erfolge sie mit Autogenem Training erzielte, und sie gibt konkrete Anleitungen, wie das Autogene Training von jedermann angewandt werden kann.
Dies ist ein Ratgeber für alle, die sich geistig und körperlich fit halten wollen.

Die Autorin
Dr. med. Gisela Eberlein unterrichtet in eigener Praxis Autogenes Training und leitet außerdem Kurse und Seminare an einer Volkshochschule sowie in Arbeitsgemeinschaften.

Die Wechseljahre: Keine Krankheit, sondern eine Lebensstufe.

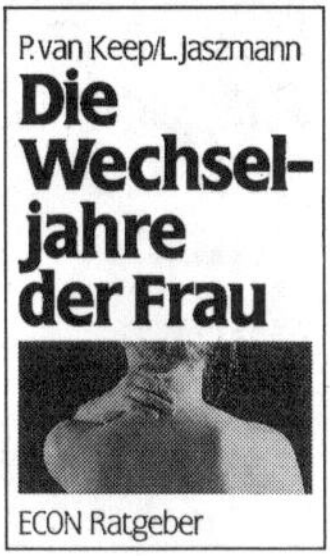

van Keep, Pieter A./
Jaszmann, Laszlo
Die Wechseljahre der Frau
139 Seiten
6 Zeichnungen
6,80 DM
ISBN 3-612-20013-5
ETB 20013

Das Buch
Der Übergang von der fruchtbaren in die nächste Lebensperiode ist für Körper und Psyche der Frau mit einschneidenden Veränderungen verbunden. Neben den rein hormonellen Umstellungen des Körpers und Nebenerscheinungen, wie Hitzewallungen, verbunden mit akuten Schweißausbrüchen, Schilddrüsenstörungen, rheumatischen Gelenkveränderungen, hat die Frau häufig mit psychischen Beschwerden, wie Depressionen und starken Schwankungen im Gefühlsleben, zu kämpfen. Dieses Buch zeigt, wie jede Frau diese Beschwerden erfolgreich durch die bewußte Auseinandersetzung mit dieser Lebensphase angehen kann.

Die Autoren
P. A. van Keep und L. Jaszmann, Gynäkologen, haben in diesem Buch wissenschaftlich fundierte Erfahrungen aus der klinischen Arbeit mit Frauen im Klimakterium zusammengestellt.

Sich selbst massieren – kein Problem.

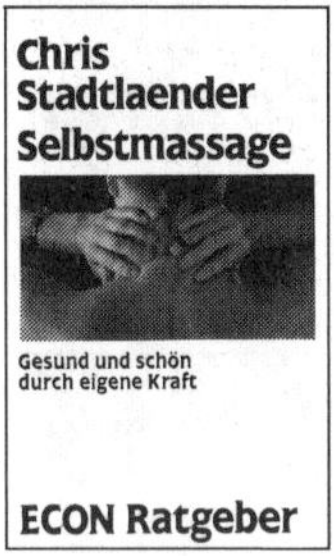

Stadtlaender, Chris
Selbstmassage
– Gesund und schön durch eigene Kraft –
Originalausgabe
160 Seiten
29 Zeichnungen
8,80 DM
ISBN 3-612-20067-4
ETB 20067

Das Buch
Schon die alten Griechen und Römer wußten um den gesundheits- und schönheitsfördernden Wert der Massage, der bis heute feststeht. Massagen sind teuer, auf Krankenschein kann man sich nur bei Krankheit und bei degenerativen Leiden massieren lassen. Um gesund und schön zu bleiben, kann man sich aber auch selbst massieren, wie, das zeigt die Autorin. Nach einer Einführung in die Geschichte der Massage, einer Erläuterung der Heil-, Sport- und Schönheitsmassagen, der Vorsichtsmaßnahmen bei Schmerzen, Entzündungen und Krampfadern beschreibt sie, wie man sich von Kopf bis Fuß selbst massieren kann, welche Griffe man kennen muß und welche selbst hergestellten Kräuteröle man verwenden kann.

Die Autorin
Chris Stadtlaender ist Fachjournalistin für Medizin und Kosmetik. Sie lebt in Wien.

Box dich fit!

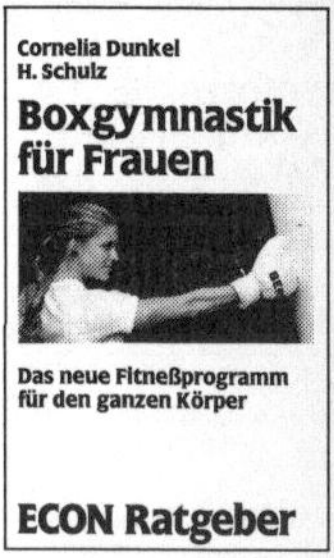

Dunkel, C./Schulz, H.
Boxgymnastik für Frauen
Das neue Fitneßprogramm für den ganzen Körper
Originalausgabe
112 Seiten, 102 Fotos
8,80 DM
ISBN 3-612-20149-2
ETB 20149

Das Buch
Bei dieser neuen Gymnastikart kämpfen nicht Frauen gegen Frauen, sondern es ist eine Sportart, die den Körper besser trainiert als Aerobic und Jogging zusammen. Es ist außerdem ein Anti-Aggressions-Programm, das Streß und Ärger abbaut. Die Autorin beschreibt, welche Geräte und Kleidung benötigt werden, wie hoch der finanzielle Aufwand ist und gibt in ausführlichen Schritt-für-Schritt-Übungen zahlreiche Hinweise für richtiges Training, damit die ideale Figur erreicht werden kann.

Die Autorin
Cornelia Dunkel ist seit vielen Jahren Gymnastik- und Sportlehrerin und hat das Box-Training in ihr Lehrprogramm aufgenommen.

Erste Hilfe für Kinder.

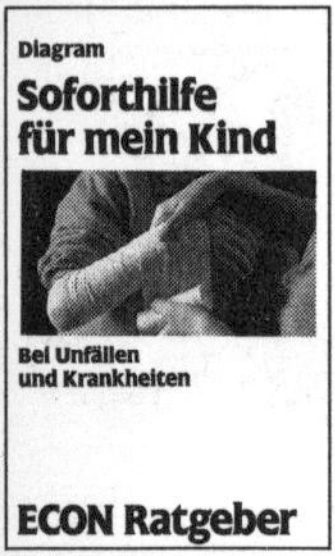

Diagram
Soforthilfe für mein Kind
Bei Unfällen und Krankheiten
128 Seiten
200 Zeichnungen
7,80 DM
ISBN 3-612-20115-8
ETB 20115

Das Buch
Wie wäscht man eine Wunde aus? Wie behandelt man Verbrennungen? Wie wird ein Finger verbunden? Was macht man bei Knochenbrüchen? Wie entfernt man einen Splitter? Was gehört in den Erste-Hilfe-Schrank? Was macht man bei Hautinfektionen?
Auf diese und viele andere Fragen gibt das Buch klare Antworten, erklärt durch über 200 Zeichnungen. Es sagt den Eltern, wie sie sich bei Kinderkrankheiten und anderen kindlichen Problemen verhalten sollen, bei Blinddarmreizung und Ohrinfektionen, bei Schock und in vielen anderen Fällen.
Dieses Buch wurde in Zusammenarbeit mit dem Deutschen Roten Kreuz erstellt und ist Begleitbuch in einer ZDF-Fernsehreihe.

Mehr Spaß am Lernen – Mehr Zeit zum Spielen.

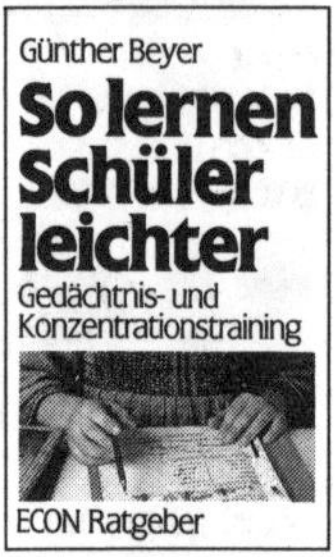

Beyer, Günther
So lernen Schüler leichter
– Gedächtnis- und Konzentrationstraining –
128 Seiten, 92 Zeichnungen, 49 Übungen
6,80 DM
ISBN 3-612-20001-1
ETB 20001

Das Buch
Mangelhafte Konzentrationsfähigkeit und schlechtes Gedächtnis sind oft die Ursachen für ungenügende Leistungen in der Schule. Dieses Buch schafft Abhilfe: Kinder zwischen 8 und 15 Jahren erfahren, wie sie mit einfachen Lerntechniken ihr Gedächtnis schulen und ihre Konzentrationsfähigkeit erhöhen können, um besser zu werden, Spaß am schnellen Lernen zu finden und damit mehr Zeit zum Spielen zu haben.
Übungen und Kontrolltests helfen, Können und Leistungen zu steigern.

Der Autor
Günther Beyer ist Gründer des Eltern-Schüler-Förderkreises Nordrhein-Westfalen. Er leitet ein eigenes Institut für Creatives Lernen.
Im ECON-Verlag erschienen seine Ratgeber „Creatives Lernen", „Gedächtnis- und Konzentrationstraining" und „Superwissen durch Alpha-Training".

Die Ängste unserer Kinder.

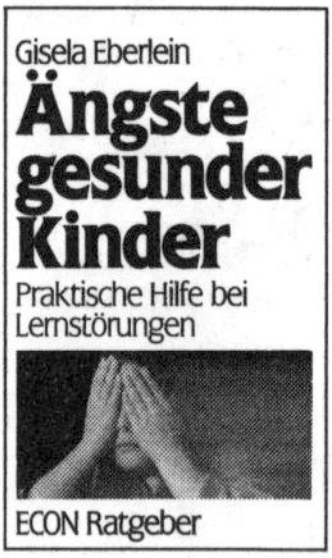

Eberlein, Gisela
Ängste gesunder Kinder
– Praktische Hilfe bei Lernstörungen –
158 Seiten
7,80 DM
ISBN 3-612-20010-0
ETB 20010

Das Buch
Jedes Kind kämpft mit unbewußten Ängsten, die es in irgendeiner Form hindern, zwanglos fröhlich, aktiv und spontan zu sein. Nervosität, Schlafstörungen, Kontaktschwierigkeiten, ja sogar Asthma, Stottern, Bettnässen sind Folgen dieser Ängste, die durch gezielt angewendete psychologische und pädagogische Entspannungsübungen behoben werden können. Wie, das zeigt dies Buch.

Die Autorin
Dr. med. Gisela Eberlein lehrt in eigener Praxis, in Seminaren und Arbeitsgemeinschaften autogenes Training. Besonders bei Kindern erzielte sie über psychologisch und pädagogisch fundierte Entspannungsmethoden große Erfolge.

Damit der Kindergeburtstag wirklich gelingt.

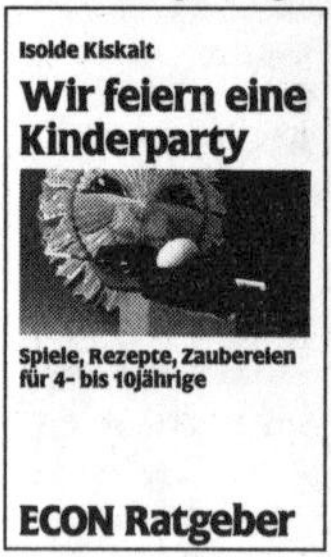

Kiskalt, Isolde
Wir feiern eine Kinderparty
Spiele, Rezepte, Zaubereien für 4- bis 10jährige
Originalausgabe
128 Seiten
86 Zeichnungen
7,80 DM
ISBN 3-612-20102-6
ETB 20102

Das Buch
Wichtig für eine Kinderparty ist die richtige Vorbereitung. Essen und Trinken, Spiele und Gewinne müssen geplant werden. Dazu findet man in diesem Buch zahlreiche Anregungen und Vorschläge.

Aus dem Inhalt
Vorbereitungen zur Party · Rezepte für Kindergetänke, Gebäck und kleines kaltes Büfett · Bekannte und weniger bekannte Spiele (mit Altersangabe) · Kleine Zaubereien für die Erwachsenen · Zum Ausklang des Festes: eine Tombola.

Die Autorin
Isolde Kiskalt ist Schriftstellerin und bringt hier ihre Erfahrungen, die sie bei Festen für ihre Tochter gewonnen hat.

Naturheil-methoden und heimliche Krankmacher.

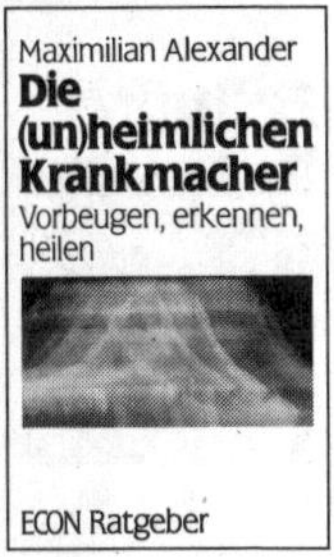

Alexander, Maximilian
Die (un)heimlichen Krankmacher
– Erkennen, Heilen, Vorbeugen –
Originalausgabe
144 Seiten
9,80 DM
ISBN 3-612-20039-9
ETB 20039

Das Buch

Die verborgenen Krankheitsursachen sind das große Handicap der konservativen Schulmedizin, die Krankheitssymptome werden mit höchst bedenklichen Mitteln der Chemie unterdrückt.
Die moderne Naturmedizin aber geht auf den Menschen als Ganzes ein und hilft, Störfelder, vergiftete Stoffwechsellagen, Wirbelsäulenveränderungen, nervale Blokkaden, Lymphstauungen, Psychotoxine, Blutdruck, Durchblutungsstörungen, Sauerstoffmangel, Allergien, Wetterfühligkeit und Therapieschäden zu normalisieren. Ein Krankheits- und Heilmittelregister schließt das Buch ab.

Der Autor

Maximilian Alexander arbeitet seit vielen Jahren als freier Journalist und Schriftsteller. Seine Spezialgebiete sind Medizin und Naturheilkunde.

Biomedizin – die natürliche Alternative.

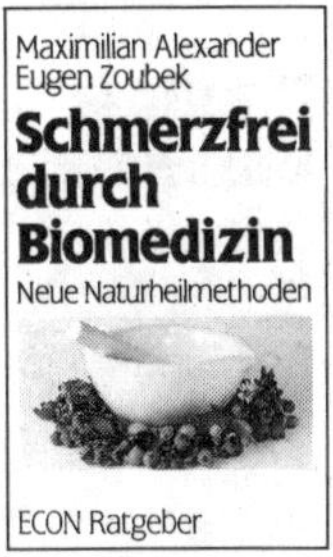

Alexander, Maximilian/Zoubek, Eugen
Schmerzfrei durch Biomedizin
– Neue Naturheilmethoden –
143 Seiten
6,80 DM
ISBN 3-612-20000-3
ETB 20000

Das Buch

Akute und chronische Schmerzzustände sind das Schicksal vieler Menschen und können oft einen Lebensweg beeinflussen und prägen. Die Biomedizin bietet eine natürliche Alternative zu den herkömmlichen Schmerzmitteln.
Wirksame Präparate, auf rein biologischer Basis hergestellt, helfen Schmerzen ohne schädliche Nebenwirkungen überwinden, mobilisieren Eigenkräfte und setzen einen natürlichen Heilungsprozeß in Gang. Anhand zahlreicher Praxisbeispiele zeigen die Autoren, mit welchen Mitteln der modernen Naturmedizin der Mensch Krankheiten und Schmerzen vorbeugen und sich selbst erfolgreich behandeln kann.

Die Autoren

Maximilian Alexander arbeitet seit vielen Jahren als freier Journalist und Schriftsteller. Seine Spezialgebiete sind Medizin und Naturheilkunde.
Eugen Zoubek ist Homöopath und Arzt.

Nie mehr Verstopfung.

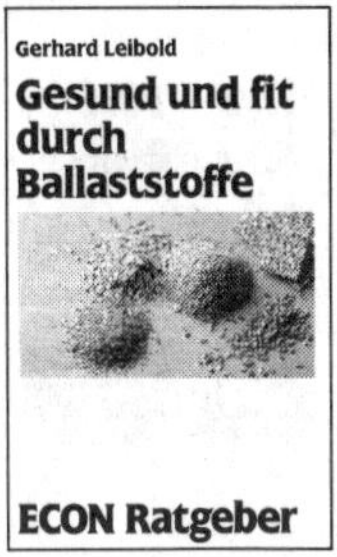

Leibold, Gerhard
Gesund und fit durch Ballaststoffe
Originalausgabe
140 Seiten
5 Zeichnungen
7,80 DM
ISBN 3-612-20082-8
ETB 20082

Das Buch

Ballaststoffe sind wichtige Bestandteile der menschlichen Nahrung. Der Autor schildert die Notwendigkeit der Verwendung und die Gefahren für die Gesundheit bei Mangel an Ballaststoffen.

Aus dem Inhalt

Was sind Ballaststoffe? · Natürliche Ballaststoffquellen · Stuhlgang ohne Probleme · Regulierung der Blutfett- und Blutzuckerwerte · Vorbeugung von Krebskrankheiten · Krank durch Ballaststoffmangel · Richtige Ernährung · Rezepte für ballaststoffreiche Ernährung.

Der Autor

Gerhard Leibold ist erfahrener Heilpraktiker und Autor zahlreicher Sachbücher.

Krankheiten erkennen und selbst behandeln.

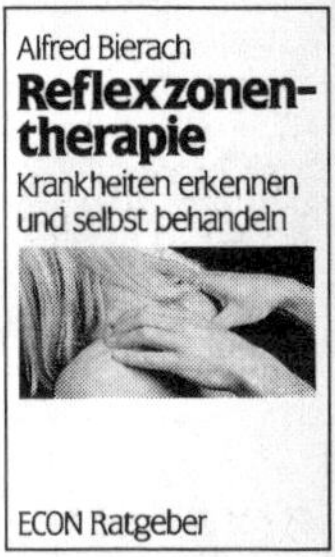

Bierach, Alfred
Reflexzonentherapie
– Krankheiten erkennen und selbst behandeln –
123 Seiten
89 Zeichnungen
46 Fotos
6,80 DM
ISBN 3-612-20002-X
ETB 20002

Das Buch

Geistige Anspannung und körperliche Verkrampfung führen oft zu Verhärtung oder Knötchen, da von den inneren Organen Reflexbahnen zur Körperdecke laufen, die diese verändern. Durch Reflexzonenmassage kann man über bestimmte Gebiete der Körperdecke auf innere Organe einwirken, Schmerz lindern oder heilen.
Die exakte Bebilderung in diesem Buch zeigt, welche Körperzonen bei welchen Erkrankungen behandelt werden sollen.

Der Autor

Alfred Bierach leitet eine eigene Praxis für Psychotherapie und Naturheilkunde am Bodensee. Seit Jahren wendet er Reflexzonenmassage erfolgreich an.

AIDS wurde zum Schrecken der Welt.

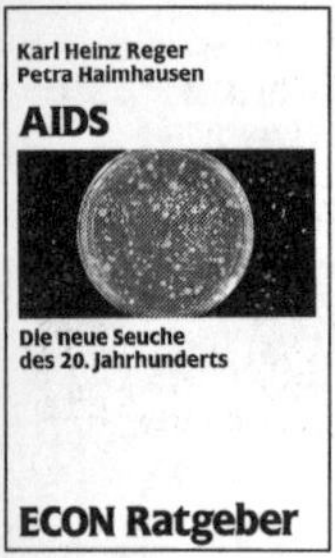

Reger, Karl Heinz/
Haimhausen, Petra
AIDS
– Die neue Seuche des 20. Jahrhunderts –
134 Seiten
8,80 DM
ISBN 3-612-20084-4
ETB 20084

Das Buch
Dieses Buch soll Aufklärung schaffen, es offenbart alles, was heute über diese verhängnisvolle Krankheit und ihre Entstehung bekannt ist.

Aus dem Inhalt
Fünf Schicksale, die am Beginn einer neuen Epidemie stehen · So kann AIDS entstehen · Wie AIDS in den Körper gelangt · Krankheitserreger, die für AIDS-Kranke tödlich sein können · Was Ärzte heute gegen AIDS tun können · Wie AIDS-Gefährdete sich schützen können.

Die Autoren
Karl Heinz Reger ist Journalist und Sachbuchautor medizinischer Themen.
Dr. med. Petra Haimhausen ist Ärztin.

Jeder 5. Deutsche reagiert allergisch.

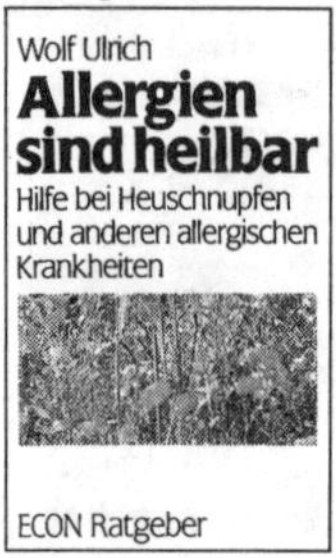

Ulrich, Wolf
Allergien sind heilbar
– Hilfe bei Heuschnupfen und anderen allergischen Krankheiten –
159 Seiten
14 Zeichnungen
8,80 DM
ISBN 3-612-20023-2
ETB 20023

Das Buch
Tränende Augen, Schnupfnase, geschwollene Schleimhäute oder absinkender Blutdruck sind typische Symptome für Allergien, die ausgelöst werden können durch Pilzsporen oder Pollen, durch Medikamente, Mehl, verschiedene Fasern, Milch, Obst, Fisch oder Eier. Beschrieben wird, welche Krankheitsbilder mit welchen Symptomen allergisch bedingt sind, welche Diagnosemethoden es gibt, welche Vor- und Nachteile sie haben und wie Allergien behandelt werden können.

Der Autor
Dr. med. Wolf Ulrich ist Medizinjournalist und Verfasser anderer Bücher. Im ECON-Verlag erschienen seine Ratgeber „Schmerzfrei durch Akupressur und Akupunktur", „Zellulitis ist heilbar" und „Haare pflegen und erhalten".

Rheuma: Die Geißel Nummer 1.

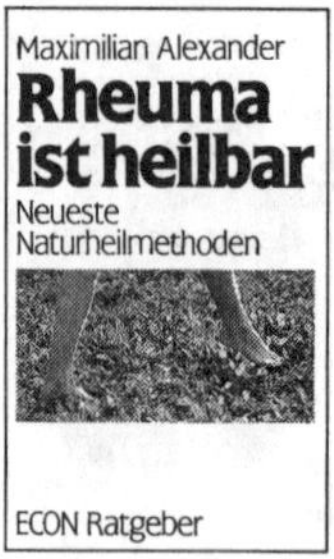

Alexander, Maximilian
Rheuma ist heilbar
– Neueste Naturheilmethoden –
142 Seiten
7,80 DM
ISBN 3-612-20017-8
ETB 20017

Das Buch
Mindestens vier Prozent der Menschheit ist an Rheuma erkrankt. Die herkömmliche Medizin hat diese Krankheit mit ihren verheerenden Folgen für Patient, Staat und Volkswirtschaft nicht in den Griff bekommen können.
In diesem Buch werden hochwirksame Naturheilmethoden gegen den gesamten Rheumakomplex dargestellt. Bei konsequenter Anwendung kann mit Naturheilmitteln dieses Leiden gelindert werden, eine neue Hoffnung besteht zurecht.

Der Autor
Maximilian Alexander arbeitet seit vielen Jahren als Medizin-Journalist.

Jede dritte Frau leidet unter Orangenhaut.

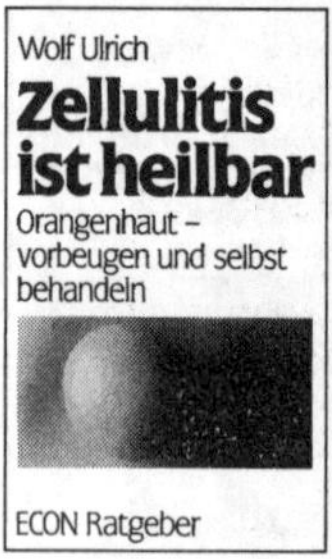

Ulrich, Wolf
Zellulitis ist heilbar
– Orangenhaut vorbeugen und selbst behandeln –
128 Seiten
51 Fotos
6,80 DM
ISBN 3-612-20012-7
ETB 20012

Das Buch
Zellulitis ist heilbar! Der Autor erklärt, wie Zellulitis entsteht, und schildert, wie man Zellulitis erfolgreich vorbeugen kann und sie heilt. Er entwickelte ein mehrstufiges Anti-Zellulitis-Programm, mit dem er durch Lebensführung, richtige Ernährung, Sport und Gymnastik, Massage, Medikamente und viel Geduld in zehn Wochen diese häßliche Krankheit heilen kann. 51 Fotos erläutern sein Programm und erleichtern dem Leser, es alleine durchzuführen.

Der Autor
Dr. med. Wolf Ulrich ist Facharzt für Hautkrankheiten.

Das Standardwerk der biologischen Küche.

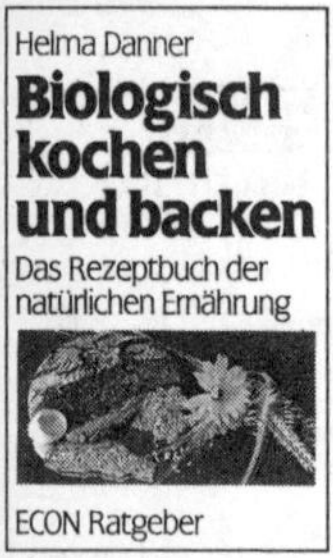

Danner, Helma
Biologisch kochen und backen
– Das Rezeptbuch der natürlichen Ernährung –
288 Seiten, 8 Farbtafeln, 425 Rezepte
14,80 DM
ISBN 3-612-20003-8
ETB 20003

Das Buch
Natürliche Ernährung ist nicht nur gesund, sondern auch wohlschmeckend, durch sie können Krankheiten geheilt, gelindert und verhindert werden: Karies, Paradontose, Erkrankung des Bewegungsapparates, Zuckerkrankheit, Leber-, Gallen-, Nierenerkrankungen, Beschwerden der Verdauungsorgane, Gefäßerkrankungen u. v. a. m. Naturbelassene Ernährung bringt dem Menschen neuen Schwung, Elastizität, Ausdauer und hohe Konzentrationsfähigkeit, sie erhält ihn gesund und schlank.
Die Rezepte in diesem Buch sind praxiserprobt.

Die Autorin
Helma Danner ist Gesundheitsberaterin.
Sie beschäftigt sich seit vielen Jahren mit der wissenschaftlichen und Laienliteratur auf dem Ernährungssektor, mit neuesten und alten Gesundheits- und Kochbüchern.

Gesunde Ernährung für körperliches und seelisches Wohl.

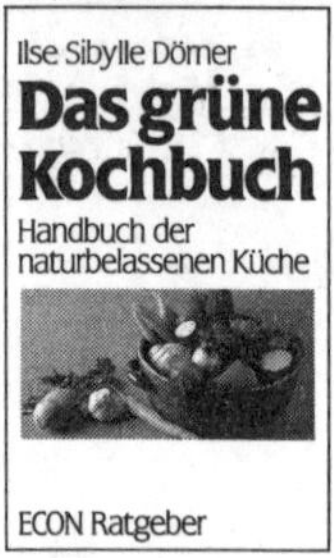

Dörner, Ilse Sibylle
Das grüne Kochbuch
– Handbuch der naturbelassenen Küche –
270 Seiten
20 Zeichnungen
382 Rezepte
12,80 DM
ISBN 3-612-20026-7
ETB 20026

Das Buch
Das Handbuch der naturbelassenen Küche beweist mit über 380 Rezepten, daß man gesund leben und trotzdem köstlich essen kann.
Modernes Kochen mit frischen und gesunden Lebensmitteln, die schonend, selbst für schmackhafte Speisen, verarbeitet werden – unter dieser Maxime steht das grüne Kochbuch mit seinen vielen praxiserprobten Rezepten, Anleitungen, Tips und Ratschlägen zur naturbelassenen Küche. Es zeigt aber auch, daß Kochen nicht erst am Herd beginnt: Joghurt und Käse, Gemüse und Kräuter aus eigener Produktion bereichern jeden Tisch.

Die Autorin
Ilse Sibylle Dörner schreibt als freie Journalistin u. a. für die Zeitschrift „Feinschmecker". Sie ist Autorin mehrerer Kochbücher.

Endlich! Die Diät, die Spaß macht.

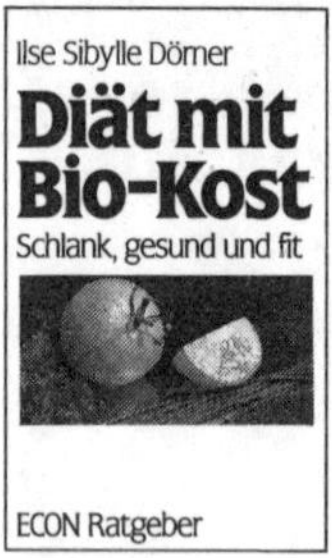

Dörner, Ilse Sibylle
Diät mit Bio-Kost
– Schlank, gesund und fit –
Originalausgabe
189 Seiten
16 Zeichnungen
232 Rezepte
9,80 DM
ISBN 3-612-20019-4
ETB 20019

Das Buch
Bio-Diät ist eine neue, gesunde Möglichkeit, schlank zu werden und schlank zu bleiben. Köstliche Rezepte, eine Einführung in die Kräuter- und Keimlingszucht, Bio-Kosmetik und Bio-Medizin verleiten den Leser, sofort anzufangen und ohne Qual und zeitliche Begrenzung seinem Körper etwas Gutes zu tun, ihn schlank und fit zu halten.

Die Autorin
Ilse Sibylle Dörner schreibt als freie Journalistin u. a. für die Zeitschrift „Feinschmecker". Sie ist Autorin mehrerer Kochbücher, u.a. „Das grüne Kochbuch", ein Standardwerk für die alternative Küche.

Schnäpse und Liköre – Auch ein Stück Gesundheit?

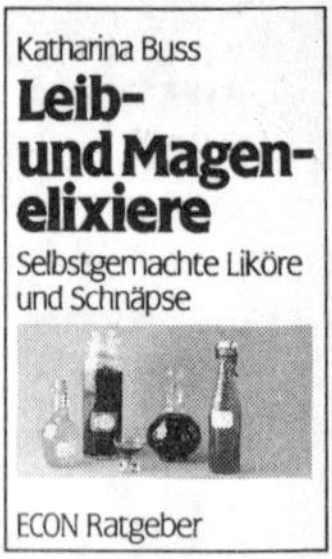

Buss, Katharina
Leib- u. Magenelixiere
– Selbstgemachte Liköre u. Schnäpse –
Originalausgabe
144 Seiten
30 Zeichnungen
4 Farbtaf., 167 Rezepte
8,80 DM
ISBN 3-612-20018-6
ETB 20018

Das Buch
Äbte, Padres und Nonnen durften keinen Alkohol zu sich nehmen, und doch haben sie die besten Rezepte für die Zubereitung von Kräuterlikören und Schnäpsen zusammengestellt.
Viele der alten Klostertränke sind hier in etwa 200 Rezepten aufgenommen. Für jeden Geschmack und für die Gesundheit obendrein ist etwas dabei.
Eine Tabelle über die Reifezeiten von Früchten und Kräutern erleichtern die jährliche Planung der eigenen Herstellung.

Die Autorin
Katharina Buss ist Lebensmitteljournalistin, sie schreibt u. a. für den „Feinschmecker". Die Rezepte hat sie selbst ausprobiert.